临床康复医学与康复评定

LINCHUANG KANGFU YIXUE
YU KANGFU PINGDING

彭 媛 编著

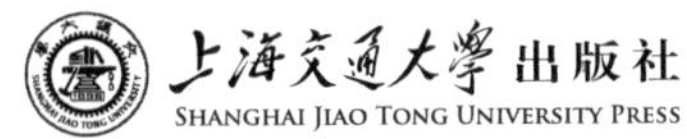

内容提要

本书以康复医学基本理论与临床应用的具体内涵为框架进行编排。首先简要介绍了康复医学的基础内容，然后详细阐述了神经疾病、肌肉骨骼疾病、心肺疾病及其他临床常见疾病的康复方法，包括各疾病的康复评定、物理治疗、作业治疗、言语治疗等相关内容。本书适合临床康复专业工作者及医学生参考与学习。

图书在版编目（CIP）数据

临床康复医学与康复评定 / 彭媛编著. --上海：上海交通大学出版社，2024.8

ISBN 978-7-313-30236-6

Ⅰ.①临… Ⅱ.①彭… Ⅲ.①康复医学②康复评定 Ⅳ.①R49

中国国家版本馆CIP数据核字（2024）第037338号

临床康复医学与康复评定

LINCHUANG KANGFU YIXUE YU KANGFU PINGDING

编　　著：彭　媛

出版发行：上海交通大学出版社　　地　　址：上海市番禺路951号

邮政编码：200030　　电　　话：021-64071208

印　　制：广东虎彩云印刷有限公司

开　　本：889mm × 1194mm 1/32　　经　　销：全国新华书店

字　　数：275千字　　印　　张：10.25

版　　次：2024年8月第1版　　插　　页：1

书　　号：ISBN 978-7-313-30236-6　　印　　次：2024年8月第1次印刷

定　　价：198.00元

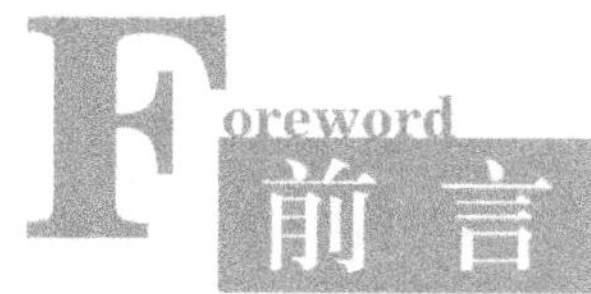

随着我国医疗改革的推进和康复医学的发展，以及人口老龄化程度的不断加深、慢性病患者群及残疾人群康复需求的增多，临床医学专业人员对于康复医学的认识已逐步改变，康复干预已经不局限于病情完全稳定的伤病恢复期和后遗症期，患者早期康复越来越受到重视。早期康复的介入，使得相当一部分康复工作前移到相关临床学科，床边康复评定工作量大大增加，便捷、快速及非设备支撑的评定技术越来越受到临床康复的欢迎。

近些年来，“医养结合”工作的开展，也使得社区康复、居家康复占比大大提升，人们对健康和医学模式有了更新的认识，既要求尽快治愈，又要求最大程度地恢复患者的日常生活能力。然而，临床工作繁忙，康复医师很难有时间梳理自己此前所学的基础知识，并且极易忽略对新理论的学习，难以实现对整体素质的培养和提高。因此，为了让患者能够在有足够临床证据的基础上更安全、有效、经济地接受康复治疗，满足临床工作对康复科医师治疗水平不断提高的严格要求，解决康复人员在临床实践中存在的治疗过于保守、延迟或对于风险估计不足的问题，本书编者在参考康复医学相关指南和国内外最新研究进展的同时，结合自身多年临床经验，编写了《临床康复医学与康复评定》一书。

本书以为患者提供高质量的康复医疗服务为目标，首先介绍了康复医学概述和基础理论，而后全面讲解了神经疾病、肌肉骨骼疾病、心肺疾病及其他临床常见疾病的康复评定和康复治疗，涵盖一般功能评定和临床疾病所致功能障碍评定的工具、方法，以及疾病的物理治疗、作业治疗、康复工程等专业知识内容。全书内容丰富，阐述明晰，重视因人、因药、因时、因需，以循证医学证据为原则，体现康复早期介入、多学科合作和疑难危重症康复的重要性，适合各级医疗机构康复医师、康复治疗师及其他康复方向相关人员阅读使用。

由于时间仓促，编写水平有限，书中介绍的内容难以全面反映国内外康复方面的所有进展，恳请读者批评指正。

彭　媛

青岛大学附属青岛市海慈医院

青岛市中医医院

2024 年 6 月

Contents

目录

第一章

康复医学概述

第一节　康复医学基本概念

一、康复

(一)概念

康复是指综合地、协调地应用医学、教育、社会、职业的各种方法,使病、伤、残者(包括先天性残)已经丧失的功能尽快地、最大可能地得到恢复和重建,使他们在体格、精神、社会活动和经济上的能力都得到尽可能的恢复,使他们重新走向生活、走向工作、走向社会。

(二)康复服务对象

康复服务对象主要是病、伤、残者,老年人群和亚健康人群。其中“病”是指患有各类疾病的患者;“伤”是指各类工伤、战争伤及各类突发事件(如地震、交通事故等)导致功能障碍的患者;“残”是指各种因素导致肢体或躯体残疾的患者。在当今社会,康复服务对象还应该包括老年人和处于亚健康状态的群体。

(三)康复的工作内容

这里的“康复”指的是“大康复”,是综合协调地应用各种措施,包括医学、社会、教育、职业等方面的措施使人得到整体的康复,获得重返社会的能力。这一概念包括医学康复、教育康复、职业康复、社会康复、康复工程五个方面的内容。

1.医学康复

医学康复是指通过医学手段来解决病、伤、残者的功能障碍，以达到康复的目的。其应用一切医学技术和方法，如物理治疗、作业治疗、言语治疗、中医治疗等，使病、伤、残者尽快恢复和建立功能。

2.教育康复

教育康复是指针对病、伤、残者实施特殊教育，提高功能障碍者的素质和能力，可以通过在普通学校中开设特殊教育班或成立专门招收残疾儿童的学校(如聋哑学校)等来实现。

3.职业康复

职业康复是指对病、伤、残者进行职业评定后，根据其实际功能障碍实施针对性训练，使其掌握某种或几种实用性技能，并进行就业前训练，设法为其安排就业，成为有用之才。

4.社会康复

社会康复是指研究和协助解决病、伤、残者经过宏观康复训练后，重返社会时遇到的各种社会问题，如国家对病、伤、残者的权利和福利通过立法的方式予以保障等。

5.康复工程

康复工程是指利用工程学的原理和手段，将现代科技技术和产品转化为改善病、伤、残者功能的具体服务，如下肢行走训练器、人工假体及人工耳蜗等。

二、康复医学

(一)概念

康复医学是以病、伤、残者功能障碍的预防、评定和治疗为主要任务，以改善躯体功能、提高自理能力和生存质量为目的，为病、伤、残者重返社会创造条件的一门医学分支，是以康复为目标的一个医学新领域。从学术角度看，康复是事业，医学康复是领域，而康复医学是具体的专业。

(二)康复医学的服务对象

康复医学的服务对象主要是残疾人、各种创伤、急慢性疾病和因年老所致的功能障碍者，自主能力减低或不能独立生活者。

1.各种原因引起的功能障碍者

各种原因引起的功能障碍者，如躯体、精神、心理等方面导致功能障碍者。

2.老年人群

目前，我国60岁以上老年人数量明显增多，超过全国人口总数的10%，人口结构发生明显变化，已进入老龄化社会。其中约60%的老年人患有多种老年疾病或慢性疾病，迫切需要康复治疗，老年康复问题越来越突出。

3.亚健康状态者

亚健康状态者，如不明原因的疲乏无力、头痛、胸闷、睡眠紊乱、食欲不振、性功能减退、怕冷、怕热等；情绪低落、心烦意乱、焦躁不安、记忆力下降、反应迟钝等；不能较好地承担相应社会角色或工作，不能正常地处理好人际关系、家庭关系，难以进行正常的社会交往等。亚健康状态如果处理得当，则可向健康状态转化；反之则易患上各种疾病。

(三)康复医学的工作内容

1.康复预防

(1)一级预防：预防能导致残疾的疾病发生。

(2)二级预防：早期发现及治疗已发生的伤病，防止遗留残疾的出现。

(3)三级预防：轻度残疾或缺陷发生后，积极进行康复训练，以避免永久性功能障碍及严重残疾障碍的发生。

2.康复评定

(1)身体功能评定：人体发育、关节活动、肌张力、平衡和协调、心肺功能等。

(2)认知功能评定：注意力、记忆力、逻辑思维能力、时间和空间的定向力等。

(3)言语功能评定：口语、手语、书面语、身体语言、书写功能等。

(4)心理功能评定：行为、智力、人格、情绪等。

(5)社会功能评定:社会交流、人际交流、组织能力等。

3.康复治疗

(1)物理治疗:广义的物理治疗包括运动疗法和物理因子疗法,即利用个体自身的肌肉收缩和关节活动及各种物理因子(如电、光、声、磁、冷、热、水、力等)来治疗疾病、恢复与重建功能的治疗方法。

(2)作业治疗:通过有针对性的日常活动、职业劳动、文娱活动等进行训练,从而改善个体功能,使患者的功能与日常生活的各个方面均能达到最佳水平。

(3)言语治疗:指对各种原因引起的交流障碍患者,通过训练使其达到能用口语、书面语、手语来传达个人思想、感情、意见,实现个体之间最大能力交流的治疗。

(4)心理辅导与治疗:由专业人员通过观察、交谈、实验和心理测验等对有心理障碍的患者进行个别及集体心理治疗,帮助患者消除或缓解心理问题,促进患者人格向健康方向发展。

(5)康复护理:康复护士是康复治疗组重要成员之一,主要任务是与其他康复专业人员共同协作,对患者施行符合康复要求的专业护理和必要的功能训练。具体内容:防治长期卧床导致的各种不良反应(如早期活动防止失用综合征、定时翻身防压疮、鼓励患者尽量主动做各种活动等);指导患者自主完成日常生活活动(如穿衣、吃饭、洗漱等);配合治疗师训练患者的肢体运动功能(如坐、站、走等);做好患者的心理康复工作等。

(6)康复工程:是应用现代工程学的原理和方法去恢复、代偿或重建患者功能的学科。具体内容:①康复评定设备的研制;②功能恢复训练器械的研制;③功能代偿性用品的研制(拐杖、助行器、轮椅、站立架和生活自助器具等);④功能重建性用品的研制(人工喉、人工耳蜗等);⑤康复工程材料的研制(人工骨关节、肌肉、血管等);⑥装饰性假器官的研制(人工眼、耳、鼻、乳房等)。广义上来说,假肢和矫形器的研制也属于康复工程学科。

(7)中国传统康复治疗 :中医学中的针灸、中药、推拿、传统保健方法(如太极拳等)。

(8)其他:如文体治疗、社会服务等。

三、康复、医学康复与康复医学的关系

康复是一个全面的概念,既包括医学的康复,也包括非医学的康复措施。

医学康复是指运用医学的方法和手段,帮助患者减轻功能障碍,最大限度地改善和补偿其功能,使残存的功能和潜在的能力得以充分发挥。

康复医学则是以康复为目的,应用医学的方法研究患者的功能障碍以及伴发的各种残疾的预防、诊断、评定、治疗和训练,是一门具有完整学术体系的医学学科。

康复、医学康复与康复医学的比较,见表 1-1。

表 1-1 康复、医学康复与康复医学的比较

项目	康复	医学康复	康复医学
性质	综合性事业	属于康复的一个领域	是一门具有完整学术体系的医学学科
对象	一切功能障碍	医学技术能处理的某些功能障碍	因损伤、疾病、老龄及先天发育不良带来的功能障碍
目的	恢复病、伤、残者的功能和权利,让他们重返社会	改善病、伤、残者的功能,为其后的功能康复提供条件	恢复病、伤、残者的功能,为其重返社会创造基本的条件
方法	应用医学、工程学、教育学、社会学及职业的措施	通过临床诊断、手术、药物、功能评定和康复治疗等各种医学方法和手段	应用医学的方法研究患者的功能障碍以及伴发功能障碍所致各种残疾的预防、诊断、评定、治疗和训练
参与	由康复医学工作者、工程技术人员、特殊教育学工作者和社会工作人员共同完成	由临床各科医务工作者及康复医学人员完成	主要由从事康复医学工作的各类医务人员完成

第二节 康复医学的工作方式和流程

一、康复医学的工作方式

（一）康复治疗组

康复医学涉及医学的各个领域和不同的专业，通常采用多科联合建立工作团队的方式开展工作，具有特殊康复技能的人员共同组成康复治疗组（工作团队），共同对病、伤、残者进行康复评定、治疗教育与训练，以达到使服务对象功能提高，可融入社会，最大限度地提高生活质量的目的（图 1-1）。相关专业人员及其任务如下。

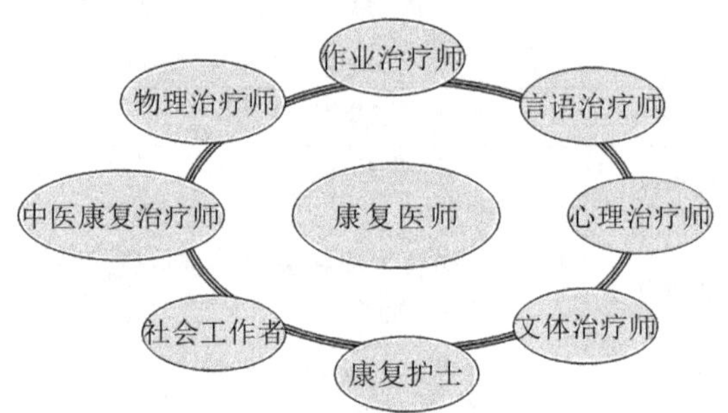

图 1-1 康复治疗组的组成

1.康复医师

康复医师负责患者的诊断，确定主要的功能障碍或出院目标，决定患者的药物治疗、手术和其他医疗问题。通常康复医师担任治疗组会议组织者的角色。当然这一角色也可以由其他专业人员担任。康复医师必须首先是合格的临床医师，然后还要经过系统的康复医学专业训练和考核。

2.物理治疗师

物理治疗师的主要职责是恢复患者躯体和肢体运动能力，包括关节活动、肌力、肌耐力、全身耐力和心肺功能等，以及使用下肢矫形器、假肢和步行辅助器具，对患者进行步态训练、坐站转移训练、牵张训练、协调和平衡训练、皮肤整体感觉训练、各种理疗（冷、热、电、磁、光、超声、水疗等）、轮椅技巧训练等。推拿或手法治疗一般也属于物理治疗师的工作范畴。

3.作业治疗师

作业治疗师的主要职责是恢复患者的日常生活、学习、娱乐和工作能力，包括患者的生活自理活动能力（衣、食、住、行、个人卫生等）、职业能力、转移能力，以及使用上肢矫形器、假肢和辅助器具的能力等，必要时训练患者的感觉、感知和认知能力。吞咽功能训练有时也由作业治疗师进行。此外，还包括出院前向患者提供家庭和工作环境改造建议、就业建议等。患者家属和陪护者的训练也是作业治疗师的责任。

4.言语治疗师

言语治疗师的主要职责是评定和治疗神经源性言语障碍，包括失语症、构音障碍、失用症以及认知性交流障碍。吞咽障碍训练往往也属于言语治疗师的工作范畴。

5.假肢与矫形器师

假肢与矫形器师的主要职责是康复评定、制作假肢和矫形器、穿戴假肢和矫形器前后的康复训练，并指导患者和家属进行假肢和矫形器的日常维护等。

6.心理治疗师

心理治疗师的主要职责是对患者进行心理评定、心理咨询、心理疏导、应激处理、行为治疗等。

7.社会工作者

社会工作者的主要职责是与患者家庭和社区联络，评定患者的家居情况、家庭收入情况、就业情况、生活方式等，并协调患者的治疗费用，为患者进行出院安排，为患者家属排忧解难。

8.文体治疗师

文体治疗师的主要职责是评定、训练患者进行娱乐和体育活动的能力，教育患者如何正确地参与其中，激发患者主动活动的热情和积极性，为患者确定合适的娱乐和体育活动。

9.康复护士

少数国家设有专职的康复护士，他们主要负责患者卧床期间的体位摆放、床上活动、皮肤护理、直肠和膀胱处理、个人卫生、病房环境控制、辅助器具使用辅导、治疗时间安排等。没有专职康复护士时，护理组将从整体上承担上述任务。

10.与康复治疗相关的其他治疗技术人员

与康复治疗相关的其他治疗技术人员包括运动治疗师、园艺治疗师、音乐治疗师、足疗师、舞蹈治疗师等。

(二)学科内合作

与以疾病为中心的临床医学不同，康复医学以有功能障碍的人为中心，其工作核心是功能和功能障碍，始终以提高病、伤、残者的功能水平为主线。在实际工作中，康复医学面对的患者功能障碍往往不是单一的，而是多种障碍同时存在，且相互影响，错综复杂。临床康复中较为常见的功能障碍包括运动障碍、感觉障碍、言语障碍、认知障碍及心理障碍等。

为了提高患者的整体功能水平，往往需要多种康复专业人员通力合作，发挥各自的专业特长，使患者的功能水平得到最大程度的恢复，生活质量不断提高。例如，物理治疗师擅长运动功能的康复；作业治疗师擅长认知功能和个体生活能力的康复；言语治疗师擅长言语功能的康复；假肢及矫形器师擅长假肢、矫形器及辅助器具的设计、制作和装配，对患者缺失或减弱的功能进行补偿；康复护士除完成一般护理工作外，可以在病区指导患者康复训练，对患者及其家属进行康复宣教。

总之，为了促进患者的全面康复，各个相关康复专业人员，尤其是治疗师群体，需要围绕共同的康复目标，团结协作，充分发挥各自专业特长，全面评估患者的功能，制订综合的康复治疗计划并分头实施。

（三）学科间合作

一方面，康复医学作为独立的一个医学分支，与预防医学、保健医学和临床医学（或称为治疗医学）三大医学分支紧密合作。康复医学与预防医学、保健医学和临床医学既相互区别又紧密联系，相互渗透、相互补充，共同构成全面医学。康复医学与预防医学相结合形成康复预防；与保健医学相结合形成康复保健；与临床医学相结合形成临床康复学。其中，与临床医学的结合更为紧密，目前正在形成神经康复、肌肉骨骼康复、心肺康复、儿童康复和疼痛康复等临床康复亚专科。

另一方面，康复医学还体现在与非医学学科之间的合作，如心理学、工程学、教育学和社会学等。康复医学与这些学科相互联系、相互渗透、相互合作，形成了许多新学科。

总之，为了实现整体康复和全面康复的最高目标，康复医学与诸多学科团结协作，努力提高病、伤、残者的独立生活能力，使病、伤、残者得以回归家庭，回归社会。

二、康复医学的工作流程

当患者进入康复或需要实施康复时，首先由医师接诊，诊视患者后，开出治疗方案（医嘱）；同时，康复医师还要根据患者存在的功能障碍及其程度开出转介单（不是转诊单），转介患者到康复科不同的治疗部门（如物理治疗、作业治疗、言语治疗等）。康复科内不同治疗部门的治疗师再依据医师的转介单进一步评定患者，根据评定结果制订出适合该患者的具体康复方案，包括近期、中期、远期治疗目标，最终形成一个完整的治疗计划，再由各专业人员实施。治疗中定期召开治疗团队（组）讨论会，对计划的执行结果进行评价、修改、补充；治疗结束时，需要再次召开治疗组会对康复效果总结，并就下阶段治疗或出院后的康复提出意见。

康复医学的整个工作流程，见图 1-2。

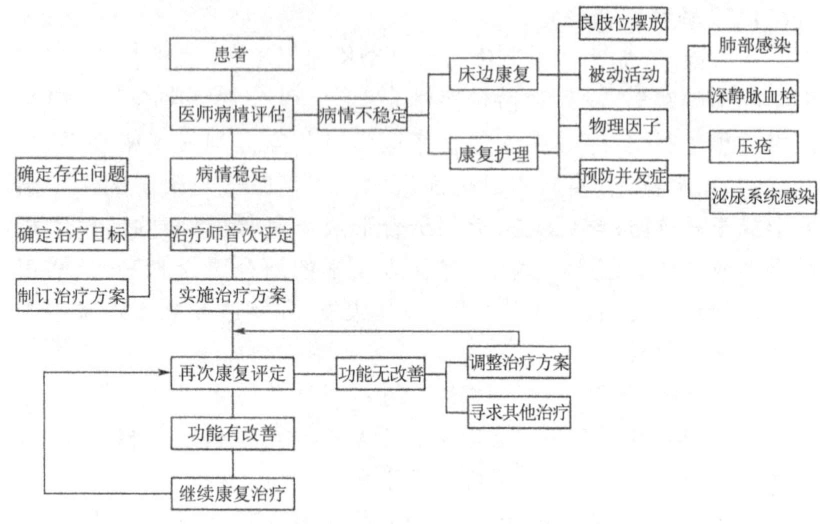

图 1-2 康复医学工作流程

第三节 康复医学的发展

一、康复医学的发展基础

(一)社会和患者的迫切需要

在经济发展、文化科学水平提高的条件下，人们从单纯治病保命的认识水平，逐渐提高到过一个有意义、有成效的生活。目前，我国一些地区的患者自发要求康复，且该地康复医学迅速切实地发展，足以为证。在医学取得巨大进展的今天，尽管有特发某种烈性传染病的可能，但总体上讲，慢性疾病已成为医疗的重要问题，目前人类的死因主要是心肌梗死、脑卒中、癌症和创伤，但这些患者除急性期死亡外，有很大部分可以存活很长时期，对于存活患者生存质量的提高，就有待于康复医学。

(二)经济发展的必然结果

1.人口平均寿命延长

人口平均寿命延长以后，老年人的比例明显增多，约60%的老年人患有多种老年疾病或慢性疾病，迫切需要进行康复，因而近年来老年康复问题越来越突出；老年人心肌梗死、脑卒中和癌症的发病率比年轻人高，这也使得康复医学的重要性更为突出。

2.工业与交通日益发达

工业与交通日益发达以后，尽管采取了各种安全防护措施，降低了工伤和车祸的发生率，但工伤和车祸致残的绝对人数却比以往增多。这部分残疾人同样迫切需要积极的康复治疗，使他们残而不废。

3.文体活动日益发达

文体活动随着经济和生活水平提高而蓬勃发展。体操、跳水、赛车、摔跤、攀岩、杂技等难度较高或危险性大的文体活动，无论在训练还是竞赛过程中，都存在受伤致残的危险，由于这种原因而造成残疾损伤的患者，同样需要康复医学为他们的将来作出贡献。

(三)应付巨大自然灾害和战争

飓风、地震、水火灾害和战争都是难以完全避免的，地震造成了大量残疾人；战争也产生许多伤残者。对于这些伤残人，需要积极进行康复治疗，这也是必须重视发展康复医学的主要原因之一。

(四)医学越进步康复需求越大

随着科技进步，医学技能提升，能早期识别、诊断、治疗许多原来认为不可能治疗的疾病，患者存活率提高，而存活者往往需要进一步的康复医疗。

(五)慢性疾病增加

近年来，世界卫生组织注意到疾病谱中慢性疾病占比增加，强调慢性疾病的预防、治疗。许多慢性疾病伴有不同程度的功能减退或丧失，更加需要康复服务。

二、康复医学的发展前景

随着物质文明、精神文明的提高，人们对于健康越来越重视。

世界卫生组织提出:“健康是指在身体上、精神上、社会生活上处于一种完全良好的状态,而不仅仅是没有患病或衰弱的现象。”而康复医学的目标就是使患者全面康复,这与“健康新观念”的精神是一致的。另外,疾病谱的变化告诉我们,疾病正趋于慢性化、残疾化和老年化。因此,未来医学发展面对的不仅是治好疾病,而且要满足社会和患者的全面康复需求。医疗机构中的所有患者,都需要康复。越来越多的伤病、慢性疾病和老年疾病患者,不仅要生存,而且要高质量地生活。可以预见,随着医学的进步,康复医学必将成为医学的前沿学科。

此外,国家卫生健康委员会将康复医学科与内科、外科、妇产科、儿科等临床学科并列为临床一级学科,足见其在临床学科中的重要地位。与此同时,医学各科之间互相渗透,康复医学在注重功能障碍的处理方法研究的基础上,逐渐开始重视消除患者的病理变化。如今,康复医学分科化速度加快,康复医学正向临床各个领域延伸。未来,更多的临床科室将开展康复工作,康复理念将贯穿于医疗全过程。

三、我国康复医学的发展趋势

中国传统康复既有显著的临床疗效,又有广泛的群众基础。因此,现代康复与中国传统康复相结合,形成了具有中国特色的康复医学,即中国式康复或中国康复学,或称为中西医结合康复、中国康复医学模式。

现在以及将来很长一段时间,现代康复医学和传统康复并存、融合的趋势将会更加突出,并主要表现为中西医结合的康复形式。

针对中国目前康复医疗行业发展现状,结合未来需求与供给预测,中国康复医疗将迎来五大发展趋势,即社区康复亟须发展、远程康复大势所趋、高端康复大有可为、智能康复彰显优势、临床医学带动康复发展。

(一)社区康复亟须发展

随着老龄化的加速及慢性病患者群的增加,院内康复服务已无法满足患者日益增长的康复需求，康复医疗亟待向社区延伸。社区康复不仅给患者带来了极大便利性，而且在一定程度上降低了患者对医院的占床需求，对于提高医疗资源利用效率、提升康复医疗服务质量和效果都具有重要意义。社区康复是指对经过治疗的患者提供长期的康复服务，患者一般无须住院，而是定期到康复机构接受治疗训练，或者康复医师、康复治疗师为患者提供上门指导服务。

（二）远程康复大势所趋

随着互联网渗透率和智能化设备使用率的提升，越来越多的患者期望以互联网为媒介，“足不出户”就能享受到医疗服务，这为远程康复带来发展机遇。在康复治疗师严重缺乏的环境下，借助互联网技术将康复课程按病种标准化，同时提供在线康复咨询、康复训练指导、病例管理和康复随访服务，充分利用创新型可穿戴设备、动作识别技术的成果和转化应用，不仅能够有效缓解治疗师不足的问题，还能及时开展康复随访，督促患者按照既定计划完成康复。同时，远程康复具有持续、规律的优势，可免去患者舟车劳顿，成本相对较低，更易被患者家庭所接受。

（三）高端康复大有可为

高净值人群面临较大工作压力，肩颈不适、高血压、内分泌等相关疾病发病率高，对高端医疗的需求日益增长。同时，中国普通民众的收入水平和健康意识也在不断提高，对高品质医疗服务的潜在需求有所增加。因此，高端养老、私立医院、私人医师成为近几年颇受热捧的服务领域，其借助优质医师资源，对高端康复需求者提供个性化康复方案。

（四）智能康复彰显优势

在康复医疗领域引入现代高科技如采用生物反馈、全新数字摄影、生物芯片、生物传感、微电子脉冲、人工智能以及分子设计和模拟技术等，形成康复医疗产业系统化、智能化管理，能够有效助力智能康复医疗行业发展。康复治疗能否严格按照训练项目、上课频率、课程时长等要求进行，依赖于患者的配合意愿以及康复治疗师的专业化程度和责任心。引入康复机器人将有助于实现治疗过程标准化，促进患者持续完成既定康复训练计划。

(五)临床医学带动康复发展

随着现代临床医学的发展，部分重大疾病的病死率明显降低，幸存者对于恢复机体功能、回归正常生活的要求对康复医学的发展提出了更多挑战。此外，随着生活环境的变化，新病种也呈现出越来越复杂的特点，这对康复医学也提出了更高的技术要求。康复治疗师需不断通过规范化、体系化的培训和学习提升康复治疗技术。

第二章

康复医学相关基础

第一节　残疾学基础

一、概念

(一)残疾

残疾是指由于各种躯体、身心、精神疾病或损伤以及先天性异常导致人体解剖结构、生理功能异常和(或)丧失,造成机体长期、持续或永久性的功能障碍状态,并不同程度地影响身体活动、日常生活、工作、学习和社会交往活动能力。残疾与疾病概念不同,它主要涉及的是能影响到活动能力的疾病,这些疾病可以导致不同程度的功能障碍,即疾病可导致残疾,但残疾不一定就是疾病或伴有疾病。残疾可以与疾病无关,可以与疾病同时存在,也可以在疾病后发生。

(二)残疾人

残疾人是具有不同程度躯体、身心、精神疾病和损伤或先天性异常,使得部分或全部失去以正常方式从事个人或社会生活能力的人群的总称。

(三)残疾学

残疾学是以残疾人即残疾状态为主要研究对象,专门研究残疾的病因、流行规律、表现特点、发展规律、结局、评定、康复与预防,以医学为基础,涉及社会学、教育学、管理学和政策法令等诸学科的交叉性学科,是自然科学与社会科学相结合的产物。残疾学是康复医学的重要组成部分，康复医学的基础、评估及治疗主要是以残疾为中心，解决残疾可能引起的各种问题。所以，残疾学在康复医学中起着重要作用，康复医学实质上是“残疾”的医学。

二、残疾的分类

（一）国际残损、残疾和残障分类

1980年，世界卫生组织推荐了《国际残损、残疾和残障分类》，即ICIDH，可以从身体、个体和社会3个层次反映功能损害程度（图2-1）。一般来说，ICIDH分类适用于残疾人，其具体内容包括残损、残疾和残障。

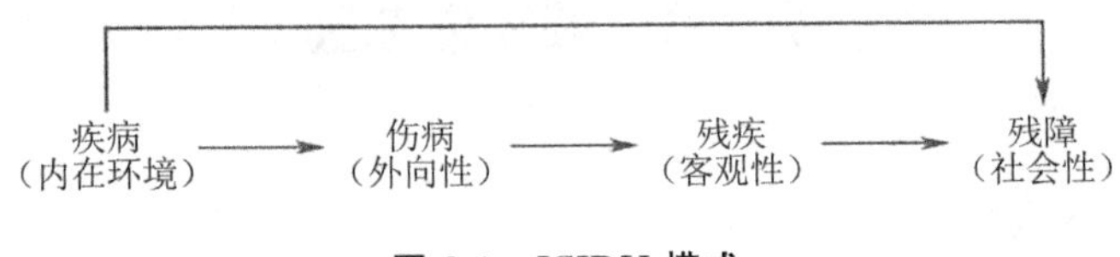

图 2-1 ICIDH **模式**

1.残损

残损是结构和功能障碍，具体可指各种原因导致的身体结构、外形、器官或系统的生理及心理功能异常，干扰了个人正常生活活动，如关节疼痛、骨折等，可以说是患者器官或系统水平的功能障碍。对此类患者进行评估的话，主要可采用器官、系统功能的评定。如果对其进行治疗的话，主要是通过功能训练来达到改善功能的目的。

2.残疾

残疾是活动障碍，具体可指由于残损的原因使人的能力受限或缺乏，以至于不能在正常范围内和以正常方式进行活动，可以说是个体或整体水平的障碍。就残疾的概念而言，一般可认为是建立在残损基础上的，但并非所有的残损都会造成患者能力的丧失。举例来说，一个钢琴家失去一个手指，将失去弹奏钢琴的能力，但是一个乐团的行政长官失去一个手指就几乎不会影响其工作。

3.残障

残障是参与障碍，具体可指残疾者社会活动、交往、适应能力的障碍，可包括工作、学习、社交等。其实就是这个人在社会上不能独立，限制或阻碍了其担当正常社会角色，并使之处于不利的地位。它被认为是一种环境和社会水平上的障碍，如生活不能自理、无法就业、无法经济自立等，都可归于此类。

(二)国际功能、残疾和健康分类

国际功能、残疾和健康分类即ICF，是基于功能、残疾和健康的整合模式(图2-2)。这个模式的各个成分简单定义如下。

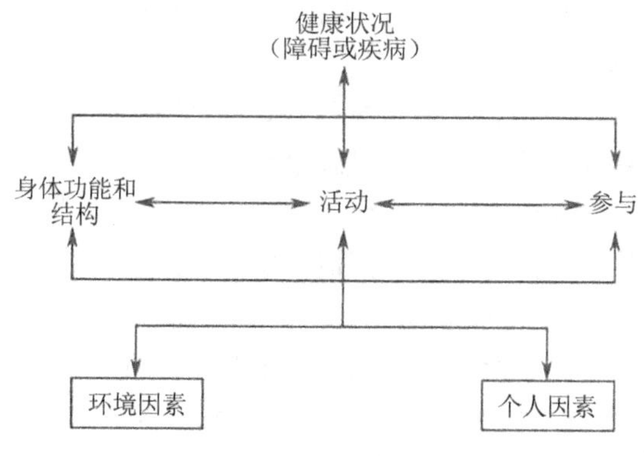

图2-2　ICF模式

1.身体功能和身体结构

身体功能是指身体的生理、心理功能。身体结构是指身体的解剖部位。

2.残损和损伤

残损是指身体解剖结构上的缺失或偏差，是在身体各系统功能和结构水平上评定肢体功能障碍的严重程度。损伤是指各种原因导致的身体结构、外形、器官或系统生理功能以及心理功能损害，仅限于器官、系统的功能障碍，不涉及组织、细胞、分子水平的残损。

3.活动和活动受限

(1)活动：是指个体执行的行动或任务。活动涉及的是与生活有关的所有个人活动，是一种综合应用身体功能的能力。

(2)活动受限：是指按正常方式进行的日常活动能力丧失和工

作能力受限，是从个体或整体完成任务、进行活动的水平上评定功能障碍的严重程度。活动受限建立在残损基础上。

4.参与和参与局限

(1)参与：是指与健康状态、身体功能和结构、活动及相关因素有关的个人生活经历，是与个人生活各方面功能有关的社会状况。

(2)参与局限：是从社会水平评价功能障碍的严重程度，是指由于残损、活动受限或其他原因导致个体参与社会活动受限，影响和限制个体在社会上的交往，导致工作、学习、社交不能独立进行。

5.背景性因素

背景性因素是指个体生活和生存的全部背景，特别是能影响功能和残疾结果的情景性因素，包括环境因素和个人因素。

(1)环境因素：是指社会环境、自然环境、家庭及社会支持，对个体而言是外在的，它与身体功能和结构、活动、参与之间是相互作用的，会产生积极或消极的影响。

(2)个人因素：是指个体生活和生存的特殊背景，如性别、年龄、生活方式、习惯、教育水平、社会背景、教养、行为方式、心理素质等。

(三)中国残疾分类和分级标准

所有类别的残疾，如视力残疾、听力残疾、言语残疾、肢体残疾、智力残疾、精神残疾、多重残疾，均统一划分为四级，其分级的标准均依据功能障碍的程度，从一级至四级分别为极重度、重度、中度和轻度。但从流行病学研究特别是康复效果评价的角度出发，不同类别的残疾均应有其各自更加精确、细致的量化分级标准，以考察、评价患者功能的微小变化。

三、残疾的预防

(一)一级预防

一级预防又称病因预防，是指预防控制可能致残的各种损伤或疾病，避免原发性致残过程。一级预防能有效预防残疾，降低约70%的残疾发生率。其主要采取的措施是预防各种致残因素，如优生优育、严禁近亲结婚、加强遗传咨询、产前检查、孕期及围生期保健；预防接种以防止传染病；实施健康的生活方式、健康的行为和精神卫生；合理营养，合理用药；防治老年疾病和慢性疾病；做好安全防护，防止意外事故，减少职业病等。

（二）二级预防

二级预防即临床早期预防，是指疾病或损伤发生后，采取积极主动的措施限制或逆转由残损造成的残疾，可降低 10%～20%的残疾发生率。

1.早期医疗干预

早发现、早诊断、早治疗。如早期发现高血压、糖尿病、结核等，进行药物治疗；早期进行骨折、创伤等疾病的基本手术治疗。

2.早期康复治疗

对伤患进行心理疏导、功能训练等，以促进身心功能恢复，预防并发症，防止功能受限，预防残障。

（三）三级预防

如残疾已经发生，则采取各种积极措施防止不可逆转的残损恶化为残疾或残障，以减轻残疾、残障给个人、家庭和社会造成的影响。这是康复预防中康复医学技术人员涉入最深和最多的部分。

1.康复治疗

康复治疗如运动治疗、作业治疗、心理治疗、语言治疗等，可改善功能，预防和减轻残疾。

2.假肢、矫形器、轮椅等应用

假肢、矫形器、轮椅等的应用可改善功能、预防畸形，提高日常生活活动能力。

3.支持性医疗和护理

支持性医疗和护理如预防泌尿系统感染、压疮等，可改善机体情况和减轻残疾。

4.康复咨询

康复咨询可提高自我康复能力。

第二节　人体发育学基础

一、概念

人体发育是生命现象的发展，是一个有机体从其生命开始到成熟的变化，是生物有机体的自我构建和自我组织过程。具体可以表现为身体、认识、情绪、社会等各种功能有机地统合，并随着时间而变化的过程。人体整个生长、发育和成熟及衰退的过程，都受到个体遗传基因和发育环境中多因素的共同影响。

人体发育学是研究人体的发生和发育全过程及其相关规律的科学，包括发育成长各阶段人体的生理功能、运动功能、认知功能、心理功能、社会功能、人格特征等。

二、人体发育的基本规律

(一)从上到下

先抬头、后抬胸，再出现坐、立、行、跑动作。

(二)由近端到远端

从臂到手，从腿到脚的活动。

(三)由粗大到精细

从全手掌抓握到手指出现对指捏握。

(四)由简单到复杂

先画直线后画曲线，再画组合图案。

(五)由低级到高级

先会看、听、感觉事物，认识事物，发展到具备记忆、思维、分析、判断的能力。

三、人体生长发育不同阶段的特点

(一)胎儿期

胚胎发育的过程要经过受精、卵裂、原肠胚形成、神经胚形成、器官形成等几个主要的胚胎发育阶段才能发育形成早期胎儿，然后生长发育为成熟胎儿。从受精卵形成到胎儿娩出前为胎儿期，共 40 周。此期是个体出生前身体结构和功能在母体子宫内发育的重要时期，其影响是长期的。

1.生理功能发育

正常胎儿的神经系统在妊娠中期到出生后 18 个月之间发育最快，最易受到宫内生长发育障碍的影响，可发生畸形或出生后出现功能障碍和智能落后等。

胚胎期后，胎儿的生理功能也获得稳步发展；从 3 个月开始，胎儿能够吞咽和排尿；6 个月以后，胎儿能够呼吸和哭泣；7 个月以后，具备子宫外存活能力，胎儿在出生前最后的 3 个月内其发育的速度变慢；8 个月时，胎儿皮下脂肪开始生长发育，这对胎儿出生后的存活有重要意义。

2.运动功能发育

胎儿时期的反射和胎动可为最初的运动形式。第 8 周时，接触、压迫、振动等机械刺激均可引起胎儿的反射活动。以后随着中枢神经系统结构和功能的成熟，反射运动呈现多样化。至第 9 周出现自发运动，最初的运动为呼吸、摄取、排泄等自主神经功能为主的运动，以后逐渐发育成屈曲反射等防御功能相关的运动，进一步出现抓握、表情、姿势的支撑和站立反射等功能。胎动是指胎儿在母体内自发的身体活动或蠕动，妊娠5 个月时母亲就能明显感觉到胎动。

3.行为发育

经 B 超研究发现，当母亲发觉自己妊娠时，胎儿已经有原始的蠕动。妊娠 2 个月起，胎儿开始有游泳样运动和皮肤感觉。妊娠 3 个月时，胎儿会开始吸吮自己的手指及碰到嘴边的手臂或脐带。妊娠 4 个月时，胎儿可以听到子宫外的声音，可以听到透过母体的频率为 1 000 Hz以下的外界声音，因此此时实施胎儿音乐教育是可行的。妊娠 5 个月时，胎儿能记住母亲的声音并对熟悉的声音产生安全感，能熟练、认真地吸吮手指。妊娠 6 个月时，胎儿能在羊水中嗅到母亲的气味并记在脑中。妊娠 7 个月时，胎儿能用舌头舔自己的手，并开始发育视觉，对宫外的声音会有喜欢或讨厌的行为反应，开始具有发声功能，可以通过母亲的活动感觉昼夜的周期。妊娠 8 个月时，胎儿能辨出音调的高低强弱并对此有敏感反应，味觉感受发达，能辨别苦与甜，如遇子宫收缩或外界压迫时会踢子宫壁进行抵抗，能感知母亲的高兴、激动、不安和悲伤，并做出不同的反应。

4.胎儿的异常发育

受遗传因素或环境因素的影响，出现身体有明显畸形的胚胎或新生儿称为畸胎。胎龄足 28 周、不足 37 周的活产婴儿称为早产儿。出生体重低于 1 500 g 者称为极低出生体重儿。胎儿在宫内有缺氧现象危及胎儿健康和生命者称为胎儿宫内窘迫，可发生在临产过程中，也可发生在孕期，严重状态时可出现胎儿死亡，称为死胎或死产。

(二)婴幼儿期

新生儿期为自胎儿娩出、脐带结扎至生后 28 天，此期包含在婴儿期内。此期的小儿脱离了母体而独立生存，所处的内外环境发生了根本变化，适应能力尚不完善，加之如果有出生前和出生时的各种不利因素，发病率和死亡率都很高，先天畸形也常在此期被发现。

自胎儿娩出、脐带结扎至 1 周岁之前为婴儿期。此期是小儿生长发育最迅速的时期，对营养的需求量相对较高，但各器官系统生长发育不够成熟，尤其是消化系统的功能不完善，容易发生营养和消化紊乱。来自母体的抗体逐渐减少，自身免疫系统尚未完全成熟，抗感染能力较弱，易发生各种感染和传染性疾病。

自 1 周岁至满 3 周岁之前为幼儿期，此期是小儿生长发育最迅速的时期。

小儿神经与心理发育是小儿生长发育的一个重要方面，与体格发育相互影响，包括从新生儿期到学龄期前儿重的自低级到高级的感知、运动、语言、心理及社会功能的发育。心理功能包含认知功能(感知、记忆、思维、注意、想象)和情感与情绪、性格与气质等个性特征。

1.生理功能发育

神经心理发育的基础是神经系统的生长发育。小儿大脑皮质功能发育较形态发育慢。脑细胞的分化从胎儿30周左右持续到生后1岁半。中枢神经结构的髓鞘化是从脊髓向脑干、大脑发育的过程，约在1岁半完成。

2.感知功能发育

(1)视感知发育：新生儿出生即有瞳孔对光反射，已能看见明暗和颜色，视觉已相当敏锐。1个月以内的新生儿还不能根据物体的不同距离作出视觉的调节，2个月婴儿开始按物体不同距离调节眼睛，4个月时眼的调节能力接近成人。新生儿对红色与蓝色表现出不同的反应，2个月时已能对某些波长的不同做出分辨，3个月时视觉的基本功能已接近成人，随后在辨别颜色的准确性上继续发展。婴儿目光较易被运动的物体和物体的轮廓所吸引，比较偏爱轮廓线较多的图像，对轮廓少的区域做广泛扫视，对轮廓多的区域则做仔细扫视。2～3个月以后，由于扩大了扫视的范围，婴儿能根据形状的不同来分辨图案，6～7个月的婴儿能辨别场景的深度。

(2)听感知发育：新生儿已具备听觉能力，生后3～7天听觉敏锐度有很大提高，2个月时已能区别出笛声和铃声，3个月时可将头转向声源，4个月以后能按照类别区分不同的语音，6个月时对母亲的语言有明显的反应，这种感知不同语音的能力有助于以后语言的学习。

3.运动功能发育

(1)粗大运动：是指抬头、翻身、坐、爬、站、走、跳等运动，是人类最基本的姿势和移动能力。姿势运动发育的顺序遵循如下规律：①动作沿着抬头、翻身、坐、爬、站、走、跳的方向发育；②离躯干近的姿势运动先发育，然后是离躯干远的姿势运动发育；③由泛化到集中、由不协调到协调发育；④先学会抓握东西，然后才会放下手中的东西；⑤先能从坐位拉着栏杆站起，然后才会从立位到坐下；⑥先学会向前走，然后才会向后倒退着走。

(2)精细运动：是指个体主要凭借手、手指等部位的小肌肉或小肌群的运动,在感知觉、注意等心理活动的配合下完成特定任务的能力。精细运动活动均以抓握物体、将手伸向物体、随意放下物体、腕关节在各个方向活动的 4 项基本动作为基础。精细运动与姿势和移动、上肢功能和视觉功能的发育是一个互相作用、互相促进的共同发育的过程。

动作发育总结:一动二仰三抬头,四抓五翻六会坐,七滚八爬九扶站,一岁独站又能走。

4.语言功能发育

语言是表达思想、观念、感情等心理过程的,与智力发育密切相关。言语、文字、手势、其他视觉及听觉信号都属于语言范畴。语言发育包括发音、理解、表达、交流。

语言发育总结:一哭二音三咿呀,四笑五学六反应,七妈八爸九再见,一岁能叫物品名。

5.认知功能发育

动作发育始于新生儿的无条件反射和随之发展起来的条件反射活动。动作发育为认知功能发育创造条件,为具体形象思维及概念的发育奠定了基础。早期的动作发育水平标志着认知功能发展的水平。在婴儿认知发育检查中,大动作与精细动作的发育是检查的一个重要方面。

认知发育总结:一看二听三协调,四认(物)五要六认人,七懂八观九要抱,一岁喜憎有分明。

6.婴幼儿的异常发育

异常发育包括运动功能障碍(如脑性瘫痪等)、言语障碍、孤独症、重症身心发育障碍等,可由先天因素、遗传因素或后天环境因素所致。无论发育障碍的种类和程度如何,对儿童来说都有发育的可能性和潜在发育能力。因此,只有应用康复手段,才能抑制异常发育,挖掘潜在的发育能力。

(三)学龄前期和学龄期

学龄前期是指 3 周岁以后到入小学前的时期。此时期小儿体格发育速度较婴幼儿期减慢,达到稳步增长,而智能发育更趋完善,求知欲强，能做较复杂的动作，学会照顾自己，语言和思维能力进一步发展。3 岁开始形成个性基础，对今后的个性特点具有重要影响。

学龄期又称儿童期，是指从入小学起到 10 周岁进入青春期前的时期。此时期所面临的发育问题是认知学习能力的获得和提高。

1.生理功能发育

由于运动和感觉区域神经元的髓鞘化一直到 6 岁才完成，因此学龄前儿童仍然显得眼手协调能力较低和动作较笨拙，大脑半球的偏侧化仍在继续，左右侧大脑的优势得到进一步加强。学龄前期骨骼肌的发育还处于不平衡阶段，大肌群发育早，小肌群发育还不完善，而且骨骼肌的力量差，特别容易受损伤。学龄前期是儿童学习语音的最佳时期，口头言语或外部言语占明显地位，顺序性发展最好，逻辑性较差，决定了这个时期思维的具体形象性。

2.心理功能发育

学龄前期是儿童个性初步形成的时期。学龄儿童的运动更加协调和准确，大脑皮质的抑制能力相对加强，已能对自己的欲望和情感进行自我控制；分析综合能力增强，能进行复杂的联想、推理、概括、归纳等抽象思维活动；通过系统学习知识，词汇量大量增加，理解力、注意力和记忆力变得更有意识；自我评价的稳定性逐渐增强，开始逐渐用行为特征、心理特点、价值和态度等抽象词汇评价他人；更加关心他人对自己的看法，尤其是老师和同学的看法。此时期家庭的教育方式尤为重要。

3.心理行为问题

心理行为问题主要包括行为障碍或异常、学习障碍、智力低下等。

(四)青春期

青春期一般是指 10～18 岁，是由儿童发展到成年人的过渡时期。它从体格生长突增开始，到骨骼完全愈合、躯体停止生长、性发育成熟而结束。

1.生理功能发育

在神经内分泌作用下，身体迅速生长，出现生长突增。男、女具有不同的体型：男孩较高，肩部较宽，骨骼肌发达结实；女孩较矮，臀部较宽,身材丰满。另外,第二性征与性功能开始发育,男孩出现遗精,女孩月经来潮。

2.心理功能发育

青春期儿童感知觉、记忆、注意等认知能力不断完善和提高,能更有效地完成学习任务;抽象思维、推理能力快速发展,能运用抽象、形式逻辑的归纳或演绎方式去思考、解决问题,发现事件的多样性,以系统方法提出假设并试验各种可能的解决办法。青春期以抽象思维占主导地位,其逻辑推理能力提高、运用假设的能力增强、思维中残留自我中心特征、自我意识逐步成熟、成人感和独立意识发展。

3.心理卫生问题

青春期容易出现青春期焦虑症、青春期抑郁症、青春期强迫症、青春期癔症等,应加强青春期心理卫生咨询和健康教育。

(五)成人期

成人期包括青年期、成年期、老年期。不同时代、不同国家、不同民族划分人的年龄标准不尽相同,受多种因素制约。

1.青年期

青年期年龄大致是 18～24 岁,标志着生理功能发育已处于完全成熟的阶段,认知功能也已获得较大提高,人格特性也渐形成。在此阶段,青年人将面临就业、恋爱等一系列问题,导致各种心理纠葛和矛盾。若能妥善解决这些矛盾,就能适应这一时期的社会生活,顺利地进入成年期;否则可带来许多心理问题,引发精神心理疾病。

2.成年期

成年期是指 25～60 岁,是人生跨度最长的时期。中年期一般指45～60岁。

(1)生理功能:进入中年期,机体各个组织、器官、系统的生理功能开始走向衰退。一般认为,30 岁以后的个体,其生理功能的衰退以平均每年 1%左右的速度递增。由于组织器官的功能开始衰退,发生各类疾病的危险性也增高。

(2)心理功能:处在人生旅途“中点站”的中年人,生理功能由盛转衰,而心理功能则处于继续发展和相对稳定的阶段。中年期是个体心理能力最成熟的时期,但心理能力状况也因人而异,主要与个体的个性心理如理想、信念、世界观、人生观和性格等因素有关。中年期心理发育特征主要表现:①智力明显的上升或下降;②情绪稳定,心理平衡;③意志坚定,自我意识明确;④个性成熟,个性特点鲜明;⑤压力增大,心理冲突增多。

(3)亚健康问题:此期应注意防范中年人心理疲劳和围绝经期综合征。

中年人心理疲劳是指中年人的心理活动过激或不足,使神经系统紧张程度过高或长时间从事单调、厌烦的工作而引起疲劳。轻者表现为体力不支、注意力不易集中、容易出现错觉、思维迟缓、语言功能差、情绪低落;同时伴有工作效率低、错误率上升等现象。持续发展将导致头痛、眩晕、心血管和呼吸系统功能紊乱、食欲下降、消化不良及失眠等,严重者将导致中年夭折、英年早逝。

围绝经期综合征是指中年后期因内分泌功能紊乱而表现为情绪的变化,如焦虑、抑郁、烦躁等,以及以阵发性潮湿、出汗、心烦等为主的自主神经功能紊乱的症状。

3.老年期

各国对于老年期的规定年龄不同。中华医学会老年医学分会建议:45～59 岁为老年前期,60～89 岁为老年期,90 岁以上为长寿期。

(1)生理功能特点:人体各器官生理功能正常是其赖以生存的基本条件。衰老是人类不可抗拒的自然规律,表现为须发由黑变白或脱落、颜面部皱纹增多、皮肤松弛及色素沉着、眼睑下垂、耳聋眼花、牙齿脱落、脊柱弯曲等。器官的衰老则表现为许多重要酶的活力下降、代谢缓慢、储备能力下降、组织萎缩等,导致其生理功能改变,易患各器官系统的老年性疾病。

(2)心理功能特点及问题:①身心变化不同步;②心理发展仍具潜能和可塑性;③心理变化体现出获得和丧失的统一;④心理变化存在较大个体差异。老年期心理变化表现为情绪变化大、记忆力减退、思维衰退、智力衰退、人格改变(完善感、失望感、厌恶感)、人际关系变化,要注意防范老年骨质疏松、老年性颈椎病、阿尔茨海默病的发生。

第三节　运动学基础

一、概念

运动学是研究物体的位置、速度、加速度及其相互关系的学科。

人体运动学主要研究人体活动时生理、生化和心理的变化,是力学、生理学、生物学和医学相互渗透的学科,是康复治疗学的理论基础。

运动系统主要由肌肉、骨骼和关节 3 个部分组成,并需要神经系统、呼吸系统、消化系统、循环系统等共同参与,完成支持、保护和运动功能。在运动的过程中,骨骼肌是动力器官,骨骼起杠杆作用,关节是枢纽,神经是指挥系统,而呼吸、消化、循环是运动能量保障系统。

二、运动的生物力学

(一)骨骼生物力学

1.骨的形状、结构与代谢

(1)形状:正常成人有 206 块骨,按照分布部位分为躯干骨、头颅骨、四肢骨;根据骨的外部形状分为长骨、短骨、扁骨和不规则骨。

长骨中空管状结构使它在矢状面和额状面上能有效抗弯曲,长轴能有效抗扭曲。骨的两端膨大部分称为骨骺,骨骺与骨干相连处称为干骺端,参与骨的生长。

短骨因其结构特点,多分布于承受压力较大、运动形式较复杂而又需要较大灵活度的部位,如腕部、踝部。

(2)结构:骨结构包括骨膜、骨质、骨髓、关节面软骨等。

骨膜分为骨外膜和骨内膜,参与骨的生成。骨质分为骨密质和骨松质。骨密质因结构致密,具有抗压、抗强拉力的特点,常分布于骨的表面和长骨骨干;骨松质呈网状结构,形成骨小梁,既可起到减轻骨的重量的作用,又能承担较大的力学性能。骨髓分为红骨髓和黄骨髓。红骨髓具有造血功能,长骨中的红骨髓5岁左右转化为黄骨髓;黄骨髓不具有造血功能,但应急状态下可转化为红骨髓,再次具有造血功能。关节面软骨由透明软骨组成,在功能上主要起减少摩擦、缓冲震动的作用。

(3)代谢:骨的代谢是通过成骨细胞和破骨细胞参与的骨形成与骨吸收来实现的,是一个动态平衡过程。在生长期,骨形成大于骨吸收,骨量呈线性增长,表现为骨皮质增厚、骨松质更密集,这一过程称为骨构建或骨塑形;在成人期,骨生长停止,但骨的形成和吸收仍在继续,处于一种平衡状态,称为骨重建。

2.骨的血管、淋巴与神经

新鲜骨具有丰富的血管、淋巴和神经,对保证骨的功能具有重要作用。

3.骨的功能

(1)力学功能:包括支撑功能、杠杆功能和保护功能。骨骼既具有强度和刚度,使其能很好地完成支持和保护功能,又具有一定的弹性和韧性,因而能很好地完成运动中的力学功能。

(2)生理功能:包括钙、磷等物质代谢的功能,以及造血功能和免疫功能等。

4.骨骼的生长发育与力的关系

根据应激与适应理论和 Wolff 定律,骨骼的生长发育离不开力学的刺激。一方面,缺乏力学刺激,会导致骨质疏松或骨不愈合。例如,长期卧床患者,由于骨骼缺乏纵向的重力刺激,会产生骨质疏松。另一方面,过度的力学刺激,会导致骨质增生。所以,防治骨质疏松和骨质增生,需要从生物力学的角度进行考虑,才能标本兼治,取得较好的临床疗效。

(二)关节生物力学

1.人体关节的运动形式

在康复医学中,人体的基本姿势是人体运动的始发姿势:身体直立,面向前方,双目平视,双足并立,足尖向前,双上肢自然下垂置于体侧,掌心贴于躯干两侧。

在三维直角坐标系中,人体的运动有三个面:水平面、冠状面和矢状面。每两个面相交的线称为轴,分别是冠状轴、垂直轴、矢状轴(图 2-3)。

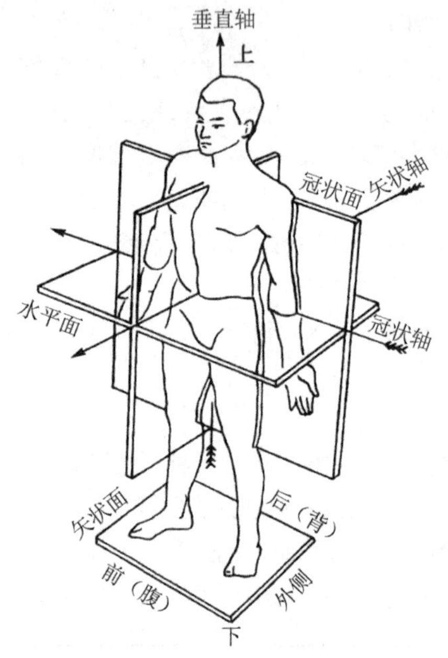

图 2-3　人体的面和轴

人体关节运动的基本形式是骨骼以关节为轴心,在 3 个主要平面上的运动,主要有以下几种。

(1)屈曲与伸展:是指组成关节的骨骼以冠状轴为中心在矢状面上所作的运动。组成关节的两骨逐渐接近,角度变小称为屈曲。组成关节的两骨逐渐远离,角度增大称为伸展。

(2)内收与外展:是指肢体以矢状轴为中心在冠状面上所作的运动。远离躯干为外展,靠近躯干为内收。

(3)内旋与外旋:是指肢体以垂直轴为中心在水平面上所作的运动。转向躯干的运动为内旋,转离躯干的运动为外旋。

另外，前臂和小腿还有旋前和旋后运动；足踝部还有内翻和外翻运动。

2.人体关节面的基本运动形式

(1)滚动：构成关节的两骨接触面发生接触点不断变化的成角运动。无论关节表面凹凸程度如何，滚动的方向总是与成角运动的方向一致。滚动并不单独发生，一般伴随着关节的滑动和旋转。

(2)滑动：构成关节的两骨面所发生的一侧骨表面同一个点接触对侧骨表面不同点的成角运动。关节表面形状越接近，一块骨在另一块骨表面的滑动就越多，形状就越不一致，滚动就越多。

(3)旋转：移动骨在静止骨表面绕旋转轴转动，滑动和滚动常同时发生，很少单独作用。不同关节旋转轴的位置不同。

3.关节的稳定性

影响关节稳定性的因素主要有关节面形状、韧带强弱、关节囊松紧、关节负压及关节周围肌肉等。关节面的形状决定关节的稳定性。韧带的多少和强弱影响关节的稳定性，韧带越多越强，关节越稳定。关节韧带和关节囊松弛会导致关节稳定性下降，致关节损伤。骨骼肌分为稳定肌和动力肌，稳定肌对关节稳定性具有重要作用，故预防关节损伤需要加强关节稳定肌群的锻炼。

(三)肌肉生物力学

1.肌肉的类型

根据肌细胞分化情况可将肌细胞分为骨骼肌、心肌和平滑肌。按骨骼肌在运动中的作用不同，又可分为原动肌、拮抗肌、固定肌和协同肌。

(1)原动肌：在运动的发动和维持中一直起主动作用的肌肉。

(2)拮抗肌：指那些与运动方向完全相反或发动和维持相反运动的肌肉。原动肌收缩时，拮抗肌协调地放松或作适当的离心收缩，以保持关节活动的稳定性及增加动作的精确性，并能防止关节损伤。如在屈肘运动中，肱二头肌是原动肌而肱三头肌是拮抗肌。

(3)固定肌：为了发挥原动肌对肢体的动力作用，需将肌肉近端附着的骨骼作充分固定，这类肌肉即为固定肌。如在肩关节，当臂下垂时，冈上肌起固定作用。

(4)协同肌：一块原动肌跨过一个单轴关节可产生单一运动，如多个原动肌跨过多轴或多个关节，就能产生复杂的运动，包括需要其他肌肉收缩来消除某些因素，这些肌肉可辅助完成某些动作，称为协同肌。

2.肌肉的收缩形式

(1)等张收缩：肌肉收缩时整个肌纤维的长度发生改变，张力基本不变，可产生关节的运动。根据等张收缩时肌纤维长度改变不同，分为以下2种。①向心性收缩：肌肉收缩时，如果肌肉的起点和止点相互靠近，则称为向心性收缩。例如，肱二头肌收缩引起的肘关节屈曲。②离心性收缩：肌肉收缩时，如果肌肉的起点和止点相互远离，则称为离心性收缩。下蹲时，股四头肌收缩但其长度延长，其作用是控制下蹲的速度。

(2)等长收缩：肌肉收缩时整个肌纤维的长度基本不变，不产生关节的运动。

(3)等速收缩：肌肉收缩时产生的张力可变，但关节的运动速度是不变的。等速收缩产生的运动称为等速运动。等速运动不是人类肌肉的自然收缩形式，而是人为地借助设备限制运动速度产生的。

三、运动的生理效应

(一)运动对神经系统的影响

中枢神经根据周围器官不断传入的信息对全身器官的功能起调控作用。反射是神经系统功能活动的基本方式。运动是中枢神经最有效的刺激形式，所有的运动都可向中枢神经提供感觉、运动和反射性传入。

多次重复训练是条件反射的综合，随着运动复杂性的增加，大脑皮质将建立暂时性的联系和条件反射，神经活动的兴奋性、灵活性和反应性都得以提高。

运动可调节人的精神和情绪，锻炼人的意志，增强自信心。

有研究表明，通过功能性磁共振可以观察到在康复训练过程中大脑的可塑性连续变化，说明运动对大脑的功能重组和代偿起着重要作用。

(二)运动对骨代谢的影响

运动时的加压和牵伸对维持骨的结构和代谢起着重要的促进作用，骨受力增加可刺激其生长，使骨皮质增厚，骨量增加，骨小梁结构增强。

雌激素是稳定骨钙的重要因素，女性在绝经后，由于雌激素水平下降，骨量丢失速度加快。运动使绝经后妇女雌激素水平轻度增加，从而增加骨钙含量。

(三)运动对关节代谢的影响

运动可刺激软骨细胞，增加胶原和氨基己糖的合成，防止滑膜粘连，有利于关节功能的恢复；运动提供的应力使胶原纤维按功能需要有规律的排列，促进了关节骨折的愈合；关节负荷过大、过度使用或撞击都可影响关节软骨的功能，单一的冲击或反复的损伤均可增加软骨的分解代谢，成为进行性退变的始动因素。适量的跑步运动可增加关节软骨的蛋白多糖含量与压缩硬度，增加骨骼未成熟者关节软骨的厚度。

(四)运动对骨骼肌的影响

运动是保持骨骼肌功能的主要因素，系统训练可使肌纤维生化、形态及功能发生改变。大负荷和少重复次数的力量训练可增加肌肉力量，这是肌肉横截面积增加的结果。神经系统的参与也是产生力量训练效果的重要因素。肌肉力量增加与运动单位的募集有密切的关系，力量训练可改变中枢神经系统对运动单位的作用，使更多的运动单位同步收缩而产生更大的收缩力量。

(五)运动对循环系统的影响

1.血压

血压是血液对血管壁的侧压力。正常情况下，人体的血压维持相对稳定，大概在(12.0～18.7)/(8.0～12.0)kPa[(90～140)/(60～90)mmHg]，能够保证重要脏器的供血。血压的形成和维持主要靠心脏对血液的推动力和血管壁对血液压力的弹性缓冲，血管的弹性越好，对血液压力的缓冲作用就越强，血压就越稳定。所以，改善血管的弹性是防治高血压的关键。运动可以改善血管的弹性，故可以防治高血压。

2.心脏

运动可以增强心脏的功能，主要表现在增强心力储备和心率储备。长期规律适度的运动可以增加心肌的体积和心肌的收缩力，提高每搏输出量，增强心脏的工作能力。由于长期规律适度的运动可以增强心脏的工作能力，从而可以降低安静时的心率。

3.血液循环

运动可以改善血液循环。血液循环的主要推动力是心脏收缩，血液回流的主要动力依靠肌肉收缩，血液回流的结构依靠静脉瓣。骨骼肌是全身最大的器官，除了为运动提供动力，最重要的功能就是通过肌肉泵的原理将血液泵入心脏，肌肉与心脏配合，能够更好地促进血液循环。

(六)运动对呼吸系统的影响

呼吸系统的主要环节包括外呼吸、内呼吸和气体运输，运动能在这 3 个环节上改善呼吸系统的功能。

1.外呼吸

外呼吸是指肺与外界的气体交换，通过肺泡排除二氧化碳，吸入氧气。运动可以让呼吸加深加快，动员更多的肺泡参与气体交换，提高肺活量，改善外呼吸。

2.内呼吸

内呼吸是指组织间的气体交换。运动可以改善微循环，增加组织间的气体交换，增加氧气的吸收，加快二氧化碳的排除，改善组织的缺氧状态。

3.气体运输

气体运输主要是指红细胞运输氧气和二氧化碳。运动可以改善血液循环，刺激红细胞增加，加强氧气的运输和二氧化碳的排出。

第四节　神经学基础

一、神经反射

(一)脊髓水平的反射

脊髓反射是指脊髓固有的反射，其反射弧并不经过脑，但在正常情况下，其反射活动是在脑的控制下进行的。完成反射的结构是脊髓的固有装置，即脊髓灰质、固有束和前、后根。脊髓反射分为躯体反射和内脏反射。

1.躯体反射

(1)牵张反射：当骨骼肌被拉长时，可反射性地引起收缩，这种反射称为牵张反射。牵张刺激沿粗纤维经脊神经后根直接传递至脊髓前角的 α 和 γ 神经元，引起梭内肌和梭外肌收缩。膝反射和跟腱反射都是牵张反射。肌张力其实也是牵张反射的一种，可使肌肉保持一定的紧张度，抵抗地心的引力作用，从而保持身体直立。

(2)浅反射：是指刺激皮肤引起的相应肌肉反射性收缩。常见的有腹壁反射、提睾反射、趾反射等。

(3)病理反射：是一种原始的屈肌反射，正常时因受大脑皮质的长下行传导束的抑制表现不出来，但当上运动神经元受损后，下运动神经元脱离了高级中枢的影响，这些受抑制的反射就释放出来，如病理趾反射。2 岁以下儿童由于锥体束尚未发育好，可出现这种反射。

(4)节间反射：是指脊髓一个节段神经元发出的轴突与邻近神经元发生联系，通过上下节段之间神经元的协同活动所发生的反射，如牵拉近端关节屈肌可引起同侧肢体反射性屈曲。当快走、跑步时，该反射较明显。脑性瘫痪、脑卒中偏瘫患者特有的联合反应、协同运动也与节间反射有关。

2.内脏反射

内脏反射包括躯体-内脏反射、内脏-内脏反射和内脏-躯体反射，如立毛肌反射、皮肤血管反射、瞳孔对光反射、直肠排便反射和性反射。

（二）脑干水平的反射

1.阳性支持反应

延髓动物的一只足底及跖趾关节接触地面时，刺激了本体感受器而引起下肢呈强直状态为阳性支持反应。正常人出生以后3～8个月可有此反应，中枢性神经病损患者亦可出现，此时由于麻痹侧足趾关节最先着地而诱发下肢伸肌紧张性增强，膝关节强直或反张，使体重很难移到该侧下肢上来。

2.颈紧张反射

颈紧张反射是指颈部扭曲时脊椎关节和肌肉、韧带本体感受器的传入冲动对四肢肌肉的紧张性反射性调节。其反射中枢位于颈部脊髓。当头向一侧转动时，下颌所指一侧的伸肌紧张性增强，表现为上、下肢伸展，而枕骨所指一侧屈肌张力增强，表现为上、下肢屈曲，称为非对称性颈紧张反射。头后仰时，上肢伸展，下肢屈曲；头前屈时，上肢屈曲，下肢伸展，称为对称性颈紧张反射。这类反射在幼儿期可一过性短期出现，成人脑卒中偏瘫时也可出现。

3.迷路紧张反射

迷路紧张反射是指内耳迷路的椭圆囊和球囊的传入冲动对躯体伸肌的紧张性反射性调节。该反射中枢主要在前庭核。去大脑动物仰卧位时伸肌张力最高，俯卧位时伸肌张力最低。Bobath、Brunnstrom 等主张利用姿势反射调整肌张力，改善动作或姿势。

4.抓握反射

压迫刺激手掌或手指腹侧，引起手指屈曲、内收活动，称为抓握反射，可见于出生1～4个月的儿童。小儿脑性瘫痪、脑卒中偏瘫患者会出现该反射。

5.翻正反射

正常动物可以保持站立姿势，如将其推倒即可翻正过来的反射称为翻正反射。人的正常站立姿势为头顶朝上，面部与重力方向垂直。翻正反射可分为视觉翻正反射、迷路翻正反射、颈翻正反射和躯干翻正反射 4 种。

(三)脑水平的反射

人体在维持各种姿势和完成各种动作时，需要感知自身姿势，将运动的本体感觉、视觉及触觉的信息在中枢神经系统中整合处理，再对全身肌张力进行不间断的调整，无论是静态姿势，还是随意运动时的姿势，都需要抵抗重力进行相关肌群自动性活动，以保持平衡。大脑水平反射活动从出生后 6～18 个月出现，并且保持终身。大脑水平的平衡反应如下。

1.降落伞反应

人在垂直位置急剧下落时，四肢外展，足趾展开，呈现与地面扩大接触的准备状态，该反应称为降落伞反应。

2.防御反应

防御反应是指在水平方向急速运动时产生的平衡反应，包括坐位反应、立位反应、膝立位反应等。

3.倾斜反应

受试者在支持面上取某种姿势，当改变支持面的倾斜角时而诱发出躯体的姿势反应，称为倾斜反应。

二、中枢神经的可塑性

(一)脑的可塑性

脑可塑性有广义、狭义之分。此处所涉及的可塑性是两者的折中，即脑可塑性是指脑有适应能力，在结构和功能上有修改自身以适应、改变现实的能力。脑的可塑性表现为功能重组和内、外影响因素。

1.功能重组

(1)系统内的功能重组：是指在功能相近的系统内，通过重新组织，由原来系统或损伤部分以外的系统承担丧失了的功能。其功能重组方式：①轴突侧支长芽与突触更新。轴突侧支长芽有再生长芽和侧支长芽 2 种方式。前者从损伤轴突的断端向损伤区生长，但是速度慢、距离长。后者从损伤区的正常轴突伸出分支支配损伤的区域，由于轴突本身正常，再加上距离近，因此能够迅速恢复支配。②轴突上离子通道的改变。在有髓鞘轴突上，神经冲动的传导是通过郎飞结中钠离子通道集中的髓鞘膜的结间跳跃前进的，在一些脱髓鞘疾病中，神经冲动的这种跳跃式前进消失，变为在脱髓鞘轴突上的连续性传导，从而表现为临床上的异常。③突触效率的改变方式。④脑梗死后在梗死区周边有新生神经出现。⑤失神经过敏现象。⑥潜伏通路和(或)突触的启用。

(2)系统间的功能重组：是指由在功能上不完全相同的另一系统承担损伤系统的功能。其功能重组方式：①古、旧部分的代偿。②病灶周围组织的代偿。③由在功能上几乎完全不相干的系统代偿。④对侧大脑半球的代偿。

2.内界因素

(1)神经生物学方面：如神经生长因子、热休克和早期反应基因等。神经生长因子是神经营养因子之一，其生物效应为促进神经元发育生长、增加受伤后神经元的存活、对抗神经毒素、修复创伤、抑制自身免疫。

(2)神经免疫学方面：巨噬细胞通过释放细胞素促进小胶质细胞和星形胶质细胞表达神经生长因子的能力增高，又通过释放少突胶质细胞抑制物——细胞毒因子，抑制少突胶质细胞的成熟，从而间接促进中枢神经系统的再生。胶质细胞的作用为缺血性脑损伤后胶质细胞反应性增生，通过胶质细胞与神经元、胶质细胞与胶质细胞之间的神经网络作用，影响缺血性脑损害的发展和转归。此外，分泌细胞因子(神经生长因子、转化生长因子等)对神经的修复亦起重要作用。

3.外界因素

影响脑可塑性的外界因素包括功能恢复药物的使用、神经移植和基因治疗、恒定电场的影响以及功能恢复训练的介入等。

(二)脊髓的可塑性

脊髓是中枢神经的低级部位，与脑一样也具有可塑性。脊髓可塑性变化的一般表现形式主要为附近未受伤神经元轴突的侧支先出芽，以增加其在去传入靶区的投射密度，随后与靶细胞建立突触联系。在这一过程中，突触性终末除了发生数量变化之外，还出现终末增大、突触后致密区扩大的结构变化和生理生化改变。脊髓损伤后轴突的出芽主要包括 3 种变化，即再生性出芽、侧支出芽和代偿性出芽。再生性出芽是指在受伤轴突的神经元仍存活时，该轴突近侧端以长出新芽的方式进行再生。侧支出芽是指在损伤累及神经元胞体或近端轴突进而造成整个神经元死亡时，附近未受伤神经元从其自身侧支上出芽。代偿性出芽是指在发育过程中，当神经元轴突的部分侧支受伤时，其正常的侧支发出新芽以代偿因受伤而丢失的侧支。研究表明，脊髓损伤后的可塑性变化与大脑一样，具有发育阶段差异和区域差异特征。

但是，大脑的可塑性比脊髓强，其原因主要是脑的体积较大，不容易造成完全性的损伤。因此，残留部分可以通过各种功能重组来代偿。而脊髓的横断面比脑小得多，较易造成完全性损伤，一旦出现完全性损害，代偿的机会就要小得多，主要依靠轴突长芽和神经移植来解决，这可能就是脊髓可塑性较小的原因。

第五节　中医康复学基础

一、中医康复学理论

(一)阴阳五行论

阴阳属于中国古代哲学范畴，是对天地间互相关联的万事万物之间普遍存在的两种对立形式的概括。阴阳学说，是中医阐明人体的生理、病理、诊断和治疗规律的重要理论基础，也是中医康复学的重要理论原则和学术观点。

1.重视调和阴阳

调和阴阳、以平为期，恢复阴阳平衡是中医康复学基础理论的核心。中医康复学的众多疗法也始终贯穿这一思想,如针灸康复中的调和阴阳法等。

2.重视阳气

阳气代表了人体功能,维护与恢复阳气在疾病康复中起着主导作用,贯穿于临床康复的全过程。

3.强调阴阳转化

在临床实践中,中医康复运用不同的康复方法创造条件以促进阴阳转化,实现阴阳调和。

五行学说认为,宇宙间的一切事物,都是由金、木、水、火、土5种基本物质构成。五行学说形成的脏腑理论,即人体五脏在生理上既相互滋生又相互制约的认识,为中医康复奠定了理论基础。运用五行理论进行中医传统疗法,在临床中应用广泛。如针灸和药物治疗中的扶土抑木、培土生金、滋水涵木、壮火制水等方法都是五行学说思想的体现。

(二)脏腑经络论

中医脏腑学说认为,五脏是人体的核心,生理情况下五脏六腑之间相互联系、相互为用,共同协调地维持人体的气机升降出入,保证了人体的健康。一旦脏腑间的这种协调关系遭到破坏,就会导致气机升降失常,阴阳失去平衡,发生疾病。因此,中医康复注重通过维持与恢复脏腑的这种平衡关系治疗疾病,改善功能。

经络是人体的重要组织,内属脏腑,外络肢节,遍布全身,沟通表里。同时,经络还是气血运行的通道。只有经络运行通畅,才能使脏腑相合,阴阳交贯,生命活动顺利进行。所以,中医康复学的基本要求就是保证经气流通、气血调和,故许多康复疗法的产生与发展都和恢复与改善经络气血运行有关。

(三)精气神论

中医学认为,精、气、神是人体三宝,三者缺一不可。中医康复学的精髓在于调理这3种人体生命活动的基本物质。中医康复学以养精、益气、调神为原则。在形体功能康复方面,通过养精、益气、调神促进疾病的康复。例如,通过中医气功对精、气、神的调摄可以提高机体的内外功能水平。

(四)情志论

情志指“七情五志”。“七情”指喜、怒、忧、思、悲、恐、惊;“五志”为喜、怒、忧、思、恐。“七情五志”均属于精神活动范畴。中医学认为,“七情五志”是人体精神活动的表现,并与脏腑功能活动构成相互影响。异常的情志会影响脏腑气血运行,引起疾病,反之亦然。在临床治疗中,中医康复常运用中医心理康复法,既用情志相胜,又有情志引导,通过精神调摄,促进疾病的恢复。

二、中医康复学的基本观点

(一)整体康复观

中医康复的整体观建立在中医学整体观基础上,是中医康复看待疾病与治疗伤残的重要指导性观念。中医整体观认为,人体是一个完整统一的有机整体,人与自然环境、人与社会有着密切的关系。中医整体康复观建立在人与自然、人体自身和人与社会 3 个一体观的基础之上。中医整体康复,就是对康复对象施以整体调治,使构成人体的各个组成部分与形神之间、人体与自然和社会环境之间协调统一,顺应自然,适应社会。

(二)辨证康复观

辨证是中医学认识疾病的重要手段,也是论治的前提和依据。论治是辨证的目的,是治疗疾病的方法。所谓“证”,又称为证候,是机体在致病因素作用下,机体与周围环境之间及机体内部各系统之间相互关系紊乱的综合表现,是一组具有内在联系的、特定的症状和体征。辨证是指对望、闻、问、切四诊收集的辨证素材进行综合分析,进而判别疾病、探求病因、确定病位、预测疾病发展趋势的一种为临床提供治疗依据的诊疗过程与方法。中医辨证的方法主要包括八纲辨证、病因辨证、气血津液辨证、脏腑辨证、经络辨证等。

辨证康复观是建立在临床辨证和充分考虑个体差异基础上的康复治疗总原则。它要求康复必须与辨证结合起来,必须在充分了解疾病原因、发生机制、治疗经过、发展转归的基础上,确定康复目标与治疗方案，选择治疗方法，提高康复疗效。

（三）功能康复观

功能康复观建立在中医学整体观和恒动观的基础上，是中医康复学的重要原则与主要目的之一。功能康复观包括加强或恢复脏器组织功能、恢复生活和职业能力、功能补偿三方面内容，是在整体观，尤其是形神一体观和恒动观的指导下，重视心神合一，注重形体运动，以提高患者生活质量、恢复生活和工作能力为最终目标的康复观。

（四）综合康复观

综合康复观以中医整体观、辨证观为基础，以综合康复治疗措施为手段，强调优选原则和综合康复，针对不同的体质和病情，综合运用中医心理疗法、药物疗法、针灸疗法、推拿疗法等多种康复方法，对患者实施全面、综合的康复措施，以利其回归社会的康复治疗思想与方法。

（五）康复预防观

中医康复预防观以中医学“治未病”的思想为基础，其内容包括未病先防、既病防变、瘥后防复。康复预防观的着眼点在于预防致残性疾病的发生和将残疾及其影响降到最低程度，这与现代康复中残疾预防的思想是一致的。

三、中医康复学的基本原则

（一）杂合以治

杂合以治即综合治疗。需要进行康复治疗的患者多属老弱病残，病情复杂，治疗棘手，仅靠单一疗法很难奏效，故在治疗方面要遵循《素问・异法方宜论》所说的“杂合以治，各得其所宜”的方法，综合多种方法，全面立体地进行多角度治疗。杂合以治并不是多种疗法的大堆砌，而是要在辨残和辨证的前提下，针对不同病症选定最佳的一组综合性康复措施，分期或分阶段进行康复。进行综合治疗，首先要拟定综合性康复治则，要做到标本兼顾、动静结合，医疗和自疗相结合。在运用综合性治疗手段时，要考虑患者的具体情况，选择最适合患者的2种以上的方法，同时要考虑尽可能发挥多种自然疗法的作用，如日光、空气、森林疗法等综合手段，切忌杂法乱投，要做到法多而不乱。

（二）治养相兼

所谓治养相兼就是把治疗与调养紧密结合起来。人体的正气是康复医疗的内在因素，对康复医疗起主导作用，促进机体康复的根本动力在于正气，药物治疗不是万能的，医师用药物等方法治疗疾病仅仅是外力，而这一外力必须通过内在的正气才能充分发挥作用。决不能单纯依赖药物治疗，而应在治疗的同时注意患者的调养。特别是慢性疾病患者，虽大病已去，但“形体自必瘦弱，精神自必衰耗”，这时用药物治疗常有虚不受补的现象，应讲究从生活起居、饮食营养方面进行调养，配合药物治疗，谨慎地守护正气，用“必养必和，待其来复”的方法就会使形体逐渐强壮，恢复到健康状态。

（三）通调经络

通调经络是康复治疗的重要原则之一。经络内连脏腑，外络肢节，把人体联结成一个有机的整体。人体气血贵在流通，气血不通，百病由生，也必然引起各种疾病难以康复。因此，通调经络、流畅气血成为康复治疗的重要一环。

通调经络的方法很多，如气功、中药、针灸、按摩等都有助于通调经络，流通气血，对康复有益。

（四）辨证康复

辨证论治是中医学的基本特点之一，这一精神也贯穿于中医康复的方方面面，辨证康复是辨证论治在中医康复领域的具体体现。同一病证，由于患者的体质不同，所处的季节和地理环境不同，康复治疗也各有所宜。

（五）形神共养

所谓形神共养是指在康复治疗中不仅要调治形体，也要调摄精神，使形体健康，精神健旺，躯体或心身疾病迅速得到康复。

一方面，康复以养形为先。形体是人生命存在的基础，古人有“形为神之宅”之说。《吕氏春秋·尽数篇》有“精神实乎形”的论述。

养形要保胃气,调饮食,治形则重在养精血。神依附于形而存在,形盛则神旺,形衰则神衰,保养好形体就为养神打好了基础。

另一方面,在养形的同时也要注意精神的调养。精神调养的主要法则是精神内守(此为养心要求,要求患者精神安守于内,而不心驰于外,不要贪图物欲)、恬愉无患(屏除一切有害情绪,创造良好的心境,保持乐观安静、心气平和的精神状态)、爱养神明(合理用脑,借以协调形神平衡)。

基于形神一体观的理论,中医康复学要求我们既注重养形康复,又注重养神康复,以期达到形神共养,早日恢复健康。

(六)协调脏腑

脏腑学说是中医康复的理论基础,协调脏腑是康复医疗的重要原则之一。协调脏腑主要通过以下 3 个途径进行。

1.运用阴阳平衡规律协调脏腑

中医学认为,疾病的发生是人体脏腑的阴阳平衡关系被破坏的结果,康复医疗的目的就在于协调脏腑阴阳的偏盛偏衰,使之恢复阴平阳秘的正常状态。

2.运用五行学说的生克乘侮规律协调脏腑

中医学运用五行的生克乘侮规律说明五脏之间病理变化的相互影响,同时又根据这一理论确立了协调脏腑的方法。五行中的任何一行发生太过或不及,都可以使五脏之间的生克失去平衡而发生病变。康复治疗就是要抑强扶弱,调理五行,使之平衡。

3.运用调理气血的规律协调脏腑

气血的生成、生理及病理变化均与脏腑气化功能密切相关。调补气血即可以协调脏腑的功能活动。

中医康复学重视阴阳、五行、气血的调整作用,并利用这些作用达到协调脏腑、整体康复的目的。

第三章

神经疾病康复

第一节 概 述

一、定义

神经系统疾病是指脑、脊髓、周围神经和骨骼肌的疾病。在多数情况下，这些疾病都有相应的组织病理学改变。少数疾病，如特发性癫痫、偏头痛、三叉神经痛，虽无组织病理改变，但从其恒定的临床综合征及病理生理变化，可以推断它们的存在。目前临床可以诊断的神经系统疾病至少有几百种。按病变的性质，神经系统疾病可分为遗传性疾病、感染性疾病、血管性疾病、营养缺乏病、肿瘤、外伤、中毒、代谢障碍和先天发育异常等类型。但有不少神经系统疾病原因不明。习惯上将一些原因不明的神经系统慢性进行性疾病，如运动神经元病、阿尔茨海默病、脊髓空洞症等，归类为变性疾病这一含义不清的范围内。

二、常见症状

（一）头痛

需要了解头痛的部位、时间、程度、性质、类型、加重因素、缓解因素和伴发症状，有无先兆症状。

（二）抽搐

抽搐通常指突发短暂性以肢体为主的抽动。

(三)瘫痪

瘫痪是指随意运动功能的减低和消失，由上运动神经元、下运动神经元、锥体束及周围神经病变所致，分中枢性瘫痪和周围性瘫痪。病史询问及查体时应注意：①发病的急缓；②发病的部位，应注意瘫痪的分布是全身还是半身，一个肢体还是肢体的某一部分或仅涉及某个动作，是在肢体的近端还是远端；③程度是否影响了坐起、站立、行走、上下楼、进食、构音、呼吸等动作，或仅影响手部的精细动作；④伴发症状，如有无疼痛、挛缩、肌肉萎缩、言语障碍、排尿困难、抽搐等。

(四)感觉障碍

感觉障碍是指各种刺激作用于感受器在人脑中的反映，分为一般感觉和特殊感觉。前者分：①浅感觉(痛觉、温度觉和触觉)；②深感觉(运动觉、位置觉和振动觉)；③皮质感觉(复合感觉)。检查时应注意，感觉障碍的部位分布、性质、加重和缓解因素、伴随症状等。

(五)视力障碍

询问是视物不清、视野缺损、复视，还是全盲。

(六)眩晕

应注意分清是眩晕还是头昏。需询问患者发作时是否确有本身旋转、移动或外界旋转、移动的感觉，以及有无伴发的症状如恶心、呕吐、苍白、出汗、平衡不稳、晕厥、耳鸣和听力改变等。

(七)其他

其他常见症状包括脑神经功能障碍(如咀嚼无力、口眼歪斜、耳聋、耳鸣、进食困难、构音障碍等)、内脏功能障碍(如腹痛、呕吐、尿便障碍等)、言语障碍、意识障碍、精神障碍(如焦虑、抑郁、行为失常等)。

三、治疗进展

神经系统疾病的治疗是临床医学中最有挑战性的领域之一。目前，在治疗和预防神经系统疾病方面已有一些引人注目的进步，如超早期溶栓疗法治疗急性脑梗死可以避免一些患者终身瘫痪甚至死亡；采用遗传工程方法进行多巴胺基因转移和脑内移植，已被证明是一种治疗帕金森病的有效措施，将有可能从根本上治疗帕金森病。然而，在防治神经系统疾病方面尚有许多问题待解决，至今仍有许多神经系统疾病无法治疗。从治疗的角度看，神经系统疾病可分为 3 类。①可治愈或根治的疾病，如大多数炎症性疾病、营养缺乏病、良性肿瘤等。②不能根治但症状或病情能够得到完全控制或缓解的疾病，如三叉神经痛、癫痫、重症肌无力和周期性瘫痪等。③尚无有效治疗方法的疾病，如阿尔茨海默病、运动神经元病、遗传性共济失调、朊蛋白病、艾滋病所致神经系统损害、晚期恶性肿瘤等。

四、神经康复的临床意义

(一)疾病急性期

尽早开始康复治疗，可预防相关并发症，如防止脑卒中偏瘫后出现的肩痛、肩关节脱位、关节挛缩，避免卧床后的失用综合征等。

(二)疾病恢复期

即使某些疾病已造成残疾，亦可采用综合康复措施，帮助患者发挥自身潜力，进行病残的代偿训练以增强功能，避免因运动减少而造成的并发症或继发障碍，从而改变无功能生命状态，降低残疾程度，减少盲目、无效用药的耗资，减少社会和家庭的经济和劳力负担。

(三)疾病后期

以医院康复为依托，制订家庭及社区康复计划和方案；对患者及家属进行必要的康复教育，进行相关的居家及社区改造；进行相关的职业康复训练等。目的是提高患者的社会适应能力，使患者能真正回归社会。

第二节　康复评定

一、运动功能评定

(一)肌力评定

肌力是主动运动时肌肉产生的收缩力。通常观察患者随意运动的速度、幅度和耐久度等一般情况，后嘱患者做某种运动并施以阻力，测试肌力大小；或让患者维持某种姿势，检查者用力使其改变，判断肌力强弱。如果不能抗阻力，可让患者做抗引力动作，抬起肢体的高度或角度；若抗引力动作也不能进行，则应观察肢体在有支持的平面上运动的程度。检查肌力时以左右对比较为客观，尚需注意右利或左利的影响，两侧肢体（特别是上肢）肌力强弱存在正常差异。

在神经科临床工作中，多用 Lovett 六级肌力评定来评价肢体瘫痪的程度。但 Lovett 六级肌力评定只能说明瘫痪肢体肌力量的变化，而不能说明运动模式的变化，所以在神经康复中，常采用 Brunnstrom 偏瘫运动功能障碍分期来评价上运动神经元性瘫痪肌力的变化（表 3-1）。

（二）肌张力评定

肌张力是指肌肉在静止松弛状态下的紧张度。根据触摸肌肉的硬度和被动活动的阻力进行判断。中枢神经系统受损后，常常出现肌肉痉挛。目前常用改良 Ashworth 量表进行肌张力的评定（附录 B）。

（三）关节活动度评定

人体各关节都有自己的活动范围，各关节亦都有其正常的活动范围，也就是关节活动度的正常值。一般使用通用量角器进行关节活动度的测量。中枢性运动障碍患者出现关节运动受限时，不能轻易下结论为关节活动度受限。

（四）平衡功能评定

平衡功能的主要检查方法有 Bobath 三级平衡检查、Fugl-Meyer 平衡检查、Berg 平衡功能检查等。Fugl-Meyer 平衡功能评定法内容较为全面且简单易行。Berg 量表是一个标准化的评定方法，已广泛应用于临床，也是国际上评定脑卒中患者平衡功能最常用和最通用的评定量表，并显示出较好的信度、效度和敏感性。

表 3-1 Brunnstrom 偏瘫运动功能障碍分期

分期	运动特点	上肢	手	下肢
Ⅰ	无随意运动	无任何运动	无任何运动	无任何运动
Ⅱ	引出联合反应,共同运动	仅出现协同运动模式	仅有极细微的屈曲	仅有极少的随意运动
Ⅲ	随意出现的共同运动	可随意发起协同运动	可有钩状抓握,但不能伸指	在坐位和站立位上,有髋、膝、踝的协同性屈曲
Ⅳ	共同运动模式打破,开始出现分离运动	出现脱离协同运动的活动:①肩 0°、肘屈 90°的情况下,前臂旋前、旋后;②肘伸直情况下肩可前屈 90°;③手臂可触及腰骶部	能侧捏和松开拇指,手指有半随意的小范围伸展	在坐位上,可屈膝 90°以上,足可向后滑动。足跟不离地的情况下,踝可背屈
Ⅴ	肌张力逐渐恢复,有分离精细运动	出现相对独立于协同运动的活动:①肩前屈 30°～90°时,前臂可旋前、旋后;②肘伸直时,肩可外展 90°;③肘伸直,前臂中立位,上肢可举过头顶	可做球状和圆柱状抓握,手指同时伸展,但不能单独伸展	健腿站,患腿可先屈膝,后伸髋;伸膝下,踝可背屈
Ⅵ	运动接近正常水平	运动协调近于正常,手指指鼻无明显辨距不良,但速度比健侧慢(≤5 秒)	所有抓握均能完成,但速度和准确性比健侧差	在站立位可使髋外展到抬起该侧骨盆所能达到的范围;坐位下伸直膝可内、外旋下肢,合并足内、外翻

Fugl-Meyer 平衡量表主要适用于偏瘫患者的平衡功能评定,由运动、平衡、感觉、关节活动度及疼痛四部分组成,总分为 226 分。其中,运动占 100 分(上肢 66 分、下肢 34 分),平衡占 14 分,感觉占 24 分,关节活动度及疼痛占 88 分。其运动评估部分是在 Brunnstrom 运动功能评定的基础上,进一步量化发展而来。但其项目过多、评估

费时，且分数并不能直接反映患者的功能状况等不足，也限制了其在临床上的应用。

Berg 量表共 14 个项目，每个项目最低分为 0 分，最高分为 4 分，总分 56 分（附录 D）。根据所代表的活动状态，评分结果如下。①0～20 分：平衡能力差，只能坐轮椅。②21～40 分：平衡能力可，能辅助步行。③41～56 分：平衡能力好，能独立行走。④<40 分：预示有跌倒的危险。分数越高代表平衡功能越好。

（五）协调功能评定

协调功能评定是评定肌肉或肌群共同完成一项作业或功能活动的能力。

1.指鼻试验

外展伸直一侧上肢，以伸直的示指触及自己的鼻尖，先睁眼后闭眼，重复相同动作（图 3-1）。注意两侧上肢动作的比较。

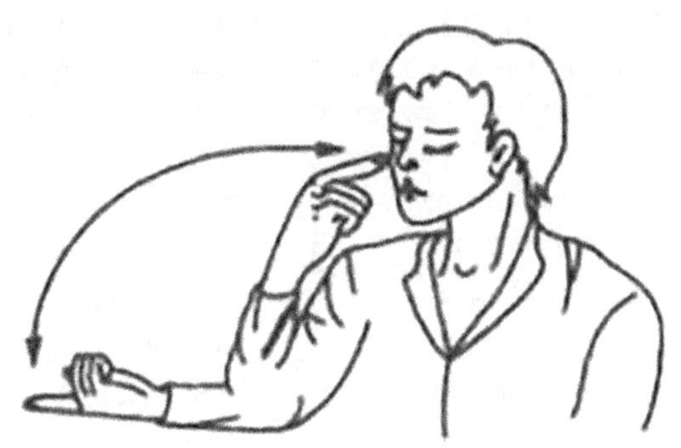

图 3-1　指鼻试验

2.过指试验

上肢向前平伸，示指掌面触及检查者固定不动的手指，然后抬起伸直的上肢，使示指离开检查者手指，垂直抬高至一定的高度，再下降至检查者的手指上。先睁眼后闭眼重复相同动作，注意睁、闭眼动作及两侧动作准确性的比较。

3.轮替试验

快速交替进行前臂的旋前和旋后、手掌和手背快速交替接触床面或桌面、伸指和握掌，或其他来回反复动作，观察快速、往复动作的准确性和协调性。

4.跟膝胫试验

嘱患者仰卧，抬高一侧下肢，屈膝后将足跟置于对侧膝盖上，其后沿胫骨前缘向下移动至踝部（图3-2）。

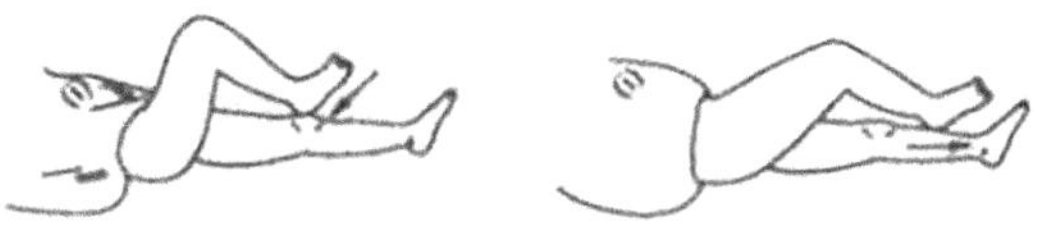

图3-2　跟膝胫试验

5.反跳试验

患者用力屈肘时，检查者握其腕部向相反方向用力，随即突然松手。正常人因为对抗肌的拮抗作用而使前臂屈曲迅速终止，阳性表现为患者的力量使前臂或掌部碰击到自己的身体。

6.平衡性共济失调试验

（1）龙贝格征：双足跟及足尖并拢直立，双手向前平伸，先睁眼后闭眼，观察其姿势平衡。睁眼时能保持稳定的站立姿势，而闭目后站立不稳，称龙贝格征阳性，见于感觉性共济失调。小脑性共济失调患者无论睁眼还是闭眼都站立不稳。一侧小脑病变或前庭病变时向患侧倾倒，小脑蚓部病变时向后倾倒。

（2）仰卧-坐起试验：不凭借助手支撑，由仰卧位坐起。正常人在屈曲躯干的同时下肢下压，而小脑性共济失调患者在屈曲躯干的同时髋部也屈曲，双下肢抬离床面，无法完成坐起动作，称联合屈曲现象。

（六）步态分析

脑卒中偏瘫恢复期的患者通常会形成“上肢挎篮，下肢划圈”的偏瘫步态，而脊髓损伤时则会导致双足下垂，严重影响患者的步行能力。步行能力不能单纯用能步行或不能步行来判断，而是要针对步行的每个环节及步行周期的每个阶段进行详细的观察和测定。因此，对正常步态和正常步行周期的理解和认识是非常重要的。只有这样才能在患者的步态分析中，找出异常所在，并分析其原因。

1.步行周期

从一侧足跟着地开始直至同侧足跟再次着地的时间称为一个步行周期。足跟着地至足尖离地期间称为支撑相,相应的下肢称为支撑足;而足尖离开地面悬空、甩动后再次由足跟着地期间称为摆动相,相应的下肢称为摆动腿。

2.影响步态的因素

(1)骨盆的旋转和倾斜:正常步行时,骨盆分别在垂直轴和水平面上做旋转运动和倾斜。

(2)双重膝作用:正常情况下,在支撑相膝关节会出现伸展→屈曲→再伸展→再屈曲的过程,这个运动的目的在于缓冲和减少重心点垂直运动的幅度。

(3)膝、踝关节的运动配合:正常情况下,足跟着地时同侧膝关节完全伸展、同侧踝关节背屈;随着重心前移,膝关节逐渐屈曲,踝关节反而跖屈。这种运动配合也是为了减少重心点垂直运动的幅度。

3.步态分析的方法

步态分析的方法包括临床目测观察法和三维步态分析系统。

4.步行能力的评定

步行能力的评定过程比较复杂,应尽可能全面、详细、准确地记录。

(1)Holden 步行能力评定:分为 0～5 级,级别越高,步行能力越强。

(2)功能独立性评定:以患者行走独立的程度、对辅助器具的需求及他人给予帮助的量为依据,根据行走的距离和辅助量两个方面按照 7 分制的原则进行评分(附录 F)。

5.异常步态

(1)痉挛性偏瘫步态:上肢内收旋前,指、腕、肘关节屈曲,行走时下肢伸直向外、向前呈划圈动作,足内翻,足尖下垂。痉挛性偏瘫步态见于一侧锥体束病变。

(2)痉挛性剪式步态:双下肢强直内收,行走时两足向内交叉前进,形如剪刀样。痉挛性剪式步态见于脊髓横贯性损害或两侧大脑半球病变。

(3)蹒跚步态:又称共济失调步态。两足站立分开,行走时步基增宽,左右摇晃,前扑后跌,不能走直线,犹如醉酒者,故又称为“醉汉步态”。蹒跚步态见于醉酒(可较窄步基平衡短距离行走数步,有别于小脑病变)、小脑或深感觉传导路径病变(看地慢行,闭目不能行走是其特点)。

(4)慌张步态:走时躯干前倾,碎步前冲,双上肢缺乏联带动作,起步和止步困难。由于躯干重心前移,致患者行走时往前追逐重心,小步加速似慌张不能自制,又称“前冲步态”。慌张步态见于帕金森病。

(5)摇摆步态:由于骨盆带肌群和腰肌无力,行走缓慢,腰部前挺,臀部左右摇摆,像鸭子走路又称鸭步。摇摆步态见于肌营养不良症。

(6)跨阈步态:足尖下垂,行走时为避免足趾摩擦地面,需过度抬高下肢,如跨越门槛或涉水时的步行姿势。跨阈步态见于腓总神经病变(图 3-3)。

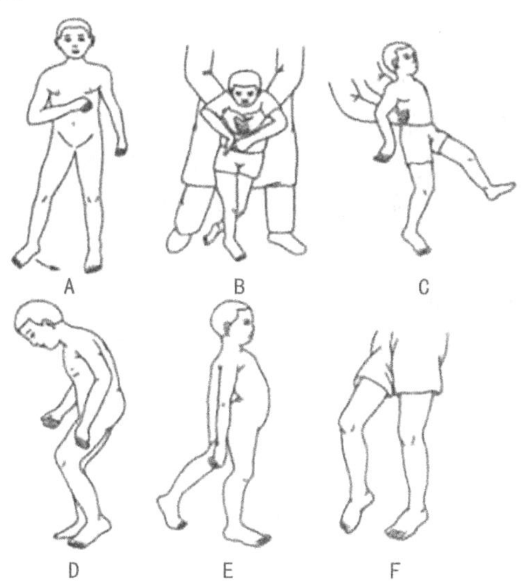

图 3-3　常见异常步态

A.痉挛性偏瘫步态;B.痉挛性剪式步态;C.蹒跚步态;D.慌张步态;E.摇摆步态;F.跨阈步态

二、感觉障碍评定

感觉障碍特别是深感觉障碍，会阻碍运动功能障碍的恢复。感觉障碍的评价除了临床查体，目前尚无统一和公认的定量检测评定方法，主要原因是感觉检查受主观影响较大，难以进行量化测定。

三、言语障碍评定

（一）失语症

失语症评定的目的是通过系统、全面的语言评定来发现患者是否具有失语症并评定其程度，同时鉴别不同类别的失语症，评定患者残存的交流能力并制订治疗计划。听理解和口语表达是语言最重要的两方面，应视为评定的重点。

1.评定内容

(1)表达：包括简单答话及自发言语的表述，判断言语流畅性，有无发音、找词困难及语法障碍，有无错语、新语、杂乱语及刻板言语等。

(2)复述：让患者重复检查者所述内容，包括数字序列、字词、短句和长句，注意有无错语及错语的性质，并观察患者的记忆广度。

(3)命名：让患者称呼实物、图片、颜色及身体各部分的名称。

(4)听理解：包括听辨认、是非判断及执行口头吩咐。

(5)阅读：包括朗读及阅读理解。

(6)书写：包括自动性书写、抄写、听写、看图写字及书写短文。

(7)其他：询问 10 种动作（如写字、持筷、刷牙等）时患者的利手，确定为右利、左利或双利。

2.评定方法

失语症的评估国内外有很多不同的工具，主要分为床边筛选测查和综合性成套测查。此外，还有一些评定交流功能的测查及针对性的失语症测查，如针对听理解的专项测查 Token 测验、针对双语患者的双语失语测验等。

(1)波士顿诊断性失语症检查（Boston diagnostic aphasia examination，BDAE）：该法是目前英语国家普遍应用的标准失语症检查方法。此检查由27个分测验组成，分会话和自发性言语、听理解、口语表达、书面语言理解、书写5大项目。此检查能详细、全面地测出语言各种模式的能力，但检查需要的时间较长。河北省残联康复指导中心已将此方法翻译成中文，在我国应用并通过常模测定。

(2)西方失语症成套测验（Western aphasia bttery，WAB）：由BDAE衍变而来，是较简短的BDAE版本，完成测验仅需1～2小时。WAB的测查结果可求得一个总分称失语商，可以分辨出是否为正常语言，失语商＜93.8诊断为失语症。还可以测出操作商和皮质商，前者可了解大脑的阅读、书写、运用、结构、计算、推理等功能；后者可了解大脑认知功能。

(3)汉语失语症成套测验（aphaia battery of China，ABC）：是由北京大学医学部神经心理研究室参考BDAE和WAB，结合我国国情及临床修改编制而成。1988年开始应用于临床，已进行了信度和效度检验。

(二)构音障碍

构音障碍是与言语有关的肌肉麻痹、收缩力减弱或运动不协调所致的言语障碍。其病理基础为运动障碍，故又称为运动性构音障碍，包括速度、音量、音调、音高及连贯性调速障碍等。患者通常听觉理解正常并能正确选择词汇，而表现为发音和言语不清，重者甚至不能闭合嘴唇、完全不能讲话或丧失发声能力。

构音障碍不同于失语症，是言语产生困难，不是言语符号内容的障碍，也不是言语理解、阅读障碍或表达时的找词困难和命名障碍。

1.分类

(1)痉挛型构音障碍：为中枢性运动障碍，即口部肌肉上运动神经元瘫痪，常见于脑血管病、假性延髓性麻痹、脑性瘫痪、脑外伤、脑肿瘤、多发性硬化等。

言语特征：说话费力、缓慢，不自然的中断，字音不清，可出现阵发性音量失控，单音调，粗糙音，元音和辅音歪曲，鼻音过重。

(2)弛缓型构音障碍：为周围性运动障碍，即口部肌肉下构音神经元瘫痪。常见于脑神经麻痹(吉兰-巴雷综合征等)、真性延髓性麻痹、肌肉本身障碍(重症肌无力等)、外伤、感染、神经变性病等。

言语特征:话语短、慢,不适宜的停顿,低音调,元音及辅音发音不准,气息音增多,鼻音减弱。

(3)失调型构音障碍:为小脑系统障碍,多见于脑血管病、脑肿瘤、脑外伤、多发性硬化、酒精中毒、神经遗传代谢病和变性病等。

言语特征:以韵律失常为主要表现,声音高低强弱不一,常伴震颤,不规则停顿,元音和辅音歪曲较轻,初始发音困难,声音大,重音和语调异常。

(4)多动型构音障碍:为锥体外系障碍,以新纹状体病变为主。多见于舞蹈病、肌阵挛、手足徐动症、抽动秽语综合征等。

言语特征:构音器官的不随意运动破坏了有目的的运动,而造成元音和辅音的歪曲,音的高低、长短、快慢不一,失重音,不适宜的停顿,鼻音过重。

(5)少动型构音障碍:为锥体外系障碍,以旧纹状体病变为主,多见于帕金森病、帕金森综合征。

言语特征:由于运动范围和速度受限,发音为单一音量、单一音调,重音减少,可有颤音,有失声现象,言语起始时有重复(如口吃),随言语进展有阵发加速、不合逻辑的停顿。

(6)混合型构音障碍:为运动系统多重障碍,常见于肝豆状核变性、多发性硬化、肌萎缩侧索硬化症等。临床表现为上述2种或2种以上症状的混合。

2.评定方法

(1)构音器官的测查:通过构音器官的形态和粗大运动检查来确定构音器官是否存在器官异常和运动障碍。在观察安静状态下构音器官的同时,通过指示和模仿,使其做粗大运动,并分别对构音器官运动障碍的部位、形态、损伤程度、性质、运动速度、运动范围、运动的力及运动的精确性、圆滑性等进行评价。

(2)构音测查:构音检查是以普通话语音为标准音,结合构音类似运动对患者的各个言语水平及其异常的运动障碍进行系统评定。具体检查内容包括会话、单词、音节复述、文章和构音类似运动5项。归纳患者的构音障碍特点，结合构音运动和训练计划进行总结。

四、认知障碍评定

（一）认知功能障碍筛查

简易精神状态检查（mini-mental status examination，MMSE）总分30分，评定时间为5～10分钟。根据患者的文化程度划分认知障碍的标准，一般文盲≤17分，小学文化≤20分，中学文化≤24分，在标准分数线下考虑存在认知功能障碍，需进一步检查。表中包括定向力、记忆力、注意力和计算力、回忆力、命名、复述、3级指令、阅读、书写、临摹，如答错可进行单项检测。在注意力和计算力测试中，当受试者不能完成连续减7任务时，请受试者完成倒转讲出句子。

（二）知觉障碍评定

1.视觉空间关系障碍的评定

在失认症中发病率最高的为单侧忽略、疾病失认和格斯特曼综合征。其中单侧忽略可采用Albert划杠测验、Schenkenberg等分线段测验、高声朗读测验和字母删除测验等评定；疾病失认及格斯特曼综合征主要依据临床表现和医师检查发现作出评定。

2.失用症的评定

失用症是中枢神经损伤后，在运动、感觉和反射均无障碍的情况下，不能按命令完成原先学会的动作。在失用症中，发病率最高的为结构性失用、运动失用和穿衣失用。

（三）注意障碍评定

注意障碍主要包括以下问题：觉醒状态低下、注意范围缩小、选择注意障碍、保持注意障碍、转移注意障碍和分配注意障碍等。评定方法包括反应时检查、等速拍击试验、数字复述、连减或连加测验、轨迹连线测验、“A”无意义文字测验、听运动检查法、删字测验等。

(四)记忆障碍评定

1.韦氏记忆测验

目前韦氏记忆量表在我国应用较多的是龚耀先的修订本。该量表适用于7岁以上儿童及成年人,测试内容包括经历、定向、数字顺序、再认、图片回忆、视觉提取、联想学习、触觉记忆、逻辑记忆和背诵数目,共10项。该量表是目前国内最重要的成套记忆测验之一,以记忆商数作为整体记忆能力的衡量指标。

2.临床记忆测验

临床记忆测验可选用MMSE量表和认知功能筛查量表进行测试。评定内容包括指向记忆、联想记忆、图像自由回忆、无意义图形再认、人像特点回忆等5个分测验,各分测验都是检查持续数分钟的一次性记忆或学习能力。该量表为国内第一种自行设计编制的成套记忆测验,获得临床广泛使用,性能较好。

五、日常生活活动能力评定

(一)功能独立性评定量表

功能独立性评定量表由6个领域共18个项目组成:生活自理、括约肌控制、转移、运动、交流、社会认知,总分126分(附录F)。

功能独立性评定量表的最高分为126分(运动功能评分91分,认知功能评分35分),最低分18分。126分为完全独立;108分～125分为基本独立;90～107分为有条件的独立或极轻度依赖;72～89分为轻度依赖;54～71分为中度依赖;36～53分为重度依赖;19～35分为极重度依赖;18分为完全依赖。

功能独立性评定量表在康复治疗中的信度、效度和敏感性已得到了广泛的认可,是迄今最为常用的转归测评工具,但用时相对较长,且检测者必须事先经过专业培训并取得合格证书。

(二)改良 Barthel 指数

改良Barthel指数的评定内容包括进食、床椅转移、个人卫生、如厕、洗澡、步行、上下楼梯、穿衣、大便控制、小便控制10项内容,总分100分(附录G)。

改良 Barthel 指数分级标准：0～20 分为完全依赖；21～60 分为严重依赖；61～90 分为中度依赖；91～99 分为轻度依赖；100 分为自理。评分<40 分者回归家庭可能性较低，移动和自我照顾都需要较大依赖，60 分者是从依赖过渡到辅助独立的关键分，评分在 60～80 分独立居住需要社区服务辅助，评分>85 分者回归社区生活可能性较大。

改良 Barthel 指数对定期评价康复效果有较高的价值。该评定法使用简单方便，用时仅 2～3 分钟，临床应用广泛。但其灵敏度相对较低，对重度或轻度日常生活活动能力受损的识别较差。

第三节　康复治疗

一、运动疗法

运动疗法是指应用各种运动训练手段来治疗肢体功能障碍，矫正运动姿势异常的方法。运动疗法一般可分为以下几种。

（一）传统运动疗法

1.维持与改善关节活动度的训练

（1）维持关节活动度的训练：①保持良好的肢体体位，即良肢位的摆放，以防止畸形挛缩的发生，这在急性期康复时尤为重要。②体位转换，偏瘫患者急性期的体位转换非常重要，无论处于何种体位，如果长时间不进行体位转换，就会在该姿势下出现软组织挛缩。③适当的被动运动，可保持肌肉的生理长度和张力，保持关节的活动度。

（2）改善关节活动度的训练：①改善组织挛缩，可进行关节伸张训练和摆动训练等。②缓解肌痉挛，可进行收缩-松弛训练和维持-松弛训练等。

2.肌力增强及耐力训练

急性期即可开始进行肌力训练,可采用辅助主动运动、主动运动、抗阻力运动和等长运动等。一般情况下,3 级以下肌力时可采用辅助主动运动、神经肌肉电刺激、运动再学习、生物反馈、运动想象等训练,3 级以上肌力可进行主动运动、渐进性抗阻力运动、等长运动等训练。

3.提高平衡能力训练

从最稳定的体位逐步过渡到最不稳定的体位,顺序为坐位平衡→爬行位平衡→双膝跪位平衡→立位平衡,身体重心由低到高,从静态平衡过渡至动态平衡。

4.步态训练

根据步态分析结果进行有针对性的训练,包括站立位伸髋训练,膝关节屈伸控制训练,踏步、迈步及行走训练,减重步行训练,躯干及骨盆协调性训练等。

(二)感觉障碍训练

1.功能再训练

目前尚无规范、统一、标准的训练方法,一般多进行与运动功能有密切关系的深感觉及复合感觉功能的训练。多感觉刺激法、Bobath 法、Brunnstrom 法、Rood 法及神经肌肉本体感觉促进技术均可用于感觉功能再训练。

2.代偿疗法

对于深、浅感觉完全消失或严重受损者,为避免患者受伤,应考虑使用代偿疗法。

(三)其他疗法

近年来发展的神经康复新技术,如运动再学习疗法、强制性运动疗法、运动想象疗法等。

二、物理因子疗法

物理因子疗法是物理治疗适宜技术,因为它没有化学药品的各种不良反应,同时也不会对胃肠产生刺激。但在治疗时,应注意临床应用要合理配伍。

(一)电疗法

1.直流电药物离子导入疗法

直流电药物离子导入疗法是利用直流电将药物离子通过皮肤和黏膜导入人体以治疗疾病的方法,既有直流电的治疗作用,又具有药物的治疗作用。

(1)适应证:周围神经损伤疾病、神经炎、自主神经功能紊乱、慢性炎症感染、术后粘连、血栓性静脉炎、颞颌关节功能紊乱、面瘫等。

(2)禁忌证:恶性肿瘤局部、高热、昏迷、出血倾向、急性化脓性炎症、局部皮肤破损、局部金属异物、安装有心脏起搏器、孕妇腰腹部、对直流电过敏、对拟导入药物过敏等。

(3)治疗时间:每次治疗 15～20 分钟,每天或隔天 1 次,10～20 次为 1 个疗程。

2.低频电疗法

应用频率 1 000 Hz 以下的低频电流治疗疾病的方法称为低频电流疗法。神经康复常用的低频电流疗法有经皮神经电刺激疗法、神经肌肉电刺激疗法和功能性电刺激疗法等,主要治疗作用为止痛、促进血液循环及兴奋神经和肌肉。

(1)经皮神经电刺激疗法:是通过皮肤将特定的低频脉冲电流输入人体、刺激神经达到镇痛和治疗疾病目的的一种方法,曾被称为周围神经粗纤维电刺激疗法。

适应证:各种急慢性疼痛、中枢神经系统疾病后运动感觉功能障碍等。

禁忌证:植入有心脏起搏器者、颈动脉窦及孕妇腰骶部、体腔内等部位。

治疗时间:短期疼痛者,75～100 Hz,每次治疗 20～30 分钟,每天 1～2 次,3～5 天为 1 个疗程;周围循环障碍、长期疼痛者,2～5 Hz,每次治疗 30～45 分钟,每天 1 次,15～20 天为 1 个疗程。

(2)神经肌肉电刺激疗法:是应用低频脉冲电流刺激神经或肌肉使其收缩以恢复功能的方法。

适应证：中枢神经系统病变后的迟缓期、下运动神经元疾病后的失神经支配、失用性肌萎缩、习惯性便秘等。

禁忌证：痉挛性瘫痪、恶性肿瘤局部、高热、昏迷、出血倾向、急性化脓性炎症、局部皮肤破损、局部金属异物、植入有心脏起搏器、局部有静脉血栓、孕妇腰腹部。

治疗时间：治疗初期先刺激3～5分钟，使肌肉产生10～15次收缩，休息10分钟后再进行刺激，重复4次。病情好转后每条肌肉每次应收缩20～30次，缩短休息时间，增加刺激时间，总收缩次数达80～120次。失神经较严重的肌肉开始时每分钟收缩1次，每次收缩10～15次。每天治疗1～2次，15～20次为1个疗程。

(3)功能性电刺激疗法：是利用低频脉冲电流通过预设的程序刺激肌肉，诱发肌肉收缩或模拟正常的自主运动，以提高或恢复肌群功能。

适应证：大脑和脊髓损伤后的肢体瘫痪、吞咽障碍、构音障碍等。

禁忌证：佩戴有心脏起搏器、局部有静脉血栓、对刺激不能提供感觉反馈的患者。颈动脉窦处、孕妇躯干部位、感染部位、手术部位、恶性肿瘤、皮肤感觉缺损部位均不能放置电极。

治疗时间：通常可为连续性刺激15分钟、30分钟或60分钟。

3.调制中频电疗法

应用由低频电流调制的中频电流治疗疾病的方法称为调制中频电疗法。该法能促进血液循环，锻炼骨骼肌，调节自主神经功能，有即时止痛效果。

(1)适应证：神经炎、失用性肌萎缩、周围神经损伤疾病、面神经炎等。

(2)禁忌证：佩戴有心脏起搏器、局部有静脉血栓、对刺激不能提供感觉反馈的患者。颈动脉窦处、孕妇躯干部位、感染部位、手术部位、恶性肿瘤、皮肤感觉缺损部位均不能放置电极。

(3)治疗时间：每次治疗20分钟，每天或隔天1次，15～20次为1个疗程。

4.超短波疗法

超短波疗法是使用波长为1～10 m，频率为30～300 MHz的高频正旋交流电所产生的高频电场作用于人体治疗疾病的一种方法。该方法能减轻水肿，改善组织血供，加速修复愈合，缓解疼痛，控制炎症。

(1)适应证：面神经炎、周围神经损伤、坐骨神经痛、瘫痪肢体的关节、肌肉疼痛等。

(2)禁忌证：出血性疾病、局部有金属物、佩戴有心脏起搏器、颅内压增高、青光眼局部、妊娠、活动性结核、恶性肿瘤(高热治疗时除外)等。

(3)治疗时间：急性伤病时采用无热量治疗，每次5～10分钟，每天1～2次，5～10次为1个疗程。亚急性伤病时采用微热量，每次10～15分钟，每天1次，10～15次为1个疗程。慢性伤病时采用温热量，每次15～20分钟，每天1次，15～20次为1个疗程。

(二)经颅磁刺激

经颅磁刺激是利用脉冲磁场作用于大脑，通过改变皮层神经细胞的膜电位产生感应电流，从而影响脑内代谢及神经电生理的磁刺激技术。

1.适应证

抑郁症、帕金森病、神经性疼痛、脑和脊髓损伤引起的肢体瘫痪、吞咽障碍、大小便失禁等。

2.禁忌证

颅内高压、癫痫、严重心脏病、严重躯体疾病、佩戴心脏起搏器、体内有金属植入物、脑内有永久性的血管夹、孕妇、儿童。

3.治疗时间

每次治疗15～20分钟，每天1～2次，14天为1个疗程。

(三)经颅直流电刺激

经颅直流电刺激是一项利用恒定弱电流(1～2 mA)调节大脑皮质神经元活动的非侵入性技术。

1.适应证

各种脑损伤引起的躯体运动及感觉功能障碍、认知障碍、吞咽障碍、言语障碍,阿尔茨海默病,帕金森病,癫痫,慢性疼痛综合征等。

2.禁忌证

颅内高压、严重心脏病、严重躯体疾病。

3.治疗时间

每次治疗 15~30 分钟,每天 1 次,2 周为 1 个疗程。

(四)间歇性压力疗法

间歇性压力疗法是采用正压循环治疗装置,在待治疗肢体处加以间歇性正压以治疗疾病的方法。

1.适应证

大脑或脊髓受损后肢体水肿、瘫痪肢体长时间制动、肩手综合征。

2.禁忌证

肢体(软组织或骨关节)感染、深静脉血栓形成急性期、大面积皮肤破溃、急性静脉或淋巴管炎、严重心力衰竭、肺水肿、恶性肿瘤、骨折未愈等。

3.治疗时间

每天 1~2 次,6~10 次为 1 个疗程。

(五)肌电生物反馈疗法

肌电生物反馈疗法是将普通肌电生物反馈和神经肌肉电刺激疗法有机结合,即由肌电信号触发电刺激神经肌肉的疗法。

1.适应证

脑性瘫痪、卒中后偏瘫、脊髓损伤后的截瘫、周围神经损伤等。

2.禁忌证

佩戴有心脏起搏器、癫痫发作、认知障碍的患者。

3.治疗时间

每次治疗 20~30 分钟,每天 1~2 次,疗程无严格限制。

(六)水疗法

水疗法是利用水的温度、压力和溶质等,通过对人体的温度刺激、机械刺激、化学刺激以达到促进功能康复的一种方法。

1.适应证

脊髓不全损伤所致的截瘫、中枢神经损伤后的偏瘫、脑性瘫痪、截肢后残肢痛、帕金森病、自主神经功能紊乱、多发性肌炎、神经炎等。

2.禁忌证

传染病、出血性疾病、炎症感染、皮肤破溃、癫痫、妊娠期、月经期、大小便失禁、过度疲劳、心肺功能代偿不全、重症动脉硬化、恶病质、静脉血栓等。

3.治疗时间

每次治疗10～30分钟，每天1次，15～20次为1个疗程。

三、作业治疗

作业治疗是将作业作为一种治疗的方式，从日常生活、生产劳动、休闲游戏及社会交往等活动中有针对性地选择和设计一些作业活动，分析患者因疾病或创伤所导致的生理、心理和社会问题，治疗其躯体功能和(或)心理功能障碍，使患者在日常生活的各方面功能和独立性尽可能达到最高水平。训练方法：①运动与转移，如床上翻身、坐起训练，上、下床运动，室内、室外运动等；②个人日常生活活动训练，如饮食训练、更衣训练、如厕训练、大小便控制及个人卫生训练等；③家务活动指导和训练；④社会活动指导等。

四、言语治疗

言语治疗是指通过各种手段对有言语障碍的患者进行针对性治疗，其目的是改善言语功能，使患者重新获得最大的沟通与交流能力。所采用的手段是言语训练或借助于交流替代设备如交流板、交流手册、手势语等。常用的治疗方法如下。

(一)Schuell 刺激促进法

该方法是以对损害的语言系统应用强的、控制下的听觉刺激为基础，最大程度地促进失语症患者语言功能的恢复。Schuell 刺激促进法的6个原则：①适当的语言刺激；②多种途径的语言刺激；③反复刺激提高其反应性；④刺激引起患者某些反应；⑤对患者正反应的强化；⑥矫正刺激。

（二）下颌、舌、唇的训练

当出现下颌的下垂或偏移而使口不能闭合时，可以用手拍打下颌中央部位和颞颌关节附近的皮肤，促进口的闭合，防止下颌的前伸，也可利用下颌反射的方法帮助下颌上抬。多数患者有不同程度的口唇运动障碍而致发音歪曲或置换成其他音，应训练唇的展开、闭合、前突、后缩运动。另外，也要训练舌的前伸、后缩、上举和侧方运动及舌肌力量等。

（三）语音训练

对伴有口颜面失用和言语失用的患者，在语音训练时需做下述两个方面的练习。

1.构音器官的自发运动引发自主运动

言语治疗师画出口形图，告诉患者舌、唇、齿的位置，以及气流的方向和大小，以纠正口颜面失用。

2.模仿治疗师发音

模仿治疗师发音包括汉语拼音的声母、韵母和四声。原则为先发元音，如“a”“u”。然后发辅音，先由双唇音开始如“b”“p”“m”，能发这些音后，将已学会的辅音与元音结合，如“ba”“pa”“ma”“fa”，熟练掌握以后，就采取元音＋辅音＋元音的形式继续训练，最后过渡到训练单词和句子。

五、认知障碍治疗

采用改善注意、记忆、计算、思维、问题解决、执行功能和知觉障碍的康复治疗，是认知障碍康复的主要治疗手段。根据障碍诊断，制订针对性康复训练计划，适用于有认知障碍存在的各种脑损伤患者，包括脑外伤、脑卒中、各种痴呆、脑肿瘤术后、脑性瘫痪等。

（一）改善特殊认知缺陷的治疗

该治疗把继发于脑损伤后的特殊认知缺陷作为治疗目标（如记忆缺损、半侧空间忽略等），分为恢复策略和补偿策略。

1.恢复策略

记忆领域方面的技术发展很快,包括意象法(即通过相关的特定图像记忆信息的方法)在内的记忆策略已被应用,PQRST 就是其中之一。这项技术要求患者先预习信息,关于此信息对自己提出问题,阅读信息,陈述信息,测试结果。这实际上是重复策略的扩大,目的是希望信息编码被加深。PQRST 法比单纯死记硬背的方法要好得多。其他的技术如语义细加工、联想法、视意象、首词或关键词记忆法、编故事等方法均可强化学习水平,提高记忆能力。这些方法彼此存在联系,对同一个患者可以同时应用不同的方法。

2.补偿策略

(1)功能重组:包括增加或改变功能输入、储存或输出。例如,使用路标、在房门上贴标签、把容易遗忘的物品放在显眼的位置或必经之地等。避免患者使用受损的认知功能,利用其未受损的能力换一种方式来完成活动,目的是让患者能够以不正常的方式来进行正常的活动。

(2)功能替代:涉及代替残损功能的全部新技巧的训练。教会患者使用外部辅助器具,通过外在的代偿机制建立功能活动的新模式,从而获得功能的改善。例如,失去阅读能力的脑损伤患者,可以通过听“有声书本”来享受读书的乐趣;严重记忆障碍的患者可以通过外部记忆辅助器具,如日志、列表、闹钟、定时器、手机等,来帮助记忆或提醒他们的日常安排。因为患者仍需要调动残余记忆来操作辅助记忆工具,所以这种方法不总是有效。此外,也可以运用无线寻呼系统,通过中心交换台可将事先设计好要做的事转换到寻呼机屏幕上,以提醒患者。

(二)常用认知康复方法

1.知觉障碍的康复

(1)视觉空间关系障碍的康复:①让患者自己画钟面、房屋等,或在市区路线图上画出回家的路线。②让患者按要求用火柴、积木、拼板等构成不同图案等。③通过环境、阅读、感觉输入等方法加强忽略侧的刺激及注意力。

(2)失用症的康复:①对结构性失用症患者可让其临摹平面图或用积木排列立体构造,由易到难,可以给予暗示和提醒。②对运动性失用症患者要加强练习,给予大量暗示、提醒,或治疗者手把手地教患者,改善后再逐渐减少暗示。提醒时亦应加入复杂的动作。③对穿衣失用症患者可用言语指示,并给患者示范,然后在衣服的不同位置做出标记,以引起患者的注意。

2.注意障碍的康复

注意障碍的康复包括促进觉醒的策略、提高集中注意的策略、降低分散注意的策略、改善持续注意的策略等。

3.记忆障碍的康复

(1)一般策略:包括恢复记忆法、重新组织记忆法、行为补偿法。

(2)特定策略:包括改善编码和巩固损伤的策略、改善提取损伤的策略。

六、中医传统疗法

中医传统疗法是在中医理论指导下,采用各种方法激发机体自身调节系统,调动人体自然康复和调节的能力,以促使患者康复,改善病残者身心功能障碍,最终达到提高生活质量、重返社会目标的一系列中国传统治疗方法和技术。常用的方法与技术有针灸、推拿、传统功法训练等。

(一)针灸

针灸是在中医基础理论和经络学说的指导下,利用针刺和灸法来达到治疗疾病、促进身心康复的方法。临床康复中通过各种针灸方法可调节机体神经-免疫-内分泌系统、镇定止痛、维持和改善运动器官功能、增强心肺功能、促进代谢,从而改善机体的功能障碍,提高日常生活能力,促使病残患者重返社会。康复在临床上应用于肢体运动功能障碍、言语功能障碍、吞咽功能障碍、认知功能障碍、心肺功能障碍、疼痛等。

1.针刺疗法

(1)体针:是以毫针为针刺工具,通过在人体十四经络上的腧穴施以一定的操作方法，以通调营卫气血、调整经络脏腑功能来治疗相关疾病的一种方法。体针临床上应用范围极为广泛，可用于多种疾病的康复，如偏瘫、面瘫、颈椎病、小儿脑性瘫痪、头痛、眩晕、失眠、神经衰弱等。

(2)头针：又称头皮针疗法，是根据大脑皮质的功能定位理论，在头皮划分出皮层功能相应的刺激区，在有关刺激区进行持续快速捻针以治疗疾病的方法。头针主要用于脑源性疾病的康复，如偏瘫、面瘫、小儿脑性瘫痪、失语症、眩晕、舞蹈病、帕金森病、痴呆等。

(3)水针：又称穴位注射，是将中药或西药注射液注入人体穴位以治疗疾病的方法。水针既有针刺的机械作用，又有药物的药理作用，适用于体表各部位的疼痛，包括神经、肌肉、关节，以及各内脏器官疾病所引起的疼痛。某些炎症和感染及其他原因引起的功能障碍，如面瘫、头痛、颈椎病等疾病的康复均可用水针疗法。

(4)电针：是指针刺得气后，在针柄上通以微量电流以加强刺激，从而达到治疗目的的一种疗法。电针对急性疾病可加强刺激以缓急；对慢性疾病可作轻而持续时间长的刺激以提高疗效。临床上通常用于偏瘫、三叉神经痛、神经损伤、肩周炎及某些疼痛病证的康复治疗。

(5)三棱针：是通过三棱针刺络放血以达到通经活络、开窍泄热、消肿止痛的目的的一种方法。三棱针常用于痛证及实热证的康复，如急性腰扭伤、偏瘫、失语症等。

(6)埋针：是以特制的小型针具固定于腧穴的皮内或皮下，进行较长时间埋藏的一种方法。埋针具有调整阴阳、疏通经络、行气活血的作用，可用于某些慢性疾病或顽固性疾病的康复，如面肌痉挛、失眠、慢性腰肌劳损等。

(7)耳针：是用针或其他方法刺激耳穴来治疗疾病促进康复的一种方法。耳针多用于偏瘫、面瘫、失语症、高血压、头痛、眩晕等疾病的康复治疗。

此外，还有面针、眼针、鼻针、手针、腕踝针、舌针、足针、激光针、微波针等，在康复治疗中有一定的作用。

2.灸法

灸法可借助灸的热力及药物作用，通过经络传导给人体以温热刺激达到温通经脉、祛风散寒、回阳固脱的作用。灸法分为艾炷灸、艾卷灸和温针灸，临床上多用于躯体冷痛、肢体麻木、脘腹隐痛、便溏泄泻等虚寒性疾病的康复治疗。

3.拔罐法

拔罐法是以火罐为工具，利用酒精棉、纸等物质燃烧排出其中空气造成负压，使火罐吸附在患部，产生温热刺激并造成瘀血现象的一种方法。此法多用于疼痛性疾病及风湿痹痛等疾病的康复治疗，如头痛、颈椎病、偏瘫、面瘫、腰痛等。

(二)推拿

推拿是在中医基础理论和经络学说的指导下，通过手、肘或辅助器具等在人体体表一定部位施以各种手法，达到治疗疾病、促进康复目的的一种治疗手法。

一般情况下，推拿手法应先轻柔缓和，再逐渐用力，并持续一段时间后再减轻力度。推拿有利于促进和改善肢体气血运行、舒筋通络、缓解痉挛、镇静止痛、提升局部温度、促进局部代谢、理筋整复。

1.成人推拿手法

(1)表层作用手法：包括摩法、推法、擦法等。

(2)浅层作用手法：包括揉法、捻法等。

(3)深层作用手法：包括㨰法、一指禅推法、按法、拿法、搓法、弹拨法等。

(4)运动关节类手法：包括拔伸法(拔伸颈项、髋关节、膝关节、踝关节法)、摇法(摇颈、肩、肘、腕、腰、髋、膝、踝法)、扳法(扳颈、肩、肘、腕、腰、髋、膝、踝法)、抖法等。

2.小儿推拿手法

小儿推拿不同于成人推拿，应根据小儿的生理、病理特点施以适当的推拿手法，常用手法有推法、清法、退法、运法、拿法、揉法、摩法、捏法等。小儿肌肤娇嫩、腠理疏松、形气未充，因此在操作过程中手法要轻柔和缓、均匀持久，切忌用力过大、过猛，在推拿的过程中可加用润滑剂，防止皮肤受损。小儿推拿可用于小儿腹泻、疳积、小儿麻痹后遗症、遗尿、小儿脑性瘫痪、支气管哮喘等。

(三)传统功法训练

传统功法是中华民族在长期与衰老及疾病做斗争的实践过程中，逐渐认识、创造和总结出自我身心锻炼的健身方法，是以肢体活动为主，并与意识、呼吸、自我按摩密切结合，以保养身心、防治疾病和改善功能为目的的医疗康复方法。其内容丰富，形式多样，一般可分为静功和动功。训练时要求注重"三调"，即调形、调息、调心，以达到松静自然、动静结合、形神统一。

第四节　脑　卒　中

一、定义

脑卒中又称脑血管意外，是指突然发生的、由脑血管病变引起的局限性或全脑功能障碍，持续时间超过 24 小时或引起死亡的临床综合征。脑卒中包括短暂性脑缺血发作、脑血栓、脑栓塞等缺血性脑卒中，以及脑出血、蛛网膜下腔出血等出血性脑卒中。缺血性卒中是由供应脑部氧气的血管狭窄、堵塞引起，出血性卒中是由大脑内出血或大脑周围出血引起。其常见的病因为高血压、动脉硬化、心脏病、血液成分及血液流变学改变、先天性血管病等。

WHO 提出脑卒中的危险因素：①可调控的因素，如高血压病、心脏病、糖尿病、高脂血症等；②可改变的因素，如不良饮食习惯、大量饮酒、吸烟等；③不可改变的因素，如年龄、性别、种族、家族史等。近年来，随着临床诊疗水平的提高，脑卒中急性期的死亡率有了大幅度下降，使得人群中脑卒中的总患病率和致残率明显升高。

二、临床特点

由于发生脑卒中时脑损伤的部位、范围和性质不同，在临床上表现如下。

（一）感觉和运动功能障碍

偏身感觉（浅感觉和深感觉）障碍、一侧视野缺失（偏盲）和偏身运动障碍。

（二）言语功能障碍

失语症 、构音障碍等。

（三）认知功能障碍

严重的学习、记忆障碍，同时伴有失语、失用、失认或行为异常等，可单独存在，但多相伴出现。

（四）其他功能障碍

吞咽困难、二便失禁、性功能障碍、心理障碍等。

脑卒中的各种功能障碍，均可导致患者日常生活活动能力和功能独立性不同程度下降，严重影响其生活质量。

三、脑卒中的康复评定

（一）脑损伤严重程度的评定

1.格拉斯哥昏迷量表

格拉斯哥昏迷量表（Glasgow coma scale，GCS）是根据患者睁眼情况（1～4 分）、肢体运动（1～6 分）和言语表达（1～5 分）三个方面来判定患者脑损害的严重程度。GCS≤8 分为重度脑损害，呈昏迷状态；9～12 分为中度脑损害；13～15 分为轻度脑损害。

2.脑卒中患者临床神经功能缺损程度评分标准

该量表是目前我国用于脑卒中临床神经功能缺损程度评定最广泛的量表之一。其评分为 0～45 分，0～15 分为轻度神经功能缺损，16～30 分为中度神经功能缺损，31～45 分为重度神经功能缺损。

3.美国国立卫生研究院卒中量表

美国国立卫生研究院卒中量表是国际上公认的、使用频率最高的脑卒中评定量表，有 11 项检测内容，得分低说明神经功能损害程度轻，得分高说明神经功能损害程度重(表 3-2)。

表 3-2　美国国立卫生研究院卒中量表

项目	得分	项目	得分
1.意识与定向力		4.面瘫	
意识水平		正常	0
清醒	0	轻度瘫痪	1
嗜睡	1	部分瘫痪	2
昏睡	2	完全性瘫痪	3
昏迷	3	5.上肢的运动(如果坐位，上肢平举 90°，手掌向下；如果卧位，上抬 45°，观察上肢是否在 10 秒钟前跌落)	
定向力问题(现在的月份和患者的年龄。回答必须正确，接近的答案不给分)		保持 10 秒	0
两个问题均回答正确	0	不到 10 秒	1
一个问题回答正确	1	不能抗重力	2
两个问题回答均不正确	2	直接跌落	3
定向力命令(睁眼闭眼，健侧手握拳与张开)		截肢或关节融合	UN
两个任务执行均正确	0	6.下肢的运动(下肢抬高 30°，常常在卧位测评下肢是否在 5 秒钟内跌落)	
一个任务执行正确	1	保持 5 秒	0
两个任务执行均不正确	2	不到 5 秒	1
2.凝视功能(只测评水平凝视功能)		不能抗重力	2
正常	0	直接跌落	3
部分凝视麻痹	1	截肢或关节融合	UN
完全性凝视麻痹	2	7.肢体共济失调(指鼻试验和足跟膝胫试验)	
3.视野		无	0
没有视野缺失	0	上肢或下肢共济失调	1
部分偏盲	1	上下肢体均共济失调	2
完全偏盲	2	截肢或关节融合	UN
双侧偏盲	3		

续表

项目	得分	项目	得分
8.感觉		10.语言	
正常	0	没有失语症	0
部分缺失	1	轻中度失语症	1
明显缺失	2	重度失语症	2
9.忽视		完全性失语症	3
没有忽视	0	11.构音障碍	
存在一种类型的忽视	1	正常	0
存在一种以上类型的忽视	2	轻度至中度障碍	1
		重度障碍	2

注:UN 为截肢或关节融合。

(二)吞咽障碍的评定

临床筛查能帮助临床医师识别高度风险患者,通常在患者入院24小时内完成,以确定患者是否需进一步评价。临床筛查无须特殊设备,所需时间短,方法相对简单、可多次反复,对受检者的配合能力要求不高,痛苦小,患者易于接受。但应用临床筛查来确定误吸等吞咽障碍的发生率,结果差异较大。

饮水试验,又称洼田饮水试验,患者端坐位,以水杯盛温开水30 mL,嘱其饮用,观察饮水所用时间和呛咳情况等,进行分级与判断,是较经典的临床筛查方法(表 3-3)。

表 3-3 洼田饮水试验

评价方法	结果判断
A.1 次饮完,无呛咳停顿	正常:A 时间<5 秒
B.分 2 次或 2 次以上饮完,无呛咳停顿	可疑:①A 时间>5 秒;②B
C.能 1 次饮完,但有呛咳	异常:①C;②D;③E
D.分 2 次或 2 次以上饮完,有呛咳	
E.多次呛咳,难以饮完	

(三)其他评定

运动功能评定常采用 Brunnstrom 评定法及 Fugl-Meyer 评定法。平衡功能评定多采用三级平衡检测法和 Berg 平衡评定量表。日常生活活动能力评定常用改良 Barthel 指数和功能独立性评定。认知功能评定常用 MMSE 量表。

四、脑卒中的康复治疗

(一)急性期的康复治疗

急性期是指病情尚未稳定的时期。康复治疗是在神经内科或神经外科常规治疗(包括原发病治疗,并发症治疗,控制血压、血糖、血脂等治疗)的基础上,患者病情稳定 48 小时后开始进行。

1.保持抗痉挛体位

保持抗痉挛体位的目的是预防或减轻以后易出现的痉挛模式。

取仰卧位时,头枕枕头,不要有过伸、过屈和侧屈。患肩垫起防止肩后缩,患侧上肢伸展、稍外展,前臂旋后,拇指指向外方。患髋垫起以防止后缩,患腿股外侧垫枕头以防止大腿外旋。本体位是护理上最容易采取的体位,但容易引起紧张性迷路反射及紧张性颈反射所致的异常反射活动,为“应避免的体位”。

“推荐体位”是侧卧位。取健侧卧位时,头用枕头支撑,不让向后扭转;躯干大致垂直,患侧肩胛带充分前伸,肩屈曲 90°～130°角,肘和腕伸展,上肢置于前面的枕头上;患侧髋、膝屈曲似踏出一步置于身体前面的枕头上,足不要悬空。取患侧卧位时,头部用枕头舒适地支撑,躯干稍后仰,后方垫枕头,避免患肩被直接压于身体下,患侧肩胛带充分前伸,肩屈曲 90°～130°角,患肘伸展,前臂旋后,手自然地呈背屈位;患髋伸展,膝轻度屈曲;健肢上肢置于体上或稍后方,健腿屈曲置于前面的枕头上,注意足底不放任何支撑物,手不握任何物品(图 3-4)。

2.体位变换

体位变换的主要目的是预防压疮和肺部感染。另外,由于仰卧位强化伸肌优势,健侧卧位强化患侧屈肌优势,患侧卧位强化患侧伸肌优势，不断变换体位可使肢体的伸屈肌张力达到平衡，预防痉挛模式出现。一般每1～2小时变换体位1次。

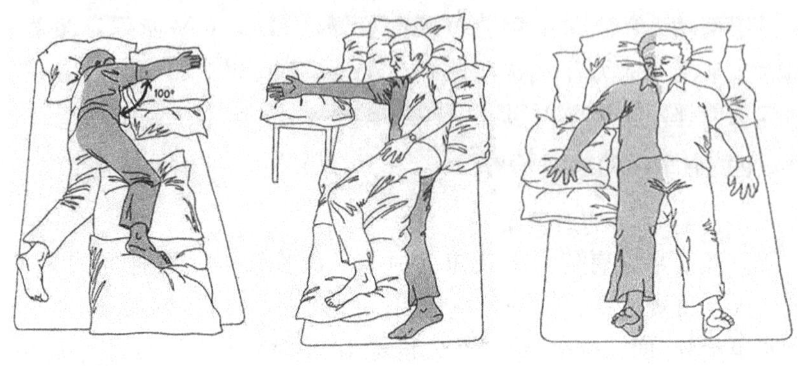

左侧卧位　　右侧卧位　　应避免的体位

推荐体位

图3-4　**抗痉挛体位**

3.关节被动运动

关节被动运动主要是为了预防关节活动受限（挛缩），另外可能有促进肢体血液循环和增加感觉输入的作用。先从健侧开始，然后参照健侧关节活动度进行患侧运动。一般按从肢体近端到肢体远端的顺序进行，动作要轻柔缓慢。重点进行肩关节外旋、外展和屈曲，肘关节伸展，腕和手指伸展，髋关节外展和伸展，膝关节伸展，足背屈和外翻。在急性期每天做2次，每次每个关节做3～5遍，以后视肌张力情况确定被动运动次数。肌张力越高，被动关节运动次数应越多。较长时间卧床者尤其要注意做此项活动。

4.物理因子疗法

（1）局部机械性刺激（如用手在相应肌肉表面拍打等）、冰刺激、功能性电刺激、肌电生物反馈和局部气压治疗等，可使瘫痪肢体肌肉通过被动引发的收缩与放松，逐步改善其张力。

（2）音乐治疗：能够易化运动，增加肢体活动范围，规律运动节律，改善运动效率，提高运动耐力。

（3）经颅磁刺激：能够改变大脑皮质兴奋性，改变皮质代谢及脑血流，对神经元起到易化或抑制作用。

(4)经颅直流电刺激：可通过调节神经网络的活性发挥作用，采用阳极刺激和阴极刺激不同的脑功能区，从而起到不一样的治疗效果。

5.中医传统疗法

中医传统疗法常用的有按摩和针刺治疗等，通过深浅感觉刺激，有助于局部肌肉的收缩和血液循环，从而促进患侧肢体功能的改善。

由于翻身和关节被动运动只能预防压疮、肺炎和关节挛缩，并不能预防失用性肌萎缩等其他失用症，也没有明显促进功能恢复的作用，所以要尽早地开始下一阶段的主动训练。

(二)恢复期的康复治疗

恢复期是指病情已稳定，功能开始恢复的时期。一般而言，患者意识清楚、生命体征稳定且无进行性加重表现后 1～2 天，就应该开始主动性康复训练。对于不伴有意识障碍的轻症脑卒中患者，病后第 2 天就可在严密观察下开始主动训练，但开始活动量要小。

1.床上翻身训练

床上翻身训练是最基本的躯干功能训练之一(图 3-5)。每天进行多次，必要时训练者给予帮助或利用床栏练习。注意翻身时头一定要先转向同侧。向患侧翻身较容易，很快就可独立完成。

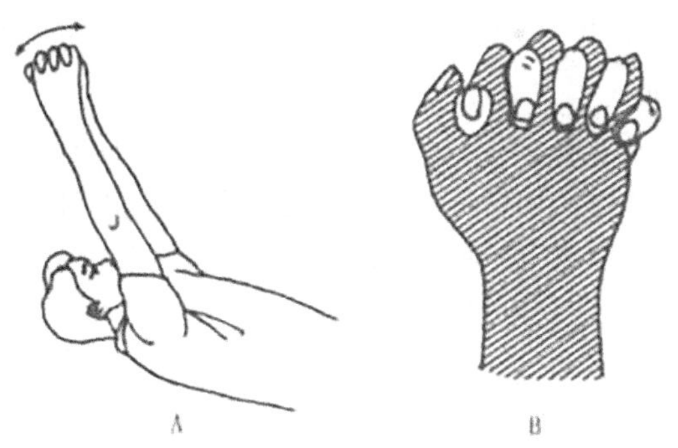

图 3-5　床上翻身训练(Bobath 握手)

A.健肢带动患肢作肩的屈伸和左右旋转，便于移动身体重心，进行体位转移和平衡训练；B.双手十指交叉，患侧阴影部分拇指压在健侧拇指上方

2.桥式运动

桥式运动目的是训练腰背肌群和伸髋的臀大肌，为站立做准备。患者取仰卧位，双腿屈曲，足踏床，慢慢地抬起臀部，维持一段时间后慢慢放下(双桥式运动)；在患者能较容易地完成双桥式运动后，让患者悬空健腿，仅患腿屈曲，足踏床抬臀(单桥式运动)，见图 3-6。如能很好地完成本动作，那么就可有效地防止站位时因髋关节不能充分伸展而出现的臀部后突。训练早期多需训练者帮助固定下肢并叩打刺激臀大肌收缩。

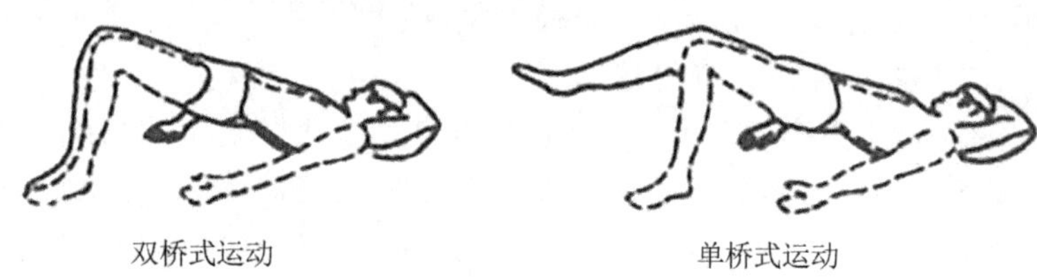

图 3-6　桥式运动

3.坐位训练

坐位是患者最容易完成的动作之一，也是预防直立性低血压、站立、行走和一些日常生活活动所必需的。在上述训练开始的同时就应进行。

由于老年人和较长时间卧床者易出现直立性低血压，故在首次取坐位时，不宜马上取直立(90°角)坐位。可用起立平台或靠背架，依次取 30°角、45°角、60°角、80°角坐位(或平台直立位)，如前一种体位能坚持 30 分钟且无明显直立性低血压表现，可过渡到下一项，如已能取 80°角坐位 30 分钟，则以后取坐位和站位时可不考虑直立性低血压问题。理论上应避免床上半坐位，以免强化下肢伸肌优势。

坐位训练包括坐位平衡训练和耐力训练。在平衡训练的同时耐力也随之得以改善。进行坐位训练时，要求患者双足踏地或踏在支持台上，这对预防尖足内翻非常必要。另外，一定要在无支撑或无扶助下练习，否则难以取得好的效果。

4.站位训练

一般在进行自动态坐位平衡训练的同时开始站位训练。对一般情况较差、早期进行此训练有困难者,可先站起立平台;躯干功能较好、下肢功能较差者可用长下肢支具。也可利用部分减重支持装置进行站位平衡训练。

起立训练要求患者双足分开约一脚宽,双手手指交叉,上肢前伸,双腿均匀持重,慢慢站起。此时训练者坐在患者前面,用双膝支撑患者的患侧膝部,双手置于患者臀部两侧帮助患者重心前移,伸展髋关节并挺直躯干。坐下时动作相反。要注意防止仅用健腿支撑站起的现象。

5.步行训练

一般在患者达到自动态站位平衡、患腿持重达体重的一半以上,并可向前迈步时才开始步行训练。但由于老年人易出现失用综合征,有的患者靠静态站立持重改善缓慢,故某些患者步行训练可适当提早进行,必要时使用下肢支具。不过步行训练早期量要小,以不使患者过度费力而出现足内翻和尖足畸形并加重全身痉挛为度。对多数患者而言,不宜过早地使用手杖,以免影响患侧训练。

在步行训练前,先练习双腿交替前后迈步和重心的转移。多数患者不必经过平行杠内步行训练期,可直接进行监视下或少许扶持下步行训练。步行训练早期常有膝过伸和膝打软(膝突然屈曲)现象,应进行针对性的膝控制训练。如出现患侧骨盆上提的划圈步态,说明膝屈曲和踝背屈差。在可独立步行后,进一步练习上下楼梯(健腿先上,患腿先下)、走直线、绕圈、跨越障碍、上下斜坡及实际生活环境下的实用步行训练。

近年提倡利用部分减重支持装置提早进行步行训练,认为在步行能力和行走速度恢复方面均有较好的效果。

6.物理因子疗法

功能性电刺激、生物反馈及针灸治疗等对增加感觉输入、促进功能恢复与运动控制等有一定的作用。

7.作业治疗

作业治疗一般在患者能取坐位姿势后开始。

(1)日常生活活动能力训练:如吃饭、个人卫生、穿衣、移动、洗澡及家务活动等，掌握一定的技巧，多可单手完成。必要时可应用生活辅助器具，如粗柄勺子、带套圈的筷子、有吸盘固定且把手加长的指甲刀、穿袜器、四脚手杖和助行器等。从训练的角度出发，应尽量使用患手。

(2)工艺活动：如用斜面磨砂板训练上肢粗大运动，用编织、剪纸等训练两手协同操作，用垒积木、书写、拧螺丝、拾小物品等训练患手精细活动。经过一段时间的训练后，如预测瘫痪的利手恢复差，应开始利手转换训练。在患手达一定功能的慢性(发病 6 个月以上)脑卒中患者可试用强制性运动疗法，部分患者可取得明显效果。

8.步行架与轮椅的应用

对于年龄较大，步行能力相对较差者，为了确保安全，可使用步行架以增加支撑面，提高行走的稳定性。对于下肢瘫痪程度严重，无独立行走能力者，可用轮椅代步，以扩大患者的活动范围。

9.其他训练

失语症、构音障碍、认知功能障碍等也需进行针对性训练。

结合患者情况应尽早实施出院计划。在患者出院前，可先回家住几日，以适应家庭环境，发现问题并给予相应的指导和训练。为使患者适应社会环境，出院前可带患者集体购物、参加社区活动等。

(三)后遗症期的康复治疗

后遗症期是患者功能恢复已达平台期，但通过技巧学习、使用辅助器具及与环境相互适应等仍可有一定的能力恢复的时期。经积极训练一般在发病 6～12 个月后进入后遗症期，对于早期活动少或较长时间卧床者，运动功能恢复可持续更长的时间。此期患者的运动耐力和日常生活活动能力仍可进一步提高。

在此期出院回家的患者，由于活动空间限制、家属照顾过多或无暇顾及、患者主动性差等原因，在老年人和移动能力较差者易出现功能和能力的退化，甚至造成卧床不起，故参照原先训练进行维持性训练是非常必要的。即使那些经训练仍不能恢复步行者，也应至少每天练习翻身和坐位，甚至是被动的坐位，这种最低限度的活动可明显减少压疮、肺炎等并发症，减少护理工作量。相当一部分患者可通过上下楼梯、远距离步行等，使运动耐力不断提高，活动空间不断扩大，活动种类逐渐增多，生活质量得以提高。但要注意，所有的活动均要在安全的前提下进行，活动量也应逐渐增加，不可冒进。

对不能适应原来生活环境的患者，可进行必要的环境改造，如尽量住平房或楼房底层，去除门槛，台阶改为坡道或两侧安装扶手，厕所改为坐式并加扶手，地面不宜太滑或太粗糙，所有用品要方便取放和使用等。

患者要定期到医院或社区康复机构接受再评价和指导，并力争恢复一定的工作。

五、常见并发症的处理

(一)痉挛的处理

1.去除加重痉挛的诱因

伤害性刺激（如尿路感染、压疮、深静脉血栓、疼痛、膀胱过度充盈、骨折、内生脚指甲等）；精神紧张因素（如焦虑、抑郁）；过度用力、疲劳等。

2.物理治疗

（1）姿势控制：它是利用中枢神经受损后得以活化的各种姿势反射（紧张性反射）来抑制某些肌群肌张力增加，如各种抗痉挛体位。其效果尚难确定。

（2）肌牵张：任何使痉挛肌受到持续牵张的活动或姿势均可使相应肌肉肌张力降低。不过其效果短暂，有无积累效果尚难肯定。牵拉可采取主动运动、被动运动、特定姿势及器具（起立平台、支架夹板等）。

（3）物理因子治疗：应用冰袋冷敷或把患肢置于冰水中 25～30 分钟，可以减轻痉挛，但效果短暂。热疗、水疗及振动也有一定的短暂减轻肌痉挛的作用。

（4）肌电生物反馈与功能性电刺激：效果尚不肯定。

3.口服药物

丹曲林、地西泮、巴氯芬等可用于脑卒中后痉挛的治疗，但效果不理想，不良反应大。

4.局部使用药物

(1)苯酚：是一种神经崩解剂，贴近周围神经注射后能减少传递至肌肉的神经冲动，从而减轻痉挛。其疗效可持续数月至数年。不良反应有感觉迟钝、丧失及无力。多采用运动点阻滞。

(2)A型肉毒杆菌毒素：是肉毒杆菌产生的一种大分子蛋白毒素。把A型肉毒素直接注入靶肌肉后，其在肌肉内弥散，可迅速地与神经肌肉接头处的胆碱能突触前膜受体结合，不可逆地阻滞神经突触兴奋时的钙离子内流，使乙酰胆碱介质释放障碍，从而引起较持久的肌肉松弛。注射后数天起效，作用可持续2～3个月，可反复使用。一般采用多点肌肉浸润注射。先从小量开始，小肌肉2.5～100.0 U，大肌肉20～200 U。通常每次剂量不超过80～120 U，1个月总剂量不超过200～290 U，成人总量有人已用到300～400 U。不良反应有局部疼痛和血肿等，但多半轻微而短暂。

(3)乙醇：用于已丧失功能且因痉挛严重而影响护理及清洁者。因可引起神经持久损伤，现已很少采用。

5.外科方法

外科方法主要用于非手术疗法无效的足内翻及尖足畸形的矫治，一般用于病后2年以上的患者。

(二)吞咽功能障碍的处理

1.间接吞咽训练

意识清楚、可取坐位者，即可开始本训练。

(1)基础训练：口腔颜面肌及颈部屈肌的肌力强化，颈部及下颌关节活动度训练，改善运动及降低有关诸肌和全身肌肉痉挛的训练。

(2)改善咽反射的训练：用冷冻的湿棉签等反复刺激软腭及咽后壁。

(3)闭锁声门练习：患者双手压在桌子上或墙壁上的同时，训练大声发“啊”。训练随意地闭合声带,可有效地防止误咽。

(4)声门上吞咽:包括让患者充分吸气、憋住、咽唾液,其后呼气,最后咳嗽等一连串训练。这是利用停止呼吸时声门闭锁的原理,最后咳嗽是为了排出喉头周围残存的食物。该法适用于咽下过程中引起误咽的患者。

2.进食训练

一般在患者神志清楚、病情稳定、有咽反射,并可随意充分地咳嗽后就可练习进食。

(1)进食的体位:躯干后倾位误咽少,程度轻,故刚开始练习进食时,以躯干后倾轻度颈前屈位进食为好。在偏瘫者,健侧在下的侧卧位,颈部稍前屈易引起咽反射,多可减少误咽。另外,颈部向患侧旋转可减少梨状隐窝残留食物。

(2)阶段性进食训练:选择训练用食物要考虑到食物形态、黏度、表面光滑度、湿度、流动性、需咀嚼程度、营养成分含量及患者的喜好等。液状食物易于在口腔移动,但对咽刺激弱,易出现误咽;固态食物需充分咀嚼、搅拌,不易移至咽部,易加重口腔期障碍,但易于刺激咽反射,误咽少。既容易在口腔内移动又不易出现误咽的是均质胶冻状样或糊状食物,如蛋羹、面糊、果冻等。一般选用上述种类的食物进行训练,逐渐过渡到普食和水。

一口进食量以1小汤匙为宜,进食速度不易过快,每进食一次小食团后,要反复吞咽数次,应注意酸性和含脂肪多的食物吸入易发生肺炎。

应定时进行口腔护理,防止食物残渣存留,保持口腔卫生。误咽唾液也是常见的吸入性肺炎的原因。为防止食管反流误吸,在餐后应保持数十分钟坐位。吞咽功能障碍者摄入不足,早期易出现水、电解质紊乱,以后逐渐出现低蛋白等营养不良表现,应密切观察患者的营养状况。对摄入不足者应通过鼻饲等补充。

吞咽功能障碍经1个月左右的训练,90%以上可经口进普食。肺部感染和窒息是其常见的死亡原因。

3.低频脉冲电治疗

低频脉冲电治疗有助于维持或增强吞咽相关肌肉的肌力，改善吞咽功能。

第五节　颅脑损伤

一、定义

颅脑损伤是指头部受到外来暴力打击所造成的脑部损伤，可导致意识障碍、记忆缺失及神经功能障碍。

颅脑损伤具有发病率高、病情急、病情变化快、导致的功能障碍多以及多发生于青壮年的特点。颅脑损伤发病率仅次于四肢创伤，主要见于交通事故、高处坠落、失足跌倒、工伤事故和火器伤，偶见难产和产钳引起的婴儿颅脑损伤。

二、分类

（一）按损伤方式分类

1.闭合性损伤

脑组织与外界不相通，头皮、颅骨和硬脑膜的任何一层保持完整。

2.开放性损伤

脑组织与外界相通，同时头皮、颅骨、硬脑膜三层均有损伤。

（二）按损伤部位分类

1.局部性脑损伤

当损伤的外力作用于局部脑组织时，可导致相应部位的损伤，患者可表现为肢体共济失调、记忆力及注意力减退、思维和综合能力下降等。

2.弥漫性脑损伤

当外力较强时，可出现弥漫性脑组织损伤，患者可表现为不同程度的昏迷、自主神经功能障碍、持续植物状态等。

(三)按损伤性质和血肿来源分类

按损伤性质可分为脑震荡、脑挫裂伤和颅内血肿。按血肿来源和部位可分为硬膜外血肿、硬膜下血肿、脑内血肿、脑室内出血、迟发性外伤性颅内血肿。

三、临床特点

颅脑损伤是一种常见外伤,可单独存在,也可与其他损伤复合存在。虽然其临床表现呈多样性与多变性,但其受伤后常见症状与体征仍有一定的共性,主要表现为以下几个方面。

(一)意识障碍

绝大多数颅脑损伤患者有不同程度的即刻出现的意识丧失。依伤情不同,意识障碍的程度可不等,可表现为嗜睡、昏睡、浅昏迷或深昏迷等。意识障碍程度与脑损伤程度相一致,如昏迷程度深、持续时间长,提示重型颅脑损伤;反之则提示轻型颅脑损伤。意识障碍还提示脑损伤的病理类型,如伤后即发昏迷,多为原发性脑损伤所致;清醒后又昏迷,多为继发性脑损伤(如脑水肿、血肿等)所致。

(二)头痛、呕吐

头皮损伤及颅骨骨折可有伤处局部的疼痛。颅内高压时,头痛常呈持续性胀痛,呕吐常为频繁的喷射状呕吐。

(三)瞳孔

若伤后一侧瞳孔立即散大,光反应消失,患者意识清醒,一般为动眼神经直接原发损伤;若双侧瞳孔大小不等且多变,表示中脑受损;若双侧瞳孔极度缩小,光反应消失,一般为桥脑损伤;若一侧瞳孔先缩小,继而散大,光反应差,患者意识障碍加重,为典型的小脑幕切迹疝表现;若双侧瞳孔散大固定,光反应消失,多为濒危状态。

(四)生命体征的改变

体温、呼吸、脉搏、血压、心率也可以反映脑损伤的程度。不同类型的颅脑损伤其生命体征的变化也不一致。如颅内血肿形成时,常出现呼吸深慢、脉压增大、心率减慢、血压升高;脑挫裂伤时,脉搏与呼吸不仅不减慢,反而加快;出现枕骨大孔疝时,早期即可出现呼吸节律紊乱，甚至呼吸骤停；脑干、下丘脑受损时，常有中枢性高热。

(五)神经系统局灶症状与体征

依病变部位的不同可出现单肢瘫、偏瘫或四肢瘫、感觉障碍、失语、共济失调等。如一侧大脑半球损伤时，可出现对侧上肢或下肢或上下肢的中枢性瘫痪，伴感觉障碍；内囊损伤可出现对侧的“三偏”综合征，即偏瘫、偏盲与偏身感觉障碍。

(六)脑疝

颅内高压进一步发展致各腔室间压力不均，推压部分脑组织向解剖间隙移位，引起脑疝的发生。最常见的脑疝有小脑幕切迹疝和枕骨大孔疝等。一旦出现脑疝，若不及时全力抢救，很快导致死亡。

四、颅脑损伤的康复评定

(一)意识状态评定

1.意识状态的初步判断

意识障碍程度分 3 种，无论患者处于任何程度的意识障碍，均不适合进行认知功能的评定。

(1)嗜睡：睡眠状态过度延长，当呼唤或推动患者肢体时即可唤醒，醒后能进行正确的交谈或执行指令，停止刺激后患者又入睡。

(2)昏睡：一般的外界刺激不能使其觉醒，给予较强烈的刺激时可有短时间的意识清醒，醒后可简短回答提问，刺激减弱后又进入睡眠状态。

(3)昏迷：分浅昏迷和深昏迷 2 种，当患者对强烈刺激有痛苦表情及躲避反应，无自发言语和有目的的活动，反射和生命体征均存在，为浅昏迷；对外界任何刺激均无反应，深、浅反射消失，生命体征发生明显变化，呼吸不规则，为深昏迷。

2.GCS

GCS 最高分为 15 分，表示意识清楚；12～14 分为轻度意识障碍；9～11 分为中度意识障碍；8 分以下为昏迷；13～15 分为轻型，9～12 分为中型，3～8 分为重型。分数越低则意识障碍越重。应选评判时的最好反应计分，注意运动评分左侧右侧可能不同，用较高的分数进行评分。患者 GCS 总分达到 15 分时才有可能配合检查者进行认知功能评定(表 3-4)。

表 3-4　GCS

睁眼反应	评分	言语反应	评分	运动反应	评分
自动睁眼	4	回答正确	5	能执行简单命令	6
呼唤睁眼	3	回答错误	4	刺痛时能指出部位	5
刺痛时睁眼	2	用词不当但尚能理解	3	刺痛时肢体能正常回缩	4
无睁眼	1	言语难以理解	2	刺痛时身体出现异常屈曲	3
		无反应	1	刺痛时身体出现异常伸直	2
				无反应	1

(二)颅脑损伤严重程度评定

颅脑损伤的程度主要通过意识障碍的程度反映,昏迷的深度和持续时间是判断颅脑损伤严重程度的指标,国际上普遍采用格拉斯哥昏迷量表来判断急性脑损伤的意识状况。该方法检查颅脑损伤患者的计分后,再累积得分,作为判断伤情轻重的依据。下列 2 种情况不计入评分:①颅脑损伤入院后 6 小时之内死亡;②颅脑火器伤。GCS 能简单、客观、定量评定昏迷及其深度,而且对预后也有估测意义。

临床上根据 GCS 及伤后昏迷时间长短,可将颅脑损伤分为轻型、中型、重型、特重型,见表 3-5。

表 3-5　颅脑损伤严重程度评定

严重程度	GCS	昏迷时间
轻型	13～15 分	<20 分钟
中型	9～12 分	20～360 分钟
重型	6～8 分	≥6 小时或在伤后 24 小时内出现意识恶化,并昏迷≥6 小时
特重型	3～5 分	伤后昏迷或再次昏迷 1 周以上

在重度颅脑损伤中，持续性植物状态占10%，是大脑广泛性缺血性损害而脑干功能仍然保留的结果。持续性植物状态的诊断标准：①认知功能丧失，无意识活动，不能执行指令；②保持自主呼吸和血压；③有睡眠-觉醒周期；④不能理解和表达言语；⑤能自动睁眼或刺痛睁眼；⑥可有无目的性眼球跟踪活动；⑦下丘脑及脑功能基本正常。以上7个条件持续1个月以上。

最小意识状态是植物状态和觉醒之间的状态，指患者仍有严重意识障碍，但既不符合昏迷也不符合植物状态的诊断，存在部分意识，如视追踪、听觉、疼痛觉、情感等反应，预后较植物状态好。最小意识状态的诊断标准：①遵从简单的指令；②不管正确性如何，可以用姿势或语言来回答是或否；③有可被理解的语言；④有目的性的行为，包括偶然出现的与环境刺激有关的动作和情绪反应，而不是不自主动作。以上1种或多种行为反复或持续存在。

（三）认知障碍评定

颅脑损伤时大脑皮质常常受累，因而可出现各种认知功能障碍，如意识改变、记忆障碍、听力理解异常、空间辨别障碍、失认症、失用症、忽略症、体像障碍、皮质盲、智能障碍等，其表现随损伤部位的不同而有所差别。如果大脑皮质广泛受损则可能导致全面智能减退，成为外伤性痴呆。

认知功能障碍导致颅脑损伤患者生活与社会适应的障碍。认知障碍不仅在颅脑损伤患者中相当常见，而且往往影响到其他功能障碍的康复治疗效果，因此认知功能障碍常常成为颅脑损伤患者康复中的重要问题，在颅脑损伤患者中，进行认知障碍的评定有特别重要的意义。认知障碍的评定主要涉及记忆、注意、思维及成套测验等。外伤性痴呆临床上常用MMSE量表来进行评定。

（四）其他评定

运动功能评定常采用Brunnstrom评定法及Fugl-Meyer评定法，肌张力评定多采用改良Ashworth评定法（附录B）。日常生活活动能力评定常用改良Barthel指数和功能独立性评定，更推荐功能独立性评定，因为颅脑损伤患者多有认知障碍，功能独立性评定不仅评估躯体功能，还评定了言语、认知及社会功能，比改良 Barthel 指数更客观、全面(附录 F)。

五、颅脑损伤的康复治疗

(一)急性期的康复治疗

颅脑损伤患者的生命体征(即呼吸、心率、脉搏、血压)稳定，特别是颅内压持续 24 小时稳定在 2.7 kPa(20 mmHg)以内即可进行康复治疗。

1.综合促醒治疗

(1)听觉刺激：①定期播放患者喜欢和熟悉的音乐。②亲属经常与患者谈话，谈话内容包括患者既往遇到过的重要事件、患者喜欢或感兴趣的话题等。通过患者面部及身体其他方面的变化，观察患者对听觉刺激的反应。③家庭成员和治疗小组成员需了解与患者说话的重要性，在床边交谈时需考虑患者的感觉，尊重患者的人格，鼓励患者主动的反应。

(2)视觉刺激：可在患者头上放置五彩灯，通过不断变换的彩光刺激视网膜、大脑皮层等。

(3)深浅感觉刺激：皮肤触觉刺激、肢体关节位置觉对大脑皮层有一定的刺激作用。可由治疗师或患者家属每天利用毛巾、毛刷、冰块等从肢体远端至近端进行皮肤刺激，对患者的四肢关节进行被动活动。

2.运动疗法

(1)良肢位摆放：能有效预防和减轻肌肉弛缓或痉挛带来的异常模式，预防关节半脱位等并发症的发生。头的位置不宜过低，以利于颅内静脉回流；患侧上肢保持肩脚骨向前、肩前屈、肘伸展，下肢保持髋、膝关节微屈和踝关节中立位。目前多主张采用患侧卧位或健侧卧位，少采用仰卧位。

(2)关节被动活动：可维持肌肉和其他软组织的弹性，防止挛缩或关节畸形，在患者生命体征稍稳定后即可进行瘫痪肢体被动关节活动度的训练。每天 1～2 次，每一关节 5 分钟左右。进行被动运动时要注意动作轻柔、缓慢,活动范围应避免拉伤肌肉或韧带。

(3)床上体位转移:患者应经常变换体位以预防压疮。在保持至少每2小时变换一次体位的同时,还应使用气垫床,密切观察皮肤颜色变化,并避免皮肤破损。

(4)尽早活动:一旦生命体征稳定、神志清醒,应尽早鼓励患者进行深呼吸、肢体主动运动、床上活动、坐位练习、站位练习。可应用起立床对患者进行训练,逐渐递增起立床的角度,使患者逐渐适应,预防直立性低血压、骨质疏松及泌尿系统感染,治疗时应注意观察患者的呼吸、心率和血压的变化。

(5)排痰训练:每次翻身时用空掌从患者背部肺底部向上拍打至肺尖部,帮助患者排痰,并指导患者作体位引流排痰,以保持呼吸道通畅,预防肺部感染。

3.物理因子疗法

对弛缓性瘫痪患者,可利用低频脉冲电刺激疗法增强肌张力、兴奋支配肌肉的神经,以增强肢体运动功能。另外,对高热患者可以采用冰毯、冰帽治疗。

4.高压氧治疗

颅脑损伤后及时改善脑循环,保持脑血流相对稳定,防止灌注不足或过多,将有利于改善脑缺氧所致的脑功能障碍,从而促进脑功能的恢复。高压氧治疗,可每天1次,每次90分钟,10次为1个疗程,可连续数个疗程。

(二)恢复期的康复治疗

颅脑损伤急性期过后,生命体征已稳定1～2周时,即进入恢复期,时间一般为伤后2年内。恢复期患者病情相对稳定,发病后6个月内是康复治疗和功能恢复的最佳时期,但6个月后功能仍可进一步恢复。

颅脑损伤是一种弥漫性、多部位的损伤,因此患者在躯体运动、认知、行为和人格方面的残损,因损伤方式、范围和严重程度的差异而有很多不同,而认知和行为的相互作用,更增加其复杂性。下面主要介绍认知障碍、知觉障碍和行为障碍的治疗。

1.认知障碍的治疗

处于恢复期的患者一般都具有一定程度的运动和认知功能障碍。除有运动功能障碍外，常见有记忆困难、注意力不集中、思维理解困难和判断力降低等认知障碍，认知功能训练是提高智能的训练，应贯穿于治疗的全过程。目前，针对颅脑损伤的认知康复方法主要有作业治疗、电脑辅助、虚拟认知康复、电磁刺激等。对认知障碍的训练治疗，没有一个统一固定的模式和方法，因为患者的认知障碍表现是复杂多样的，所以必须根据患者的具体情况采取灵活多变的方法，同时尽可能多地利用周围有益的环境因素给予患者良性刺激，以促进其认知功能的改善。

(1)记忆训练：记忆是过去感知过、体验过的事物在大脑中留下的痕迹，是过去的经验在人脑中的反映，是大脑对信息的接收、储存及提取的过程。短期记忆是指保持信息 1 分钟至 1 小时的能力；长期记忆是保持信息 1 小时或更长时间的能力。改善记忆功能可辅助用尼莫地平 30 mg，每天 3 次；或石杉碱甲 100 g，每天3 次。进行记忆训练时，注意进度要慢，训练从简单到复杂，将记忆作业化整为零，然后逐步串接。每次训练的时间要短，开始要求患者记住的信息量要少，信息呈现的时间要长，以后逐步增加信息量。患者成功时应及时强化，给予鼓励，增强信心。如此反复刺激，反复训练，提高记忆能力。

(2)注意训练：注意是心理活动对一定事物的指向和集中，颅脑损伤患者往往不能注意或集中足够的时间去处理一项活动任务，容易受到外界环境因素的干扰而精力分散。

(3)思维训练：思维是心理活动最复杂的形式，是认知过程的最高阶段，是对客观事物概括和间接的反映。思维包括推理、分析、综合、比较、抽象、概括等多种过程，这些过程往往表现在人类对问题的解决中。应根据患者存在的思维障碍进行有针对性的训练。

2.知觉障碍的治疗

知觉障碍治疗法有 3 种，即功能训练法、转换训练法和感觉运动法，以前者最常用。

(1)功能训练法:在功能训练中,治疗是一个学习的过程,要考虑每个患者的能力与局限性,将治疗重点放在纠正患者的功能问题上,而不是放在引起这些问题的病因上,使用方法是代偿和适应,更对存在的问题进行代偿。首先要让患者了解自己存在的缺陷及其含义,然后教会其使用健存的融知觉功能的技巧。适应指的是对环境的改进。训练中应注意用简单易懂的指令,并建立常规方法用同样的顺序和方式做每个活动,且不断重复练习。

(2)转移训练法:是一种需要一定知觉参与的活动练习,对其他具有相同知觉要求的活动能力有作用。使用特定的知觉活动,如样本复制、二维和三维积木、谜语活动,可以促进日常生活活动的改善。

(3)感觉运动法:通过给予特定的感觉刺激并控制之后产生的运动,可以对大脑感觉输入方式产生影响。①单侧忽略:主要出现在左侧,进行一些刺激忽略侧的活动、改变环境,使患者注意偏瘫侧,如将食物、电灯、电话、电视机置于患者偏瘫侧,站在患者偏瘫侧与其交谈,进行躯体和视觉越过中线的活动,让患者知道它的存在。②视觉空间失认:在抽屉内、床头柜上只放少数最常用的物品,对其中最多用的物品再用鲜艳的颜色标出,使用语言性提示和触摸,多次重复进行练习,并练习从多种物品中找出特定的物品;练习对外形相似的物体进行辨认,并示范其用途。③空间关系辨认:适当的分级活动可帮助患者恢复掌握空间关系的能力,先练习从包含 2 项内容的绘画中选择 1 项适当的内容,再练习从包含 3 项内容的绘画中选择 1 项适当的内容,最后练习从一整幅绘画中选择 1 项适当的内容。逐渐升级到较为正常的刺激水平。④空间位置:练习将钢笔放入杯中,按照要求摆放物品,并描述两种物品的不同位置。经过针对性的训练,患者的知觉功能将有改善。

3.行为障碍的治疗

颅脑损伤患者的行为障碍是多种多样的。行为异常的治疗目的是设法消除他们不正常、不为社会所接受的行为,促进其亲社会行为。

(1)创造适合行为治疗的环境:环境安排应能保证增加适当行为出现的概率,尽量降低不适当行为发生的概率,稳定、限制的住所与结构化的环境,是改变不良行为的关键。

(2)药物:一些药物对患者的运动控制、运动速度、认知能力和情感都有一定效果,多应用对改善行为和抑制伤后癫痫发作有效、而不良反应少的药物,如卡马西平、乙酰唑胺等。

(3)行为治疗:行为障碍可分为正性行为障碍和负性行为障碍。正性行为障碍常表现为攻击他人,而负性行为障碍常表现为情绪低落、感情淡漠,对一些能完成的事不愿意做。治疗原则:①对所有恰当的行为给予鼓励。②拒绝奖励目前仍在继续的不恰当行为。③在每次不恰当行为发生后的短时间内,杜绝一切奖励性刺激。④在不恰当行为发生后应用预先声明的惩罚。⑤在严重或顽固的不良行为发生之后,给患者以极厌恶的刺激。

(三)后遗症期的康复治疗

颅脑损伤患者经过临床处理和正规的早期和恢复期康复治疗后,各种功能已有不同程度的改善,但部分患者仍遗留不同程度的功能障碍。因此,后遗症期康复以社区康复、家庭康复、职业康复、社会康复等为主。

1.日常生活活动能力训练

利用家庭或社区环境继续加强日常生活活动能力的训练,强化患者自我照料生活的能力,逐步与外界社会直接接触。学习乘坐交通工具、购物、看电影等。

2.职业训练

颅脑损伤患者中大部分是青壮年,其中不少在功能康复后尚需重返工作岗位,部分可能要变换工作。应尽可能对患者进行有关工作技能的训练。

3.矫形器和辅助器具的应用

有些患者需要应用矫形器改善功能。对运动障碍患者可能需要使用各种助行工具。生活自理困难时,可能需要各种自助辅具等。

第六节 帕金森病

一、定义

帕金森病是一种常见的中老年慢性、进行性中枢神经变性疾病，临床表现以静止性震颤、运动迟缓、肌强直和姿势步态异常等为主要特征。

帕金森病是神经内科仅次于阿尔茨海默病的第二大常见的神经退行性疾病，具有高患病率、高致残率和慢性病程等特点。具体导致发生帕金森病的病因还不清楚，可能与遗传因素、环境因素、年龄老化、氧化应激等密切相关。

二、临床特点

该病起病缓慢，初发症状以震颤最多，症状常从一侧上肢开始，逐渐波及同侧下肢、对侧上肢及下肢，四肢症状常不对称。多见于60岁以后发病，起病隐匿，缓慢进展。

(一)运动功能障碍

1.静止性震颤

静止性震颤是帕金森病最常见的初发症状，多自一侧上肢远端开始，拇指和示指呈"搓丸样"震颤，节律4～6次/秒，安静状态下明显，入睡后消失，精神紧张时加重。随病情发展，大约几个月到数年后震颤逐渐波及同侧下肢及对侧上下肢，最后可出现下颌、唇、舌及颈部的震颤。部分患者尤其是高龄老人可不出现震颤。患者可出现随意运动受限、手指精细活动能力下降。

2.肌强直

强直多自一侧上肢近端开始，逐渐蔓延至远端、对侧及全身，多表现为伸肌和屈肌张力同时增高。由于肢体及躯干的屈肌群和伸肌群均受累，检查者感受到的阻力增高始终一致，称之为"铅管样肌强直"，若合并肢体震颤则表现为"齿轮样肌强直"。由于这些肌肉的强直，常出现特殊的姿态，头部前倾，躯干俯屈，上肢肘关节屈曲，前臂内收，腕关节伸直（路标现象），指间关节伸直，拇指对掌（猿手），髋关节和膝关节略弯曲。部分患者常伴有腰背部关节疼痛而被误诊。

帕金森病患者常因肌强直严重而出现颈痛、腰痛及肢体关节疼痛，尤其在老年患者有时易被误诊为椎间盘突出症、骨关节病或其他疾病等。

3.动作迟缓

由于随意运动减少以及运动幅度下降，导致患者启动困难和动作缓慢，表现为各种主动运动减少。如面部肌肉强直，表情肌少动，双眼凝视，瞬目减少，面无表情而呈现“面具脸”。由于手及前臂肌肉的强直，手部精细活动障碍，书写时越写越小，尤其是在行末时写得特别小，呈“写字过小征”。

4.姿势步态异常

步行障碍是帕金森患者最突出的表现。最初表现为下肢拖拽，上肢自动摆臂减少，随病情进展出现双上肢伴随动作较少或消失，双下肢步幅变小、步伐变慢，起步困难。患者有时表现为突然不能抬起双脚，好像双脚被粘在地上一样，称为“冻结”现象，多见于转弯、通过狭窄的通道、穿越繁华的街道或要到达目的地时。患者一旦启动后即以极小的步伐前冲，不能及时停步或转弯，称为“慌张步态”，这是帕金森病患者的特有体征。随病情进展，患者由于起床、翻身、行走，进食等活动困难而显著影响日常生活能力，导致残疾。

（二）认知功能障碍

帕金森病患者早期认知改变表现为执行能力下降、视空间障碍、记忆力下降、定势转换能力下降。认知障碍在疾病晚期严重影响患者的生活质量，15%～30%的患者晚期发生痴呆。精神症状发生率亦较高，精神活动缺乏，性格顽固，常抑郁、幻视、妄想、思维迟钝或易激动。

（三）构音障碍

帕金森病属于运动过弱型构音障碍，主要表现为音量、音质改变，声音发颤或嗓音嘶哑。随着病情进展逐渐出现音量降低，清晰度下降，语调单一，没有重读和轻声，且缺乏情绪的变化。语速变化多，有时缓慢，有时短促或增快。

因口咽部肌群运动障碍，患者吞咽活动减少，发声缓慢、不协调，语调变低，发音吃力，甚至吐词不清，他人难以听懂，部分伴有鼻音化构音和语速的变化，可伴有流涎和吞咽困难。

（四）自主神经功能障碍

自主神经功能紊乱较多见，主要表现为多汗、流涎、顽固性便秘、直立性低血压、面部皮脂腺分泌过多等。

三、帕金森病的康复评定

进行评定前，应先了解患者的临床特点和分级，用药前后的症状变化，通过综合性评估，确定患者现有的各种功能障碍，制订个体化康复治疗方案。

（一）运动功能评定

1.肌力评定

通常采用手法肌力测定来判断肌肉的力量。帕金森病患者多伴有肌张力增高，手法肌力测定不能敏感地察觉肌力的下降，可采用等速测试或等长测试的方法评估肌力（附录 A）。

2.肌张力评定

大多采用改良 Ashworth 痉挛量表（附录 B）。

3.关节活动度评定

由于肌肉强直、关节活动减少，关节及周围组织粘连，帕金森病患者关节活动受限。因此做关节活动度评价，需要评定主动关节活动度和被动关节活动度（附录 C）。

4.平衡功能评定

由于帕金森病患者基底神经核多巴胺分泌细胞的枯衰，其平衡和姿势控制能力退化，并伴有进行性运动功能减退。原发性帕金森病患者的平衡功能，尤其是站立平衡功能是其康复评价中的关键。康复评定中常用的方法包括主观评定和客观评定两个方面。主观评定以观察和量表为主,客观评定主要是指平衡测试仪评定。

(1)简易评定法:可通过观察患者静态平衡和动态平衡来评估。①静态平衡法,如 Romberg 检查法、强化 Romberg 检查法。②动态平衡法,为坐、站立时移动身体,在不同条件下行走,如足跟碰足趾、足跟行走、足尖行走、走直线、走标记物、侧方走、倒退走、走圆圈等。

(2)量表评定法:由于不需要专门的设备,评定简单,应用方便,临床应用广泛。目前信度和效度较好的量表主要有 Berg 平衡量表、Tinnetti 量表、Brunel 平衡量表,以及"站起-走"计时测试等。

(3)平衡测试仪:是近年来国际上发展较快的一种定量评定平衡能力的仪器,可精确地测量不同状态下人体重心位置、移动的面积和形态,以此评定平衡功能障碍或病变的部位和程度。

5.姿势评定

观察患者静态、动态的姿势变化。根据动作模式姿势反射的检查,评定其是否能完成正确的姿势反射。患者自然站立,观察患者头、颈、躯干、四肢的姿势,是否存在头部前倾、躯干俯屈、肩内收、肘关节屈曲、腕关节伸直、前臂内收、髋关节和膝关节弯曲的情况。推动患者,是否有跌向一侧或向后跌的倾向,或整个身体坐下。利用平衡仪及三维动作分析系统进行姿势的分析。

6.步行能力评定

帕金森病患者步距变小是其步态异常的主要原因,小步、拖曳步态是帕金森病的特征性异常步态。

(二)帕金森专科量表

目前临床上帕金森病病情评估方法较多,其中改良 Hoehn-Yahr 分级和统一帕金森病评分量表(unified Parkinson's disease rating scale,UPDRS)最为常用。前者用于记录病情轻重,评估方法简便易行;当需要详细评估患者运动功能障碍的程度及对治疗评判时常采用 UPDRS,评估者需要进行专业量表的培训。

1.改良 Hoehn-Yahr 分级

改良 Hoehn-Yahr 分级是最常用的记录帕金森病患者病情程度的定性分级量表(表 3-6)。目前临床上常用的帕金森病分级方法是修订的 Hoehn-Yahr 分级,根据病情严重程度可分为 5 级。其中,处于1.0～2.5 级的患者可以被称为早期,处于 3.0 级的患者可以被称为中期,4.0～5.0 级的患者属于疾病的晚期。有些患者处于相邻两个级别之间,很难确切划分。

表 3-6 改良 Hoehn-Yahr 分级

分级	判断标准
0 级	无症状
1 级	单侧疾病
1.5 级	单侧肢体合并躯干受累
2 级	双侧肢体疾病,但无平衡障碍
2.5 级	轻度双侧肢体疾病,后拉试验可恢复
3 级	轻度至中度双侧肢体疾病,某种姿势不稳,独立生活
4 级	严重残疾,仍可独自行走或站立
5 级	无帮助时只能坐轮椅或卧床

2.UPDRS

UPDRS 是一个较为全面评估帕金森病病情严重程度的工具。它共 42 项,分为 4 个部分,可以对帕金森病患者的运动、日常生活能力、病程发展程度、治疗后的状态、治疗的不良反应和并发症等方面作出客观的评价,是目前国际上公认的临床评价帕金森病的标准工具。量表分值越高,表示症状越严重。

(三)其他评定

认知功能评定常用 MMSE 量表及知觉、注意、记忆相关测验方法。失认症和失用症评定尚无成熟的成套测验方法,多采用单项评定。言语障碍评定可采用 Frenchay 构音障碍评定。吞咽障碍可采用洼田饮水试验。日常生活活动能力评定常用改良 Barthel 指数和功能独立性评定。

四、帕金森病的康复治疗

(一)物理治疗

1.运动疗法

帕金森病的运动治疗主要针对其四大运动症状即震颤、肌强直、运动迟缓和姿势平衡障碍的康复，以及由此产生的继发性功能障碍的预防。

（1）松弛训练：肌强直、肢体僵硬是帕金森病的一个典型特征。通过缓慢地前庭刺激，如柔顺地来回摇动和有节奏的技术可使全身肌肉松弛。临床上用摇动或转动椅子可以降低肌强直，也可在垫上完成缓慢有节奏的转动运动。本体感觉神经肌肉促进（propoceptive ncuromuscular facilitation，PNF）技术，可有节奏地进行，从被动运动到主动运动，开始在小范围运动，逐步进行到全运动范围，只有松弛肌强直作用，还能克服因少动带来的损伤效应，是有效的方法。

松弛训练注意事项：①开始时要缓慢，转动时要有节奏；②从被动转动到主动转动；③从小范围转动到全范围转动；④转动时使患者没有被牵拉的感觉，而只有松弛的感觉。

（2）维持和改善关节活动度训练：主要关节部位是颈、肩、肘、腕、指、髋、膝，关节活动训练是每天不可缺少的项目，一般采取主动或被动的训练方法。重点是牵拉缩短的、绷得紧紧的屈肌，防止挛缩的发生，维持正常的关节活动度。

关节活动度的训练应与其他训练结合起来，强调躯体整体运动功能，包括躯干、肩、骨盆等的训练。活动方法：患者俯卧位，在一侧上肢支撑的情况下，用另一只手做向前上方伸手取物的活动。患者取坐位，朝其外展一侧肩部，屈肘用手掌触摸后枕部，再弯腰伸另一侧上肢，手尽力触摸对倒足的足尖，左右交替进行。患者采取站立位，背靠墙，身体紧贴墙壁，双上肢沿墙壁尽量换高，用刻度标记，逐渐增加摸高高度；或双手平举，支撑于墙面上做双下肢前后方向迈步的动作。这些活动既有利于躯干和四肢关节的伸展，又有利于身体平衡功能的改善。

关节活动训练过程中的注意事项：①避免过度牵拉而出现疼痛；②注意骨质疏松的可能，防止造成骨折；③避免用力过大或活动过度造成软组织损伤。

（3）姿势训练：帕金森病患者由于躯干、四肢和颈部肌肉强直常呈现一种特殊的姿势，即头部前倾，躯干俯屈，肩内收，肘关节屈曲，腕关节伸直，前臂内收，髋关节和膝关节弯曲。对这种有屈曲、挛缩倾向的异常姿势，可利用姿势镜让患者通过视觉对照镜子自我矫正。

训练的重点放在活动伸肌上，上肢通过 PNF 法的对角屈曲运动模式（肩屈曲、外展、外旋），促进躯干伸展，纠正脊柱后凸。下肢通过 PNF 法的对角伸展运动模式（髋伸展、外展、内旋）来纠正膝关节屈曲。训练期间，鼓励患者呼吸运动与此配合，增加胸扩张。为矫正这种姿势还可做持棒体操，两手持棒上举至头上，挺胸伸展腰部，头仰起，在此姿势下维持 2～5 秒，然后两手放下，身体放松。如站位不稳时，可在坐位下进行。

(4)平衡训练：帕金森病患者由于重心转移困难而难于维持坐位、跪立位及站立位的稳定。在进行平衡训练时，治疗师应有意识地在以上 3 种体位下做前、后、左、右重心转移训练；或在这四个方向轻推或拉患者，使之脱离平衡状态，让患者自己恢复平衡状态，逐渐增加活动的复杂性，增加重心转移的范围或附加上肢的作业。另外，还可以增加垫上臀部的前后移动训练和坐-站的转移训练。由于帕金森病患者的腹肌力量弱，在坐下时常不能控制躯干而突然向后跌倒，所以训练中还需做腹肌训练以维持平衡。

要注意增加患者对自身姿势与平衡方面所存在问题的意识，给出预防跌倒的具体建议和办法，如撤除地毯、爬楼梯时使用扶栏、穿平底鞋等。

训练平衡的活动：与患者手拉手，单腿站立，做身体前后的晃动或走“一”字步坐或站位，让患者用单手或双手进行摆放在躯干双侧的木钉盘作业，或跟着一定的节奏做躯干转动伴双上肢向左、向右摆动，或转动头颈和躯干向四周眺望等。在要求视觉跟踪和躯干控制的动态性活动中，如抛接球运动等，反复练习和巩固这一运动模式。

(5)协调训练：帕金森病患者两上肢、两下肢及两上肢与两下肢之间的交互协调运动困难，使患者难于同时做两个或两个以上运动。

(6)步态训练：帕金森病患者步行时表现为启动慢(又称“冰结足”)、前冲、小碎步、姿势调整差、姿势反射差等。训练的目标是针对以上问题，加快启动速度和步行速度，加大步幅及步伐基底宽度。确保躯干运动和上肢摆动之间相互交替的协调，确保重心的顺利转移及步态中足跟、足趾的顺序触地运动；确保按指令行走的程序步行及练习高跨步等。

(7)其他训练：如面肌训练、呼吸功能训练等。

(8)维持治疗：为了尽可能达到康复目标，必须给予长期维持治疗，包括药物治疗和康复治疗，关键是患者每天能够主动进行有规则的训练，避免长期不活动。因此，要让患者及家属主动参与训练，学会正规的伸展和移动体操，掌握补偿技术或克服少动和“冻结足”波动效果的方法是很重要的。针对帕金森病设计的体操是有益的，如面肌体操、头颈部体操、肩部体操、躯干体操、上下肢体操、步伐体操、床上体操、呼吸体操等，由治疗师指导患者和家属进行。

2.物理因子疗法

(1)水疗：温水浸浴和旋涡浴治疗，对缓解肌强直有一定疗效。

(2)热疗：光浴、红外线、短波透热、蜡疗等热疗，对肌强直有缓解作用。

(3)离子导入治疗：额-枕法钙或铁离子导入，眼-枕法碘或溴离子导入，对调整中枢神经系统功能及改善脑部血液循环有作用。

(4)神经肌肉电刺激治疗：利用两组电流交替刺激主动肌及拮抗肌，可达到松弛肌强直的目的，并促进肢体血液循环、肌力和功能的恢复。

(5)肌电生物反馈：将表面电极放在张力过高的肌肉皮肤表面上，检测其肌电位，经放大，以声音、图像或曲线表示其高低，反馈给患者听、视感觉，训练患者控制声音、图像或曲线的高度，设法使之下降。经多次训练，达到肌肉松弛的目的。

(二)作业治疗

1.手的训练

(1)旋前、旋后训练：患者肘 90°，一手旋前，另一手旋后，来回翻转；或在桌子上一字排开一些纸牌或硬币，让患者用双手同时将之沿一个方向翻起，如向右翻时，右手旋后左手旋前，向左翻时，双手动作相反。这些动作对患者以后梳洗、刷牙、用餐具很有帮助。也可以进行单手旋前旋后训练，如一手持物另一手涂黏合剂，持物手旋后，再把物品贴上时手旋前。

(2)抓放训练：垂直用手抓住一根短棒的下端悬空，让棒一段一段地从手中下落，松手时棒落下少许抓住。然后再松再抓，一直到棒的上端再重新开始。

(3)手精细运动训练：让患者练习写大字，困难时用大字临摹练习本进行临摹，每天检查字迹。系纽扣、系鞋带、拉拉链、捏橡皮泥、编织等都可以训练手的灵巧性，可进行打字训练练习手指按键的动作。

2.日常生活活动能力训练

由于患者肌张力增高、肢体震颤、平衡功能障碍等，日常生活活动能力将不同程度地受到影响，并将随着病情的进展而逐渐加重。因此，日常生活活动能力的训练分为2个阶段。

(1)早期训练：疾病的早期，尽可能通过调整维持患者粗大和精细协调活动、肌力、身体姿势和心理状态，实现日常活动自理，保留患者自己的习惯、兴趣和爱好，与家人、社会正常交往。重点选择穿脱衣服、个人卫生、进食、坐站转换等活动作为训练内容。

(2)中晚期训练：随着病情的发展，患者的活动能力逐渐受限，应最大程度地维持其原有的功能和活动能力，加强日常活动的监督和安全性防护，提供简单、容易操作、省力的方法完成各种活动。例如，抬高患者用餐桌面高度，减少患者头颅、躯干的弯曲，用肘支撑桌面仅凭借肘部屈伸完成进食过程，这样可以减少患者肩、手、腕部活动，使其做功减少，还可以保持躯干的伸展和稳定，增加上肢的稳定，有利于进食和吞咽。

借助一些辅助装置和设施协助患者完成活动。例如，对衣服、鞋袜做适当调整便于患者穿戴，选择系扣器、剪甲器、穿袜器、取物器等方便患者完成自我料理。

(3)家务照料和安全:尽量按照患者自己的习惯安全地从事家务活动,合理安排和计划家务活动,如自我料理、整理内务、烧菜做饭、洗衣、购物等有困难时,可做预先计划。保证厨房、卫生间、拐角、楼梯口等处明亮,保持室内温暖、舒适,除去易绊倒的障碍物,如地毯、脚垫等。对会引起潜在危险的活动和装置,应给予视觉警示。应用能量保存技术,尽量采取坐位、放松体位完成家务活动,充分利用家用电器和辅助装置以减少患者家务负担。如果患者手颤抖影响食物加工准备,可以使用食物固定器、防滑垫或夹子等。

(三)认知训练

目前,国内外还没有较成熟的认知康复方法,现仅介绍与记忆障碍和智能障碍有关的训练方法。

1.提高记忆力的训练

(1)视觉记忆的训练:选择 3～5 张日常生活用品的图片,让患者看 5～10 秒,要求患者记住然后将图片撤走,让患者说出或写下所看到的物品名称。反复数次,直至成功,再增加图片数量及行数,逐渐增加训练难度。

(2)地图作业训练法:在患者面前放一张有街道和建筑物但没有文字标记的城市地图,告诉患者先由治疗师手指处出发,沿其中某一街道行走至某处停住。要求患者将手放置在治疗师的手指停止处,从该处找回出发点,反复进行,连续 2 次无错误,再增加难度,如延长路线、增加转弯等。

(3)彩色积木排列训练法:用边长为 2.5 cm 不同颜色的正方形积木块,以每 3 秒一块的速度向患者出示。出示完毕,让患者按治疗师出示的顺序出示木块,反复数次,连续 2 次无错误时,可加大难度,如增加木块数目或缩短出示时间等。日常生活也可采用一些方法,如建立恒定的每日活动常规,让患者不间断地重复和排练,记忆一些常用的电话号码等,正确时给予鼓励。

2.智力障碍康复训练

(1)训练获取信息的能力:可取当地当日的报纸,根据报纸的内容进行训练。治疗师提出问题,要求患者寻找并给予回答。比如,询问报纸名称，头版头条信息，报纸的日期、体育、商业、经济信息，更具体地询问两个运动队的比分，广告宣传电影的内容等。还可以假设某一条件，购买某一物品，从广告中寻找相似条件的物品等。

(2)排列数字：给患者 3 张带数字的卡片，让其按从小到大的顺序排列好。然后，每次给一个数字，让其根据数字的大小插入已排列好的 3 张数字中，准确无误后继续进行上述程序。还可以询问数字间有何联系，如奇数、偶数、倍数等。

(3)处理问题的顺序：示范某一简单动作的步骤。如刷牙，将牙膏挤在牙刷上，取出牙膏、牙刷，让患者排列顺序；再如洗脸，用毛巾擦脸，脸盆放人温水，毛巾放人水中。更换几种简单动作后，如回答正确，再给予更复杂的动作让患者分析，如油煎鸡蛋、补自行车内胎等，让患者自己说出或写出步骤。如有步骤的遗漏，治疗师可说出遗漏的步骤，问患者该步骤应该在哪里。训练成功后，可训练解决问题的能力，如遇到迷路怎么办、丢了钱包怎么办等，让患者提出解决办法。

(4)从一般到特殊的推理：从工具、动物、植物、国家、职业、食品、运动等内容中挑选出一项。如食品，让患者尽可能多地想出与食品有关的问题，如回答顺利，还可以增加一些限制条件。如谈及运动时，可问哪些运动需要跑步、哪些运动需要用球等。另外，假设一个物品或食物，要求患者通过提问来猜出是什么东西。如有困难，可给予提示，如是植物吗？等等。开始时提问可不给予限制，以后要限制和减少提问次数。

(5)分类：如列出 30 种物品名单，并告诉患者属于 3 类物品，如食品、家具、衣服，让其分类，有困难者可给予帮助。成功后可让其更细地分类，如食品可再分为植物、肉、奶制品等。还可给予一些成对的词，让患者说出这一对词(物品)的共性，如夹克-裤子，是衣服，是穿的等答案均可，只要有共同点。

(6)预算：给患者设计一个 12 个月家庭开支(包括食品、房租、水电等)的账目，问患者哪个月账目支出最高、各项开支一年的总支出是多少、一年中各分项的支出是多少，还可以再分类预算，如每月需多少钱、每周需多少钱(包括总的和各分项的开支)。

（四）构音障碍训练

治疗方法包括呼吸训练、放松训练、构音改善的训练、克服鼻音化的训练及韵律训练等。

（五）心理治疗

有40％～50％的帕金森病患者会产生抑郁情绪和依赖倾向，治疗者要了解患者的心理状态。针对不同的文化层次、社会背景、性格特点进行评估，分析患者的心理活动，耐心听取其想法，找出存在的心理问题，改善负性认知和不良情绪，有针对性地指导患者和家属进行治疗。采取认知疗法，向患者讲解疾病的相关知识，让他们了解自己病情，正确对待疾病，促进患者对现实情况的适应，坦然面对疾病，积极配合治疗，进行功能训练，尽量能生活自理。消除患者在漫长的治疗过程中产生的疑虑，减轻心理压力，紧张和焦虑时指导患者采用放松疗法。医护人员在日常工作中要加强情感关怀，耐心、专心地倾听患者的倾诉，帮助患者宣泄内心痛苦。同时充分发挥家庭和社会的力量，尽量促使患者建立良好和谐的家庭和社会关系，帮助患者康复。

（六）中医传统疗法

帕金森病归于中医颤证。中医古籍中有大量有关颤证辨证施治的描述，标准证候分为痰热动风、血瘀动风、气血两虚、肝肾不足、阴阳两虚5个证型。中医根据病程、病情和证候的特点，有针对性地辨证施治。尤其在帕金森病非运动症状治疗方面有独特的疗效。主要有中药、针灸、推拿及传统运动疗法等手段。

1.中药

（1）专家验方：六君子汤、归脾汤、黄连温胆汤、补阳还五汤、通窍活血汤等。

（2）中成药康复：大补阴丸、定振丸、六味地黄丸、海马补肾丸等。

2.针灸

（1）体针：主穴选百会、风府、风池、曲池、阳陵泉、外关、太冲。肝将阴虚加三阴交；气血不足加足三里、合谷；风痰阻络加丰隆；瘀血阻滞者加血海、地机；以震颤为主可加大椎、少海、后溪；颈项强直加夹脊;汗多加肺俞、脾俞;便秘加天枢、气海;吞咽困难加廉泉;构音障碍加哑门;流涎加颊车、地仓。

(2)头针。①取穴:如一侧肌张力增高为主而震颤不明显者,主要取患肢对侧运动区上1/5及中2/5;双侧有病者,取双侧运动区上1/5,中2/5;头面部及额部有抖动者,另加运动区下2/5;躯体抖动、肌张力增高者,取患肢对侧的运动区及舞蹈震颤控制区。②操作:毫针刺于头皮下,进针达所需深度后通电,频率120~150次/分,通电量大小以患者能耐受为度,时间20分钟。③疗程:每天治疗1次,15次为1个疗程,有效者于第1个疗程结束后休息3~5天,再进行第2个疗程

(3)耳针:取穴肝、肾、肾上腺、脑、皮质下。

3.推拿

(1)头颈部操作:先以指按法揉太阳、睛明、印堂、四白、鱼腰、头维、角孙、百会、风池等腧穴,然后用叩法反复叩击头部,先以中指由前发际至后发际沿督脉叩击3~5遍,最后以双手五指由前向后连续叩击2~3遍。

(2)四肢操作:以拿、㨰、拨、摸、抖等手法对四肢由近端至远端反复操作,最后点揉尺泽、曲池、手三里、合谷、环跳、委中、足三里、承山、照海、涌泉等穴。

(3)腰背部操作:先以揉㨰法由上向下反复揉滚脊柱上督脉及其两侧膀胱经,然后由上向下擦督脉及膀胱经至透热。

4.传统运动疗法

气功、八段锦、太极拳等传统体育运动可以促进气血运行,疏通经脉筋骨,有益于预防和延缓帕金森病的发生,改善发病后患者的生活质量。

(七)辅助装置的应用和环境改造

为预防畸形,可让患者穿戴必要的矫形支具。穿衣困难可以借助穿衣辅助器,为防止患者跌倒,给患者配备合适的助行稳定用具,注意调整助行器的高度。不要让患者出现躯干俯屈加重,鼓励患者坐位时尽量保持腰部挺直,不要长时间团坐在软沙发内,要睡硬板

床，写字、打字桌面高度要正好适合患者在直腰和保持头颈部稍屈曲(10°)体位下工作。尽量去掉房间内的地毯和垫子，防止患者被绊倒，卫生间尽量无障碍，墙壁上安装把手等。

第七节　面神经炎

一、定义

面神经炎即特发性面神经麻痹，是因茎乳孔内面神经非特异性炎症而引起的周围性面瘫。它是一种常见病、多发病。患者一般症状是口眼歪斜，面部往往连最基本的抬眉、闭眼、努嘴等动作都无法完成，其日常生活受到一定的影响。

由于骨性面神经管只能容纳面神经通过，所以面神经一旦缺血、水肿必然导致神经受压，表现为急性非化脓性面神经损害。风寒、病毒感染、自主神经功能不稳定等均可导致局部神经营养血管痉挛，神经缺血、水肿，从而出现面肌瘫痪。面神经炎早期病理改变主要表现为神经局部水肿和脱髓鞘改变，病情严重者，茎乳孔和面神经管内部分轴索可出现变性。

二、临床特点

任何年龄均可发病，多见于20～40岁，男性多于女性。面神经炎通常急性起病，一侧面部表情肌突然瘫痪，可于数小时至数天达到高峰。有的患者起病前1～2天患侧耳后乳突区持续性疼痛和乳突部压痛。主要表现为面部表情肌瘫痪，同侧额纹消失，不能皱眉，眼裂不能闭合或闭合不全。体格检查时，可见患侧闭眼时眼球向外上方转动并露出白色巩膜，称Bell征；患侧鼻唇沟变浅，口角下垂，示齿时口角被牵向健侧，口轮匝肌瘫痪，不能做努嘴和吹口哨动作，鼓腮时患侧口角漏气，颊肌瘫痪，食物常滞留于齿颊之间。

此外，若鼓索以上面神经病变，可有同侧舌前2/3味觉减退或消失;镫骨肌神经以上部位受累时,同时有舌前 2/3 味觉减退或消失以及同侧听觉过敏;膝状神经节受累时除面瘫、味觉障碍和听觉过敏外,还有同侧唾液、泪腺分泌障碍,耳内及耳后疼痛,外耳道及耳郭部位疱疹,称为膝状神经节综合征,又叫 Hunt 综合征。

三、面神经炎的康复评定

(一)身体结构与功能方面

1.额的检查

首先观察额部皮肤皱纹是否相同、变浅或消失,眉目外侧是否对称、下垂;其次检查抬眉运动,重度患者额部平坦,皱纹消失或明显变浅,眉目外侧明显下垂;最后检查皱眉肌是否能运动,两侧眉运动幅度是否一致。

2.眼的检查

首先观察睑裂的大小,两侧是否对称、变小或变大,上眼睑是否下垂,下眼睑是否外翻,眼睑是否抽搐、肿胀,眼结膜是否有充血溃疡,是否有流泪、干涩、酸、胀的症状。其次检查闭眼运动,闭眼时应注意患侧口角有无提口角运动,患侧能否闭严及闭合的程度。

3.鼻的检查

首先观察鼻唇沟是否变浅、消失或加深。其次检查耸鼻运动,观察压鼻肌是否有皱纹,两侧上唇运动幅度是否相同。

4.面颊部的检查

观察面颊部是否对称、平坦、增厚或抽搐,以及面部是否感觉发紧、僵硬、麻木或萎缩。

5.口的检查

首先观察口角是否对称、下垂、上提或抽搐,口唇是否肿胀,人中是否偏斜。其次检查示齿运动,注意观察两侧口角运动幅度,口裂是否变形,上下牙齿暴露的数目及高度;努嘴运动,注意观察口角两侧至人中的距离是否相同,努嘴的形状是否对称;鼓腮运动,主要检查口轮匝肌的运动功能,观察两侧腮鼓是否对称,口角是否漏气。

6.茎乳突的检查

观察茎乳突是否疼痛或压痛。

7.耳的检查

首先观察是否有耳鸣、耳闷、听力下降或过敏，耳部有无疱疹。

8.舌的检查

检查舌前2/3味觉有无减退或消失。

(二)面肌肌力检查

面肌多为表情肌，不同于机体运动系统肌肉，不能引起关节活动，也不能给予阻力检查，通常观察面部肌肉收缩情况，并与健侧肌肉收缩进行对比(表3-7)。

表3-7 面肌肌力等级

等级	功能水平	评定标准
0级(M0)	正常肌力0%	用力收缩表情肌，无收缩活动，触摸无紧张感
1级(M1)	正常肌力10%	表情肌主动收缩时，肌肉存在紧张感，微动
2级(M2)	正常肌力25%	表情肌主动收缩时，活动可达健侧1/4活动范围
3级(M3)	正常肌力50%	表情肌主动收缩时，活动可达健侧1/2活动范围
4级(M4)	正常肌力75%	表情肌主动收缩时，活动范围接近于健侧，差异很小
5级(M5)	正常肌力100%	表情肌主动收缩时，与健侧完全一致

(三)面神经麻痹程度评定

国际上采用1984年制订的严重程度分级标准(表3-8)。

四、面神经炎的康复治疗

(一)药物治疗

1.激素治疗

急性期尽早使用皮质类固醇，如地塞米松10～20 g/d，连用7～10天逐渐减量。口服泼尼松20～30 mg，顿服或每天2次，1周后渐停用。

2.神经营养药物的应用

维生素B_1 100 mg，维生素B_{12} 500 μg，肌内注射，每天1次。

3.抗病毒治疗

Hunt综合征患者可口服阿昔洛韦0.2 g，每天5次，连服7～10天。

表 3-8 House-Brackmann 分级法

级别	类别	临床特征
Ⅰ级	正常	所有面部功能正常
Ⅱ级	轻度功能障碍	大体观察:眼睑闭合检查时轻度无力;可有非常轻微的连带运动 静止状态:面部对称,张力正常 运动状态:额部-功能中度至良好;眼部-轻度用力可完全闭合;嘴部-轻度不对称
Ⅲ级	中度功能障碍	大体观察:面部两侧有明显差异但不影响外观,有明显可见但不严重的连带运动、痉挛和(或)半侧面肌痉挛 静止状态:面部对称,张力正常 运动状态:额部-轻度至中度运动;眼部-用力可完全闭合眼睑;嘴部-用最大力仍有轻度无力
Ⅳ级	中、重度功能障碍	大体观察:明显的无力和(或)影响外观的不对称 静止状态:面部对称,张力正常 运动状态:额部-无运动;眼部-闭合不完全;嘴部-用最大力仍有不对称
Ⅴ级	重度功能障碍	大体观察:只有非常轻微的可察觉的运动 静止状态:不对称 运动状态:额部-无运动;眼部-闭合不完全;嘴部-仅有轻微运动
Ⅵ级	完全无功能	无运动

(二)物理因子疗法

急性期在茎乳孔附近给予超短波无热量治疗,以改善面神经的缺血、水肿。

急性期以后可配合红外线局部照射或局部热敷以进一步改善局部血液循环,消除水肿,促进炎症消散,减轻局部疼痛。

恢复期可给予局部低中频脉冲电刺激或直流电离子导入治疗,有助于患者面部肌肉主动收缩功能的改善。

(三)护眼

患者由于长期不能闭眼、瞬目而使角膜暴露、干燥,容易导致感染，可戴眼罩防护，用金霉素眼膏或左氧氟沙星滴眼液等预防感染，保护角膜。

（四）运动疗法

面神经炎主要累及的表情肌为枕额肌额腹、眼轮匝肌、提上唇肌、颧肌、提口角肌、口轮匝肌和下唇方肌。进行这些主要肌肉的功能训练，可促进整个面部表情肌运动功能恢复正常。每天训练 2～3 次，每个动作训练 10～20 次。

1.抬眉训练

抬眉动作的完成主要依靠枕额肌额腹的运动。可嘱患者上提健侧与患侧的眉目，有助于抬眉运动功能的恢复。

2.闭眼训练

闭眼的功能主要依靠眼轮匝肌的运动收缩来完成。训练闭眼时，嘱患者开始时轻轻地闭眼，两眼同时闭合 10～20 次，如不能完全闭合眼睑，露白时可用示指的指腹沿着下缘轻轻按摩一下，然后再用力闭眼 10 次，有助于眼睑闭合功能的恢复。

3.耸鼻训练

耸鼻运动主要靠提上唇肌及压鼻肌的运动收缩来完成。耸鼻训练可促进压鼻肌、提上唇肌的运动功能恢复。有少数患者不会耸鼻运动，在训练时应注意往鼻子方向用力。

4.示齿训练

示齿动作主要靠颧大肌、颧小肌、提口角肌及笑肌的收缩来完成。而这四块肌肉的运动功能障碍是引起口角歪斜的主要原因。嘱患者口角向两侧同时运动，避免只向一侧用力形成一种习惯性的口角偏斜运动。

5.努嘴训练

努嘴动作主要靠口轮匝肌收缩来完成。进行努嘴训练时，用力收缩口唇并向前努嘴，努嘴时要用力。口轮匝肌恢复后，患者能够鼓腮，刷牙漏水或进食流口水的症状随之消失。训练努嘴时同时训练了提上唇肌、下唇方肌及颏肌的运动功能。

6.鼓腮训练

鼓腮训练有助于口轮匝肌及颊肌运动功能的恢复。鼓腮漏气时,用手上下捏住患侧口轮匝肌进行鼓腮训练。患者能够进行鼓腮运动,说明口轮匝肌及颊肌的运动功能可恢复正常,刷牙漏水、流口水及食滞症状消失。此方法有助于防治上唇方肌挛缩。

(五)中医传统疗法

1.体针

恢复期可配合针刺治疗,以疏风散寒、通经活络为治疗原则,多局部取穴。常取患侧的太阳、下关、阳白、四白、地仓、颊车、迎香等穴,健侧的合谷穴。不能抬眉者加患侧的攒竹穴;乳突疼痛加翳风穴;舌麻、味觉消失加廉泉穴。

2.耳针

选面颊、眼、目 1、目 2 等穴。

3.电针

为了加大对局部的刺激量,可以在体针治疗的基础上,加脉冲电流刺激,每次 10~20 分钟。通电量以患者感到舒适、不出现面肌痉挛为宜。

4.穴位注射

用维生素 B_1、维生素 B_{12} 等药物进行穴位注射。可选取患侧地仓、颊车、下关和健侧的合谷穴。每穴注射 0.2~0.5 mL,每周 2~3 次,5 次为 1 个疗程。

5.推拿疗法

推拿对于改善局部的木僵感,促进面瘫恢复有一定帮助,而且不容易导致面肌痉挛,值得提倡应用。手法以点揉为主,穴位选用可参照体针治疗。

(六)手术治疗

面神经保守治疗无效时可考虑行神经移植治疗。一般取腓肠神经或邻近的耳大神经,连带血管肌肉,移植至面神经分支。

第八节　脊髓损伤

一、定义

脊髓损伤是由于各种致病因素引发的脊髓结构和功能的损害，造成损伤平面及以下运动、感觉、括约肌和自主神经功能障碍。

脊髓损伤好发于青壮年男性，这可能与该年龄段男性从事高风险社会活动有关。国外的调查显示脊髓损伤的年龄分布存在双峰特点，即 20～50 岁及 70～80 岁两个高峰，青年人脊髓损伤致伤原因主要是交通事故、高处坠落、重物砸伤、运动相关的损伤及暴力损伤，60 岁以上的老人脊髓损伤致伤原因则以跌倒损伤为主。

二、分类

(一)脊髓震荡

脊髓震荡指暂时性和可逆性脊髓或马尾神经功能丧失，可见于单纯性压缩性骨折，甚至影像学检查阴性的患者。这种情况下，脊髓既无机械性压迫，也无解剖上的损害。脊髓实质在光镜下无明显改变或有少量渗出甚至出血。伤后早期表现为不完全截瘫，24 小时内开始恢复，且在 3～6 周完全恢复。由于早期其表现与脊髓不完全性损伤难于鉴别，故为回顾性诊断，即在 6 周后获得完全恢复者的最后诊断。

(二)脊髓休克

脊髓休克指脊髓被横断与高级中枢失去联系后，断面以下的脊髓暂时丧失反射活动，处于一种无反应的状态。在断面以下脊髓所支配的骨骼肌紧张性减退或消失，外周血管扩张，血压下降，括约肌功能障碍及发汗反射消失，这表明断面以下躯体和内脏反射均减退或消失。脊髓休克只是暂时现象，损伤后不久可逐渐恢复，大约需要数周至数月。

(三)脊髓不完全性损伤

脊髓不完全性损伤指在损伤神经平面以下包括最低位的骶段

保留部分感觉或运动。骶部感觉包括肛门黏膜皮肤交界处和肛门深部的感觉。骶部运动检查指通过肛门指检发现肛门外括约肌有无自主收缩。此外,脊髓不完全性损伤尚有以下几种特殊类型的损伤。

1.中央束综合征

中央束综合征最常见于颈椎病患者发生过伸性损伤时(常见原因为摔伤),可伴或不伴骨折和脱位。临床表现为不完全损伤,运动功能障碍重于感觉功能障碍,上肢无力重于下肢。

2.布朗-塞卡综合征

布朗-塞卡综合征(半切综合征)多见于刀刺伤,由于脊髓半侧损害造成损伤平面以下同侧本体感觉和运动功能丧失,对侧痛温觉丧失。

3.前束综合征

脊髓前柱和侧柱损伤造成损伤平面以下不同程度的运动功能和痛温觉障碍,而本体感觉存在。

4.后束综合征

脊髓后部损伤,损伤平面以下本体感觉丧失,而运动和痛温觉存在。

5.脊髓圆锥综合征

脊髓骶段圆锥损伤,临床表现除运动、感觉障碍外,还包括膀胱、肠道功能障碍和下肢反射消失,部分患者可以保留骶反射。

6.马尾综合征

马尾综合征指椎管内的腰骶神经根损伤,引起膀胱、肠道和下肢反射消失,表现外周神经损伤的特征。

(四)脊髓完全性损伤

脊髓完全性损伤指在最低位的骶段($S_{4\sim5}$)神经根感觉和运动功能完全消失。

三、特点

从发病部位分析,颈髓损伤最为常见,占所有脊髓损伤的55%~75%,其次为胸腰段。根据损伤部位(颈段、胸腰段)、损伤程度(完全性损伤和不完全损伤)和并发症的不同,脊髓损伤的临床表现也各不相同。

(一)症状

1.运动功能障碍

颈段脊髓损伤表现为四肢瘫痪，称四肢瘫，胸段以下脊髓损伤引起躯干及下肢瘫痪而未累及上肢者称截瘫；脊髓休克期呈现弛缓性瘫痪，一般持续 6 周以上或更长时间。脊髓休克期结束后，脊髓锥体束受损的患者出现痉挛性瘫痪。马尾神经受损出现弛缓性瘫痪。

2.感觉功能障碍

损伤平面以下各种感觉消失、减退及过敏（感觉异常及疼痛），完全性损伤患者鞍区（会阴区）感觉消失。

3.膀胱功能障碍

脊髓损伤会造成脊髓反射中枢与皮质高级中枢的联系障碍，导致神经源性膀胱，从而出现尿潴留或尿失禁。神经源性膀胱的类型包括骶髓以上脊髓损伤导致的自动性膀胱（或反射性膀胱）及脊髓排尿中枢损伤导致的自主性膀胱。

4.直肠功能障碍

脊髓休克期主要表现为大便失禁。脊髓休克期后，脊髓腰段以上的完全性损伤主要表现为便秘。

5.呼吸功能障碍

胸腰椎移行部以上的脊髓损伤时，因肋间肌麻痹而导致呼吸功能低下。第 4 颈髓以上损伤因肌瘫痪而不能呼吸。

6.自主神经调节功能障碍

自主神经调节功能障碍主要表现为阵发性高血压、搏动性头痛、眼花、视物不清、心动过缓、损伤平面以上出汗、面部潮红和鼻塞等症状。

7.性和生育功能障碍

脊髓损伤患者多有不同程度的性功能和生育功能障碍。男性颈髓及胸髓损伤患者多数均可勃起，女性对性交及生育无明显影响。

8.其他障碍

体温调节障碍、日常生活自理能力障碍、社会参与能力受限及心理障碍等。

(二)体征

肌力减弱或消失,肌张力异常(低张力、高张力、痉挛),腱反射异常(无反射、弱反射、反射亢进),皮肤感觉异常(无感觉、感觉减退、感觉过敏),皮肤破溃或压疮等。

(三)并发症

脊髓损伤急性期呼吸系统并发症、心血管系统并发症、电解质紊乱、尿路感染、消化系统并发症、深静脉血栓、伤口感染、肺栓塞等都会出现。其他并发症还包括痉挛、中枢性疼痛、压疮、自主神经反射异常、关节挛缩、肌肉萎缩、骨质疏松、骨折、骨化性肌炎等。

四、脊髓损伤的康复评定

(一)脊髓损伤的神经学检查

1.感觉功能评定

(1)关键感觉点:美国脊髓损伤协会(American spinal injury association,ASIA)分级和国际脊髓学会(intergovernmental standing committee on shipping,ISCoS)的感觉评分来评定感觉功能。检查身体两侧各自的 28 个皮节的关键感觉点(C_2至 $S_{4\sim5}$)。关键点为容易定位的骨性解剖标志点。每侧每点每种感觉最高为 2 分,每种感觉一侧最高为 56 分,左右两侧为 112 分,两种感觉得分之和最高可达 224 分。分数越高表示感觉越接近正常。针刺觉和轻触觉评分是临床康复评定感觉功能的常用方法。

(2)肛门深压觉:如发现肛门处任何可以重复感知的压觉即意味着患者为感觉功能不完全损伤。

(3)感觉平面确定:由一个 2 分(正常或完整)皮节确定,即通过轻触觉或针刺觉受损或缺失的第一个皮节之上的正常皮节来定。

2.运动功能评定

(1)关键肌肌力检查:明确脊髓损伤运动检查的关键肌及其所代表的神经节段。上肢包括屈肘、伸腕、伸肘、屈指及小指外展肌群的肌力测试,分别代表 C_5、C_6、C_7、C_8 及 T_1 节段;下肢包括屈髋、伸膝、踝背伸、趾伸及踝跖屈肌力测定，分别代表 L_2、L_3、L_4、L_5 及 S_1 节段。

(2)肛门自主收缩：若肛门自主收缩存在，则视为脊髓不完全损伤。

(3)非关键肌肌力的评定：可以利用膈肌、三角肌、髋内肌及腘绳肌等肌肉来确定运动不完全损伤状态。

(4)运动评分：评定时分左、右两侧进行。采用徒手肌力检查法测定肌力，肌力为 1 级则评 1 分。5 级则评 5 分。10 块关键肌肌力评定后最高分左侧 50 分，右侧 50 分，共 100 分。也可将上肢、下肢分开计分，上肢双侧最高 50 分，下肢双侧最高 50 分，共 100 分。运动评分越高，表示肌肉功能越佳。对脊柱不稳的患者，进行徒手肌力检查时要小心。对 T_8 以下怀疑急性创伤的患者髋主动或被动屈曲均应不超过 90°，以降低对腰椎的后凸应力。检测时应保持等长收缩并单侧检查，这样对侧髋部就可以保持伸展位以稳定骨盆。

(5)运动平面确定：运动平面通过身体一侧 10 块关键肌的检查确定，肌力为 3 级以上的最低关键肌即代表运动平面，前提是代表其上节段的关键肌功能正常。身体左右两侧可以不同，两侧中的最高者为单个运动平面。

3.脊髓损伤平面评定

(1)神经平面评定：主要是身体双侧有正常的运动和感觉功能的最低脊髓节段。脊髓损伤神经平面主要以运动损伤平面为依据，T_2～L_1 节段相对比较特殊，通常以感觉损伤平面来确定。①运动损伤平面和感觉损伤平面：按 ASIA 和 ISCoS 根据对神经支配的关键肌和关键感觉点，可准确快速地确定损伤平面。确定损伤平面时，关键肌肌力≥3 级平面以上肌力必须正常。②损伤平面的记录：评定时要详细记录身体两侧的运动损伤平面和感觉损伤平面。

(2)患者无法进行检查时神经平面的评定：感觉、运动的评分和分级应根据延后的检查来进行。

(二)脊髓损伤程度评定

1.完全性损伤的确定

完全性损伤是指损伤后不存在骶部感觉和(或)运动功能的残留。但损伤平面以下1～3个节段可有部分感觉和运动保留,称为部分保留区。部分保留区是因为脊髓损伤水平以下一些皮节和肌节保留部分神经支配,故仍存在感觉或运动功能的残留。完全性损伤的确定必须在脊髓休克消失后才可作出,原因在于脊髓休克阶段一切反射均暂时消失,因而无法判断。

2.不完全性损伤的确定和分级

不完全性损伤是指脊髓损伤后损伤平面以下最低骶段($S_{4\sim5}$)仍有运动和(或)感觉功能存留。不完全性脊髓损伤提示脊髓损伤平面未发生完全性的横贯性损害,预后较完全性脊髓损伤好。脊髓损伤常见的分级方法有Fankel分级和ASIA分级。2020年专家共识推荐ASIA作为脊髓损伤分级标准(表3-9)。

表3-9　ASIA脊髓损伤分级

等级	损伤程度	功能状况
A级	完全性损伤	骶段($S_{4\sim5}$)无任何运动及感觉功能保留
B级	不完全性损伤	在神经损伤平面以下,包括骶段($S_{4\sim5}$)存在感觉功能,但无任何运动功能
C级	不完全性损伤	在神经损伤平面以下有运动功能,保留一半以上的关键肌肌力＜3级
D级	不完全性损伤	在神经损伤平面以下有运动功能,保留至少一半的关键肌肌力≥3级
E级	正常	感觉和运动功能正常

注:如患者需要评为C级或D级,即不完全性损伤,则需要满足下列条件之一。①肛门括约肌自主收缩;②鞍区感觉保留,同时身体一侧运动平面以下有3个节段以上的运动功能保留。

3.部分保留带

部分保留带仅用于完全性损伤(ASIA分级为A级),指感觉和运动平面以下保留部分神经支配的皮节和肌节。保留部分感觉或运动功能的节段即为相应的感觉或运动部分保留带，且应按右侧和左侧以及感觉和运动分别记录。对不完全性损伤，部分保留带不适用。

(三)步行运动指数

步行运动指数(ambulatory motor index，AMI)是对截瘫患者步行能力的预测。肌力评定方法：0-无；1-差；2-尚可；3-良；4-正常标准。评定髋屈肌、髋外展肌、髋伸肌、膝伸肌、膝屈肌 5 个肌群的肌力，每肌群正常时得 4 分，5 个肌群最高可得 20 分，此即为 AMI 的最高分。AMI 达 6 分才有可能步行；达 12 分才有可能在社区内步行；>6 分但<8 分时需用膝踝足矫形器＋双拐才能步行。

(四)其他评定

脊髓损伤除引起运动功能障碍、感觉功能障碍外，还会导致膀胱和大肠功能障碍、呼吸功能障碍、自主神经反射障碍等。因此，对脊髓损伤患者的评定内容还应当包括以上功能障碍的评定。对于截瘫患者的日常生活活动能力评定可采用改良 Barthel 指数(附录 G)，四肢瘫患者可采用四肢瘫功能指数。此外，运用较广泛的还有功能独立性量表(附录 F)。心理评定临床上多采用汉密尔顿焦虑量表、汉密尔顿抑郁量表等。

五、脊髓损伤的康复治疗

(一)急性期的康复治疗

急性期即伤后 3 周内，指患者伤后在脊柱外科(骨科)住院时，若临床抢救告一段落，患者生命体征和病情基本平稳、脊柱稳定，即可开始康复训练。

1.体位摆放

患者卧床时应注意保持肢体处于功能位置。对脊柱受伤的患者如怀疑脊髓损伤时应立即制动稳定。制动体位：①保持受伤时的姿势制动、搬运；②使伤员保持平卧位制动、搬运。前者可防止因体位变动而导致脊髓二次损伤。制动固定后立即转运至医院尽早开始救治工作。

常用的临床措施包括伤后早期应用糖皮质激素治疗,特别是甲泼尼龙大剂量疗法,尝试高压氧治疗,尽早手术治疗,对脊柱骨折脱位进行复位固定,解除脊髓压迫,重建脊柱的稳定性。

2.高压氧治疗

高压氧治疗对于急性期脊髓损伤患者效果最佳,时间越早,疗效越佳。高压氧在多方面能减轻脊髓损伤后的应激反应,从而促进神经功能的恢复。如果患者全身情况许可,应于伤后尽早进行,可每天用 2 个大气压高压氧治疗 2 小时,一天进行 2～3 次,2 次间隔时间约 6 小时,连续治疗 10 天,主要适用于完全性脊髓损伤和较严重的不完全性脊髓损伤。

3.关节被动运动

对瘫痪肢体进行关节被动运动训练,每天 1～2 次,每一关节在各轴向活动 20 次即可,以防止关节挛缩和僵直的发生。

4.体位变换

对卧床患者应定时变换体位,一般每 2 小时翻身一次,以防止压疮形成。

5.早期坐起训练

对脊髓损伤已行内固定手术、脊柱稳定性良好者应早期(伤后或术后 1 周左右)开始坐位训练,每天 2 次,每次 30 分钟。开始时将床头摇起 30°,如无不良反应,则每天将床头升高 15°,逐渐增加到 90°,并维持继续训练。一般情况下,从平卧位到直立位需 1 周的适应时间,适应时间长短与损伤平面有关。坐起时,往往穿戴矫形器保护。

6.选择性肌力训练

损伤后头几周,四肢瘫的患者应避免进行肩胛及肩部肌肉的抗阻训练;截瘫患者应避免进行髋部及躯干肌肉的抗阻训练。

对于四肢瘫患者,肌力训练的重点应放在三角肌前部、肩伸肌、肱二头肌、斜方肌下部,如果有主动活动,桡侧腕伸肌、肱三头肌、胸大肌也应纳入训练之中,这些肌肉在改善功能性能力方面将起重要作用。

对于截瘫患者，所有上肢骨骼肌都应训练，重点放在肩部肌群、肱三头肌、背阔肌，转移及扶杖行走时这些肌肉将发挥重要作用。

7.站立训练

患者经过坐起训练后无直立性低血压等不良反应即可考虑进行站立训练。训练时应保持脊柱的稳定性，佩戴矫形器或腰围，训练起立和站立活动。患者站起立床，从倾斜 20°开始，角度渐增，8 周后达到 90°，如发生不良反应，应及时降低起立床的角度。

8.呼吸及排痰训练

对颈髓损伤呼吸肌无力的患者应训练其腹式呼吸，咳嗽、咳痰能力及进行体位排痰训练，以预防及治疗呼吸系统并发症，并促进呼吸功能的恢复。对四肢瘫患者，早期康复的重要内容之一是预防和治疗肺部感染，防止分泌物阻塞气道导致窒息。气管切开后需做好气道管理。

9.二便的处理

脊髓损伤早期多采用留置导尿管的方法。留置导尿管的患者，需进行间歇性膀胱训练，定时夹闭导尿管，每 4～6 小时放尿 1 次。脊髓休克期内不进行导尿管夹管训练，休克期结束后根据患者的情况逐渐增加夹管时间，并保证每天进水量为 2 500～3 000 mL，记录出入水量。之后可采用间歇清洁导尿术，配合个体化饮水计划进行排尿训练。便秘的患者首先要调整饮食结构，以改变大便性状；其次可以使用开塞露润滑肠道，刺激直肠功能恢复，一般左侧卧位 30 分钟后嘱咐患者排便；也可用润滑剂、缓泻剂与灌肠等方法处理。

(二)恢复期的康复治疗

恢复期即在卧床结束后的 4～8 周，进入恢复期的时间可早可晚，骨折部位稳定、神经损害或压迫症状稳定，呼吸平稳后即可进入恢复期治疗。截瘫患者经过康复锻炼，可以恢复站立及行走功能。但四肢瘫的患者，除不完全瘫之外，很难恢复站立及行走功能。因此主要是卧床训练及坐位功能锻炼。

1.四肢瘫患者功能锻炼

(1)卧床训练：在卧床锻炼中以手部活动捏物、握物及其力量锻炼为主，还需充分锻炼未瘫痪的上肢肌力，进而练习依靠自己的臂力弯曲下肢及翻身，上下轮椅也是依靠自己的臂力，但手指有无握紧轮椅走路的能力，则需视颈髓损伤的水平而异。

(2)坐位练习：基本上也是卧位练习的内容，但强调以下内容。①依靠上肢的肌力，自己起坐能力的锻炼；②坐稳及久坐一定的时间，要防止在训练过程中发生脊柱侧凸，保持脊柱的稳定性；③早期坐位训练可以改善患者的基本生活活动功能，如穿脱衣服、扣纽扣、洗脸、刷牙、吃饭等；④能否驱动轮椅进行活动，需视手部功能及轮椅的自动活动功能而异。

2.截瘫患者功能锻炼

(1)截瘫患者功能锻炼的顺序：卧位练习→翻身练习→由卧位到坐位练习→坐位平衡练习→坐位移动练习→斜床站立治疗→平衡杠内练习→步行训练→站立练习→拐杖步行→减重支持训练。

(2)卧位训练：①桥式运动，患者仰卧位，双肘屈曲，以双肘和头部为支点做抬高身体的动作，每次向上抬高时尽量抬到最高，来维持或增加肩后伸、胸背部肌群肌力。每组 15 次，组间休息 20～30 秒，每天 3 组。②俯卧撑，患者俯卧位，双手撑在床上，做类似于俯卧撑的动作，来维持或增加伸肘、胸前部肌群肌力，维持躯干后伸，髋后伸关节活动范围。每组 15 次，组间休息 20～30 秒，每天 3 组。

(3)斜床站立治疗：可有效预防肺炎、压疮和尿路感染等并发症，维持脊柱骨盆及下肢的应力负荷，防止骨质脱钙，改善心理状态。应尽早开始，并坚持进行，每天站立时间宜在 2 小时以上。治疗性站立一般应在电动斜床上进行，逐渐增加斜床角度直至垂直位，并逐渐延长站立时间，同时可在斜床上进行上肢活动及作业治疗，斜床的角度应逐渐增加以免出现直立性低血压。

(4)步行训练：脊髓损伤后，可以应用的步法有摆至步、四点步、摆过步 3 种。在平行杠内步行训练开始阶段，治疗师要站在患者身后，双手控制住骨盆，确保每一个动作都能准确完成，必要时上提时给予提拉，落地后加压，保证平稳站立。

四点步训练：以左腿向前迈步的动作为例说明。①平衡站姿；②左侧拐杖向前，重心转移至双拐和左腿上；③身体扭向左侧，通过提髋，提起右侧腿，一旦提起，即把右腿如钟摆一样向前摆动；④重心转移至左拐和双脚上，把右侧拐杖提向前；⑤重心转移至双拐和右脚上，把左腿摆向前。在训练过程中要注意避免骨盆的旋转偏移。

摆至步训练：①首先躯干在过伸位保持平衡；②两手分别或同时沿平行杠内向前伸出距脚趾大约 15 cm；③身体前倾，使头和肩位于手的上方，然后提起双脚，并向前摆动使双腿正好落在手的后方。完成这一动作时，双腿提起后要很快放下，否则摆动距离太大。

摆过步训练：患者掌握这种步行，需要较高的平衡能力，但这是行走最快、最实用的步行训练。①将双手沿平行杠向前伸；②通过双肘伸展、压低和伸展肩胛骨等动作来提腿和骨盆并向前摆动，双脚落在手的前方，离手的距离大约等于摆动前与手之间的距离；③一旦提起，躯干和腿即如钟摆一样向前摆动并摆过双拐，脚跟着地，通过抬头，收缩肩胛骨和推动骨盆向前，重新获得平衡。当双脚稳定地持重之后，双手沿平行杠向前移动，准备迈出下一步。

(5)减重支持训练：利用悬吊装置不同程度地减少上身体重对下肢的负荷，在理论上有利于支撑能力不足的患者早期进行各种步行训练。脊髓损伤后早期进行减重训练目的在于促进感觉反馈对步行动作的调节作用，通过减轻身体负重，以促进步行。

3.轮椅的使用

一般情况下，颈髓损伤选择电动轮椅，胸髓损伤选择轻质普通手动轮椅，腰髓及以下者选择手动轮椅或运动轮椅。伤后 2～3 个月患者脊柱稳定性良好，坐位训炼已完成，可独立坐 15 分钟以上时，开始进行轮椅训练。上肢力量及耐力是良好轮椅提控的前提。轮椅训练包括向前驱动、向后驱动、左右转训练、上斜坡训练、跨越障碍训练、上楼梯训练、下楼梯训练、越过马路镶边石的训练、过狭窄门廊的训练及安全跌倒和重新坐直的训练。注意每坐 30 分钟，必须用上肢撑起躯干或侧倾躯干，使臀部离开椅面以减轻压力，避免坐骨结节处发生压疮。

(1)床-轮椅转移训练：坐在床边，将轮椅斜靠在床边，床-轮椅间呈约30°夹角，如果有轮椅扶手，打开一侧轮椅扶手，一手放在轮椅扶手上，一手放在床边，做来回转移训练，来维持或改善床-轮椅间转移能力。每组15次，组间休息20～30秒，每天3组，双侧都做。

(2)轮椅上支撑训练：轮椅坐位，双手放在轮椅扶手上，做撑起身体，然后放下的动作，来维持或改善轮椅减压能力，维持或改善双上肢支撑能力。每15分钟撑起1次，每次撑起后维持15秒以上。

(3)轮椅上身体前倾训练：坐在轮椅上，轮椅前轮调整为向前倾斜的位置，轮椅前放置一张与轮椅差不多高的凳子，双手扶住凳子，做身体前倾的动作，来维持躯干前倾活动范围。每组15次，组间休息20～30秒，每天3组。

4.矫形器的使用

对于脊髓损伤早期患者，颈椎佩戴颈托，根据稳定情况摘除。胸腰段选择可塑形的硬质矫形器，稳定后再更换软性矫形器。对于四肢，选择上肢矫形器或下肢矫形器，肢体保持中立位，防止关节挛缩。

佩戴截瘫行走器禁忌证：①上肢或下肢严重的挛缩或畸形，并且限制了功能的使用；②脊柱不稳定并且无法通过矫形器治疗；③坐立时缺乏应有的平衡能力。

对于颈髓损伤所致的四肢不同程度瘫痪，上肢功能的训练尤为重要，通过选择上肢矫形器帮助患者完成日常进餐和生活动作。胸髓损伤患者的上半身基本正常，但腰背平面以下肌肉瘫痪，腰背部矫形器可帮助直立躯干、增加肺活量，髋膝踝足矫形器可帮助训练站立和行走。腰髓损伤患者的上半身躯干平衡功能正常，使用髋膝踝足矫形器和拐杖可完成日常大部分动作。下腰髓损伤患者的上肢功能正常，腰方肌、髂腰肌正常，髋关节活动正常，可以使用膝踝足矫形器。骶髓损伤患者的足部分功能受损，可以使用踝足矫形器和足托。在功能训练上，选择截瘫步行矫形器可以改善患者的行走能力和生存质量，其效果已在国际上得到公认。

5.其他康复辅具

(1)外骨骼机器人：对于颈髓损伤引起的四肢截瘫患者，选择上肢外骨骼机器人可以帮助患者实现肩、肘、腕和手部功能的自主康复训练，并显著提升手部康复治疗的效果。对于胸髓及以下损伤的截瘫患者，自身恢复能力有限，选择下肢外骨骼机器人可为患者提供站立和行走能力。在脊髓损伤患者中，应用外骨骼机器人辅助行走系统可以持续提高其行走能力，提升脊髓损伤患者的幸福感。

(2)生活辅具：脊髓损伤患者除了上述辅具外，生活辅具配置必不可少，如袖带、勺叉、盘子挡圈、带吸管的饮水杯等。袖带可以用来训练手部握力，帮助日常用餐；而盘子挡圈用来防止食物推出撒落。

6.物理因子疗法

(1)电刺激疗法：经皮脊髓电刺激可以增强慢性脊髓损伤患者的自发运动、肌肉力量和功能，可促进神经功能恢复。无创表面功能电刺激辅助下的下肢步态训练，能观察到患者心血管疾病的改善、对步行辅助器具的依赖性降低，甚至有部分的神经功能恢复。功能性电刺激辅助下的运动疗法，还能实现肌肉重塑，改善骨骼肌失用性萎缩，从而促进脊髓损伤患者的功能康复。

(2)水疗：水疗是利用温水浮力、阻力、静水压力、热能传递及改变溶质等多个方面设计训练方案进行康复训练的治疗技术，可在一定程度上帮助提高患者的肌力、关节活动灵活性和心血管功能。另外，让患者在深水跑步有氧训练，并借助训练器具设计动作以提高安全活动范围，可以有效缓解下腰疼痛，提高肌力和身体状态。

7.作业治疗

脊髓损伤患者特别是四肢瘫患者，训练日常生活活动能力尤为重要。自理活动，如吃饭、梳洗、上肢穿衣等，在床上可进行时，就应过渡到轮椅上进行。洗澡可在床上或洗澡椅上给予帮助完成，借助一些自助器具有利于动作的完成。环境控制系统及护理机器人可极大地帮助四肢瘫患者生活自理。此外，日常生活活动能力训练应与手功能训练结合进行。

8.中医传统疗法

(1)按摩治疗:脊髓损伤的肢体如果长久在一个位置上不动,就会引起肌肉、关节和韧带的挛缩,这种情况通过适当的按摩和牵伸,可以改善关节的活动范围。

(2)针灸治疗:对预防肌肉萎缩、增强肌力、减缓疼痛等有良好的疗效。

9.心理治疗

脊髓损伤在精神上给患者带来了难以描述的痛苦,但大多数患者经过一段时间的心理治疗会勇敢地面对现实。康复的目的是帮助患者重新回到尽可能正常的生活中去。康复工作绝不仅限于功能训练,还要强调患者在心理社会方面的适应,这包括在悲伤的时候提供必需的社会支持和帮助,重塑自身形象,形成新的生活方式和对世界的认识,重新设计未来的计划,帮助患者在社会中找到自己的位置。

(三)并发症的康复治疗

1.中枢性疼痛

中枢性疼痛是脊髓损伤患者主观上感觉到的损伤平面以下区域以自发痛为主要症状的难治性疼痛,可发生在脊髓损伤 4 周后的任何阶段。疼痛的部位不确定,性质、程度、发作频率变化多端,发作时间、间隔时间多不固定,严重影响患者日常生活,具体发生机制尚不明确。多以目测类比评分法进行评定。目前尚无一种特效的治疗方法,多采取综合治疗。

(1)药物疗法:主要包括抗癫痫药(如卡马西平、加巴喷丁等)、抗抑郁药物(如舍曲林等)、其他药物(如鞘内注射巴氯芬、吗啡等)。

(2)物理因子疗法:常选用经皮电刺激,频率 15～150 Hz,强度以患者感到舒适的最大强度,每次 20 分钟,每天 1 次。

(3)心理疗法:采用以心理健康教育、心理疏导及放松治疗为主的心理疗法,转移患者对疼痛的注意力,直接调节中枢兴奋性。

(4)中医传统疗法。①针刺疗法:以通经脉、调神志为主要治则。可选损伤平面夹脊、内关、水沟及疼痛部位的循经取穴，每次20分钟，每天1次。②耳穴疗法：用王不留行籽贴于耳穴，如心、肾、神门、皮质下，3～5天更换1次穴位贴。③推拿疗法：由双下肢远端向近端进行，选用拿捏法、揉法，配合点按法，并可在脊柱两侧、痛感觉平面以上区域沿神经根走向进行操作，每次20分钟，每天2次。

2.深静脉血栓

脊髓损伤患者因长期卧床和运动受限，下肢静脉壁处于松弛状态，静脉内血液较长时间淤滞，易导致深静脉血栓，临床上容易被忽视，若血栓脱落易形成肺栓塞，危及生命。常规应监测患者下肢的周径、皮肤温度，一旦疑诊应立即行双下肢血管彩超及胸部CT增强检查。

(1)一般治疗：下肢深静脉血栓患者需卧床休息2周，患肢抬高，下床活动时穿弹力袜或应用弹力绷带，以促进静脉回流。

(2)药物及手术治疗：抗凝治疗是目前治疗急性深静脉血栓的最主要方法，常用药物有肝素、香豆素类衍化物。病程不超过7天者，可选用尿激酶或链激酶等溶栓。对于广泛性髂静脉血栓形成的患者，可手术取栓或放置滤网。

(3)预防要点：增加患肢被动活动，定时翻身，尽早床上活动；保持大便通畅，避免增加腹压，避免膝下放硬枕、过度屈髋、穿过紧的衣物，以免影响静脉回流；尽量避免在下肢静脉输液，特别是刺激性液体。

第九节　吉兰-巴雷综合征

一、定义

吉兰-巴雷综合征是典型的急性炎症性疾病，症状多于起病后2周左右达到高峰，为感染后免疫反应引起，是免疫介导的多发性神经病，以周围神经和神经根的脱髓鞘、轴索变性为病理特点，以四肢瘫痪、腱反射消失和脑脊液蛋白-细胞分离为主要特征，也可以各种变异形式出现。

任何年龄段均可发病，且随着年龄的增长，发病率增加，男性罹患吉兰-巴雷综合征的概率高于女性。全年均可发病，冬季发病率高于夏季。

二、临床特点

本病为急性或亚急性起病，患者呈急性或亚急性临床经过，多数可完全恢复，少数严重病例可出现继发轴索变性，引起致死性呼吸麻痹和双侧面瘫。多数吉兰-巴雷综合征患者发病前 1～4 周有胃肠道或呼吸道感染症状或疫苗预防接种史。

(一)运动障碍

四肢和躯干肌弛缓性瘫痪是本病的最主要症状。首发症状常为四肢远端对称性无力，肌无力始于一侧或两侧的下肢，迅速加重并向近端发展，或自近端开始向远端发展，多于数日至 2 周发展至高峰。肌无力通常在 1 周内由单侧发展为双侧对称性，逐渐累及躯干肌、双上肢和脑神经，严重病例可累及肋间肌和膈肌，导致自主呼吸麻痹、吞咽困难和发声困难而危及生命。肢体呈弛缓性瘫痪，肢体近端或远端严重无力，腱反射减弱或消失，初期肌肉萎缩可不明显，后期肢体远端有肌萎缩，继发性轴索损害时肌萎缩明显。肌力多在病情达到高峰 1～2 周后开始恢复，恢复期肌力可有短暂波动。

(二)感觉障碍

感觉障碍一般比运动障碍轻，多从肢体远端出现麻木、针刺感开始，也可有手套、袜套样感觉减退、消失或过敏，也可无感觉障碍。某些患者自发性疼痛很明显，肌肉可有压痛，以腓肠肌为著。偶可见节段性或传导束性感觉障碍。

(三)反射障碍

四肢腱反射多对称性减弱或消失，腹壁反射、提睾反射多正常。病理反射多为阴性，少数患者可因锥体束受累而出现病理反射。

(四)自主神经功能障碍

患者常出现皮肤潮红、发作性面部发红、多汗、心动过速、胸腹部压迫感、周身发热、手足肿胀及营养障碍等;交感神经受损出现Horner征、体温调节障碍、胃扩张、肠梗阻、括约肌功能障碍等;部分患者可出现血压不稳、直立性低血压、心动过速和心电图异常等,严重病例可发生严重心律失常,常便秘,约15%的患者出现暂时性尿潴留,通常留置导尿数日可恢复正常。

(五)颅神经损害

颅神经损害可见于半数患者,以单侧或双侧面神经麻痹和咽喉肌核下性瘫痪最多见,表现为面瘫、声音嘶哑、吞咽困难;其次为舌咽神经和迷走神经麻痹;动眼、外展、舌下、三叉神经的损害较少见。偶见视盘水肿。

(六)复发性

一般相隔数月至数年复发称再发型吉兰-巴雷综合征,再发时症状常重于首次发作。Fisher综合征为吉兰-巴雷综合征的一种变异型,起病呈急性进展,主要表现为眼外肌瘫痪、共济失调和腱反射消失三联征,偶可伴四肢轻瘫及脑脊液蛋白-细胞分离。这些吉兰-巴雷综合征的变异型的发病机制和以髓鞘脱失为主者有所不同。

(七)并发症

肺部感染、肺不张常见,心肌炎和心力衰竭较少见。

三、吉兰-巴雷综合征的康复评定

(一)心肺功能评定

呼吸肌麻痹是吉兰-巴雷综合征的最重要死因,故心肺功能评定特别重要。评定分为以下4项。

1.呼吸困难分级

采用气短指数(伯格测量表改良版)进行评定。

2.肺容积评定

监测潮气量、肺活量、肺总量、深吸气量、补吸气量、补呼气量等指标。

3.肺通气功能评定

监测每分通气量、最大通气量、用力肺活量、肺泡通气量等指标。

4.运动气体代谢评定

监测摄氧量、最大摄氧量、呼吸储备、呼吸商、代谢当量等指标。必要时可行动脉血气分析。

(二)关节活动度评定

关节活动度评定除常使用量角器和皮尺测量外,还可利用特定的仪器和设备进行准确评定,包括主动关节活动度评定和被动关节活动度评定(附录C)。评定时需要掌握各关节活动度和测量规则,准备测量工具,为患者摆放舒适体位,暴露测量关节,确定测量关节的骨性标志,确定量角器的圆心、移动臂和固定臂的位置,此外还要注意关节有无水肿、发红、发热、变形,有无疼痛、异常终末感及其他感觉障碍等。

(三)肌力评定

肌力评定可反映肌肉自身或支配肌肉的神经功能状况,故肌力评定是评定吉兰-巴雷综合征患者病损程度和治疗效果的最基本内容之一。目前临床常用的简便易行且准确实用的评定方法为徒手肌力检查分级法(附录A)。

(四)肌张力评定

可结合病史、视诊、触诊、临床分级、反射检查、被动运动与主动运动检查、功能评定等方面了解肌张力情况,尤其应从功能评定的角度来判断肌张力异常对日常生活活动能力的影响(附录B)。常用肌张力迟缓的评定标准:①轻度,肌力下降,肢体放在可下垂的位置并放下,肢体仅有短暂抗重力的能力,随即落下,能完成功能性动作。②中度至重度,肌力明显下降或消失,0级或1级,将肢体放在抗重力肢位,肢体迅速落下,不能维持规定动作。

(五)感觉功能评定

1.浅感觉

(1)痛觉:患者闭目,用大头针的针尖轻刺其皮肤,询问有无疼痛感觉,进行两侧对比、近端和远端对比。

(2)触觉:患者闭目,用棉签轻触其皮肤或黏膜,询问有无感觉。

(3)温度觉:患者闭目,用两支分别装有冷水(5～10 ℃)和热水(40～50 ℃)的玻璃试管或金属管,接触患者的皮肤,让其辨别冷热。

2.深感觉

(1)运动觉:患者闭目,检查者轻轻夹住患者的手指或足趾两侧,上下晃动 5°左右,让患者说出运动方向。

(2)位置觉:患者闭目,检查者将其肢体摆成某一姿势,请其描述该姿势或用对侧肢体模仿。

(3)振动觉:检查者将振动着的音叉柄置于患者骨突起处,询问患者有无振动并计算振动感持续的时间,比较两侧有无差别。检查时常选择的骨突部位有胸骨、锁骨、肩峰等。

3.复合感觉检查

(1)皮肤定位觉:患者闭目,检查者以手指或棉签轻触患者的皮肤,让其说出或用手指指出被触部位。

(2)两点辨别觉:患者闭目,用分开的圆规刺激两点皮肤,如患者有两点感觉,再将圆规的距离缩短,直到患者感觉为一点为止。身体各部对两点辨别感觉灵敏度不同,以舌尖、鼻端、手指最明显,四肢近端和躯干最差。

(3)实体觉:患者闭目,让其用单手触摸熟悉的物体并说出物体的名称、大小、形状、硬度、轻重等,两手比较;患者睁眼,用一小布袋装入上述物体,令其用手伸入袋中触摸,说出 1～2 种物体名称。

(4)体表图形觉:患者闭目,检查者用笔或竹签在其皮肤上画图或写简单的数字让其分辨,双侧对照。

(六)平衡、协调功能评定

1.平衡功能评定

平衡功能评定常采用观察法和量表法。观察法可用三级平衡评定法:Ⅰ级为静态平衡,Ⅱ级为自动动态平衡,Ⅲ级为他动动态平衡。量表法可采用 Berg 平衡量表、Fugl-Meyer 平衡反应测试量表等。

2.协调功能评定

(1)动作检查:上肢动作检查包括指鼻试验、轮替试验、指指试验、示指对指试验、拍膝试验等；下肢动作检查包括跟膝胫试验、趾-指试验、足尖拍地试验等。

(2)站姿、步行检查：观察站姿和步行动作中的协调性。

(3)使用仪器设备检查：使用连续拍照、动态摄影可以观察四肢动作的轨迹，也便于保存。

(七)日常生活活动能力评定

改良 Barthel 指数、功能性独立评定、Katz 指数等量表可评定患者的日常生活活动能力。

四、吉兰-巴雷综合征的康复治疗

(一)二级预防

过去仅靠单纯内科治疗，但早期肌无力，关节、肌肉和皮肤感觉减弱或消失，长期制动，可致肌肉萎缩、肌腱挛缩，最终造成残疾。

(二)早期康复

吉兰-巴雷综合征症状高峰常出现在发病后 2 周之内，此期应采取一些康复措施，防止继发性感染、肌肉萎缩、关节僵直、畸形等并发症的发生。

1.保持呼吸道通畅

运用深呼吸技术、震颤、拍打等，促进排痰，防止继发性感染。

2.定时翻身

协助翻身，每 2 小时 1 次，并做到勤按摩、勤更换、勤整理、勤擦洗，以改善局部血液循环，防止压疮发生。

3.保持功能位

保持功能性，防止关节挛缩变形。常用踝托固定双踝关节，防止足下垂。

4.被动运动和按摩

采用人工或器械进行瘫肢被动运动和按摩，其主要作用是保持和增加关节活动度，防止肌肉萎缩、关节挛缩变形，保持肌肉长度和肌张力，改善局部血液循环。按摩的手法要轻柔，长期强力按摩有加重肌肉萎缩的危险。还需对肱三头肌、腓肠肌、腘绳肌等关节肌进行牵伸。

(三)中期康复

中期为发病后3～5周,大多数患者的病情已得到控制,除继续早期康复治疗外,此时的功能训练应针对患者残存肌力,从去除重力位到抗重力位,再到抗阻力运动,以徒手进行增强肌力训练。

1.翻身、起坐及坐位平衡训练

教会患者正确翻身、起坐的方法。指导患者按床上坐位保持→床边坐位保持(端坐位)→轮椅坐位保持的顺序进行训练,同时进行坐位平衡训练。

2.肌力训练

吉兰-巴雷综合征患者对过劳性无力特别敏感,因此在设计训练计划时必须予以考虑。肌力训练应循序渐进,从开始的四肢肌肉助力运动逐步过渡到主动运动。

3.四肢体外反搏治疗

四肢体外反搏治疗,每天1次,每次30分钟,可促进血液循环,有效地防止四肢水肿。

4.电动斜床站立

将斜床的倾斜度逐渐增加到直立位,直至消除直立性低血压。既可建立血管运动调节功能,又可防止压疮发生,还能给患者直立的感觉,形成巨大的心理支持。

5.物理因子疗法

物理因子疗法包括温热疗法、激光疗法、水疗及电疗等,均可促进局部血液循环,促进细胞再生,缩短瘫痪病程,可根据病情选用。

6.抗阻训练

在训练中应当密切观察患者肌力的变化情况,及时调整训练时的体位。肌力在3级以下时,除了采取重力位,必要时可适当给予辅助;肌力在2级及以上时,采取抗重力位的肌肉抗阻训练,并且阻力施加在关节远端,这样阻力可以更加有效地实施。肌力增强训练的原则:肌力在1～4级的所有肌肉,都要进行训练。在训练中,应对所有不正常的肌肉同时加以训练,最终达到肌力增强的效果。

(四)后期康复

发病5周以后,病情平稳,进入恢复期,除继续前期治疗外,应当进行下列康复训练。

1.肌力训练

徒手抗阻训练,可用沙袋、哑铃、滑轮、多用架、股四头肌训练器、平行棒、臂式腕关节屈伸器、旋前旋后器等器械进行训练。应循序渐进,防止过度疲劳。

2.立位训练

立位训练可以利用自身的体重做蹲起。

3.步态再训练

(1)站立台站立:可增加站立的耐力,防止跌倒,并允许进行作业治疗。

(2)平行杠中行走:物理治疗师同患者一起在平行杠内行走,以防患者倒至一侧。

(3)佩戴辅助器具行走:用行走辅助器拐杖、手杖等在平行杠外行走。

(4)无帮助下行走:不带辅助器具练习行走。站立行走训练在下肢肌力增强的基础上进行,跟腱挛缩者佩戴踝足矫形器进行步态训练纠正异常姿势。

4.日常生活活动能力训练

与肌力增强训练同时进行,指导患者进行日常生活运动训练,如进食、穿衣、如厕、行走、使用轮椅等,从完全借助到半借助最后到完全独立,提高患者生活自理能力。

5.等速肌力训练

患者肌力达到3级以上,如有条件可进行等速肌力训练,可有效提高肌力。训练内容包括膝关节屈伸肌肌力训练、髋关节屈伸肌肌力训练、踝关节屈伸肌肌力训练。

6.心理疏导

帮助患者建立战胜疾病的信心和勇气,可采用心理咨询、集体治疗、患者示范等方式来消除不良情绪,使患者以轻松的心理配合治疗,促进早日康复。

此外,针灸在吉兰-巴雷综合征的治疗中也可起到积极的作用。

第四章

肌肉骨骼疾病康复

第一节　概　　述

一、定义

肌肉骨骼疾病康复是康复医学的一个分支学科，它研究肌肉骨骼系统功能障碍的原因、评定与治疗方法以及伤残预防等问题，并运用物理治疗、作业治疗、假肢和矫形器技术以及职业训练等手段，改善急、慢性肌肉骨骼系统损伤或疾病所致的疼痛、躯体结构异常及功能障碍，提高患者生活能力，回归家庭及社会。

肌肉骨骼疾病流行病学具有高致残率、高旷工率等特点，会对患者尤其是老年患者的社会生活及情感产生严重的不良影响。康复是“逆转”残疾或残障而重新获得躯体及社会功能的过程。这个过程要通过不懈努力改善患者的身心状态及社会环境，可以有效地降低疾病的致残率，并能够改善残疾人功能而使他们获得更多的就业机会。

二、肌肉骨骼康复与损伤组织愈合

肌肉骨骼康复是以骨科疾病愈合为基础。康复过程中不仅要考虑如何恢复患者关节的功能，还要注意康复治疗必须与组织愈合过程相契合，不能只促进功能恢复而忽略损伤组织的修复过程，也不能为了组织愈合而牺牲肢体功能。因此，骨科康复医师必须掌握骨、关节、肌肉、韧带及肌腱损伤后的病理生理反应及不同组织的愈合过程，才能制订合理的康复治疗方案，避免不适当或过度的康复训练影响组织愈合。比如，软组织损伤后0～7天为炎症水肿期，康复治疗以控制疼痛、水肿、痉挛为主；8～21天为组织增生期，康复治疗以促进损伤组织愈合、恢复关节活动度为主；22～56天为愈合期，康复治疗除增加关节活动度外，以强化肌力、耐力及平衡能力为主。

三、肌肉骨骼损伤与疼痛

（一）肌肉结缔组织

从结构来看，肌纤维与结缔组织紧密交织在一起，由3层结缔组织包绕支撑着肌肉。肌外膜是包绕整个肌肉的纤维结缔组织筋膜，肌束膜是包绕每个肌束的致密结缔组织，肌内膜是包绕单个纤维的疏松结缔组织。此3层结缔组织的胶原纤维形成肌腱，将肌肉附着于骨上。肌腱纤维与骨膜、关节腔和韧带等结缔组织交织在一起。肌肉收缩力通过结缔组织传递，引起机体运动并使各结构稳固。骨是受力的对象，如果没有肌肉和结缔组织，骨是无法使身体直立的。

人体张力系统结构的强度和稳固性取决于肌肉以及包括所有肌腱、韧带和关节腔在内的结缔组织。

（二）筋膜

筋膜是平行或管状排列的纤维结缔组织，有的厚且致密，有的则为一薄膜，所有的筋膜在机体内是相互连接的。浅筋膜位于真皮之下，由疏松的脂肪结缔组织组成。深筋膜包裹肌肉并形成筋膜纵隔，称肌间隔，在正常情况下有较好的润滑性，可使肌肉本身以及肌肉与筋膜表面之间自由地相对滑动。

（三）肌肉损伤与功能障碍

肌肉损伤通常是指肌肉和（或）包裹肌肉的结缔组织中的胶原纤维被撕裂。损伤后胶原纤维的异常交联以及肌筋膜的粘连，使肌纤维变短，其伸展能力下降。

肌肉、肌腱和韧带中的主要成分是纤维组织，纤维组织类似房屋的骨架，具有为机体赋形的功能，产生张力时，可以使机体直立，并可以传递力而产生运动。胶原纤维的功能障碍是由于过度的机械应力或对组织的压力不足。过度的机械应力也叫做积累性应力或重复性应力，它使胶原纤维过度沉积，引起异常交联和粘连，纤维紧密排列，降低了润滑性，因此减少了纤维和筋膜的相互滑动。

不运动或失用也会减少胶原纤维的生成，使结缔组织萎缩以及骨吸收。缺乏运动可使胶原纤维排列无序，紧排在一起或粘连。纤维的萎缩以及排列无序使得组织及相关关节不够坚固，功能减退。

损伤会引起炎症反应，在炎症修复时期，原纤维和胶原纤维随机排列，而不像正常时的平行排列，这样就降低了它们的强度。纤维排列紧密，形成异常交联的粘连，因此降低了胶原的正常滑动能力。

粘连是滑动表面的结缔组织异常沉积，这些粘连会发生在软组织的任何一个平面，从附着在骨上的韧带或肌腱，到胶原束间以及纤维自身都会发生。粘连还降低了组织的延展性，使组织变得没有弹性、增厚、短缩。肌肉骨骼疾病患者会在粘连区出现僵硬。

肌肉被称作肌静脉泵，因为骨骼肌收缩可压迫静脉，使血液流向心脏。肌肉的一张一弛对于维持身体健康是必要的，因为它有助于清除机体的代谢产物以及运送氧气等。

（四）软组织疼痛

软组织疼痛来源于骨膜、关节腔、韧带、肌腱、肌肉和筋膜的疼痛，受损后的骨骼肌肉组织释放的化学物质可引起软组织疼痛。积累性压力产生的机械刺激可导致组织破坏以及微炎症环境形成。另外，情绪或心理压力也可引起肌肉张力过度及组织内低氧高酸状态。

对痛觉最敏感的是骨膜和关节腔，中度敏感的是肌腱和韧带，最不敏感的是肌肉。

软组织功能障碍和损伤导致关节功能障碍和潜在的退变。关节功能障碍和退变又刺激了关节周围软组织的感觉神经感受器,这种刺激会引起神经反应,抑制或诱发周围肌肉的张力过高,导致协调和平衡功能异常。

(五)本体刺激感受器

肌肉中的感受器为中枢神经系统提供有关长度、张力、运动、关节和空间体位的信息。肌肉与皮肤的神经以及邻近关节和韧带的神经通过神经反应联系起来,因此,如果皮肤或关节受到刺激或伤害,肌肉会反应性地痉挛或进入抑制状态。

(六)肌腱

肌腱将肌肉附着于骨上,将肌肉收缩产生的力传递到骨上,因此产生关节运动。它们的存在使关节坚硬,并通过高尔基腱器起感应接受作用。韧带将骨连接起来,使关节坚固,指导关节运动,防止过度运动并充当感觉感受器。韧带损伤时会出现胶原纤维的撕裂。

肌腱损伤的典型表现为肌肉肌腱关节、肌腱骨膜关节或肌腱内的胶原纤维撕裂。肌腱炎是肌肉-肌腱单位的肌腱部分损伤。肌腱容易劳损和退行性变从而导致慢性炎症。由于损伤和不运动使肌腱缺乏正常运动,导致胶原纤维减少,以及肌腱和周围结构包括腱鞘在内发生粘连,从而降低了肌腱强度。

四、肌肉骨骼康复的临床意义

肌肉骨骼疾病的康复应从临床处理的早期开始介入,康复医师及治疗师应参与临床治疗计划的制订,来维持一定的肌肉收缩运动,促进骨愈合、关节内润滑液的分泌与循环、局部血肿及渗出液的吸收,增强新陈代谢,改善呼吸系统、循环系统、消化系统功能,从而预防骨脱钙、关节粘连和失用性肌萎缩。

康复早期介入可以避免许多并发症的发生,提高手术疗效,最大程度地降低该类疾病的致残率,达到事半功倍的效果。

第二节　康复评定

一、疼痛的评定

(一)定义

疼痛是由伤害性刺激引起的一种复杂的主观感觉,常伴有自主神经反应、躯体防御运动、心理情感和行为反应。

(二)评定方法

1.45 区体表面积评定法

采用 45 区体表面积图及颜色笔进行检查。

(1)评定方法:45 区体表面积图将人体表面分为 45 个区域,其中前 22 区,后 23 区,每个区域有一个特定的号码,检查时让患者用不同颜色或符号在图中标出疼痛部位。

(2)评分标准:涂盖一个区域为 1 分(每个区域无论涂盖大小,即便是涂盖了一个区域的一小部分也评为 1 分),未涂处为 0 分,总评分表示疼痛的区域。不同颜色或不同符号表示疼痛的不同强度:无色或“—”表示无痛;黄色或“○”表示轻度疼痛;红色或“□”表示中度疼痛;黑色或“△”表示重度疼痛。最后,计算疼痛区域占整个体表面积的百分比。

2.视觉模拟量表

视觉模拟量表适用于需要对疼痛的强度及强度变化进行评定的被评定者,不适用于对感知直线和准确标定能力差或对描述词理解力差的老年人。

3.简式 Mcmill 疼痛问卷

该问卷由 11 个感觉类描述词、4 个情感类描述词、现时疼痛强度和视觉模拟量表组成,每个描述词以 0～3 分进行强度分级。

二、肌张力评定

(一)分类

肌肉静止松弛状态下的紧张度,称为肌张力。

1.静止性肌张力

人在静卧休息时,身体各部肌肉具有一定的张力,称为静止性肌张力。

2.姿势性肌张力

躯体站立时,肌肉无明显收缩,但为维持站立姿势和身体稳定,躯体前后肌肉需保持一定张力,称为姿势性肌张力。

3.运动性肌张力

肌肉在运动过程中的张力,称为运动性肌张力。

(二)肌张力手法检查

1.视诊

肌张力正常时肌肉有特定的形态和紧张度。肌张力异常时可表现为异常的运动模式及异常的外观。肌张力降低时肌肉松软,弹性较正常差。

2.反射检查

应特别注意检查患者是否存在腱反射亢进。在进行腱反射检查时,用叩诊锤轻叩检查腱反射导致的肌肉收缩情况,检查肌肉对牵张刺激的反应,以发现是否存在肌张力过强。

3.伸展性检查

左右两侧相同肌肉伸展到最大伸展度时,若一侧出现过伸位,则提示该侧肌张力下降。

4.注意事项

患者的穿戴、体位、情绪、室内温度及测试时间等因素都会对肌张力的状态产生影响,因此检查时要控制以上因素,尽量标准化测量。

(三)常用评定量表

肌张力评定主要量表包括改良 Ashworth 量表、综合痉挛量表等。根据报道,综合痉挛量表量表主要用于脑损伤和脊髓损伤后的下肢评定,其评定内容包括腱反射、小腿三头肌张力、踝阵挛。因此,在评定时,可根据评定部位选择适当的量表。通常上肢可选用改良 Ashworth 量表,评定下肢可选用综合痉挛量表。

三、平衡能力评定

(一)基本概念

1.平衡

平衡是指在不同的环境和情况下保持身体力线、维持身体直立姿势的能力。

2.支持面

支持面指人在各种体位下(站立、坐、卧、行走)维持身体平衡所依靠的表面,即接触面。

3.稳定极限

稳定极限指正常人站立时身体的最大倾斜角度,是评估平衡功能的重要指标之一。

(二)平衡的功能分类

1.静态平衡

身体不动时,维持身体各种姿势的能力。

2.动态平衡

身体在移动过程中,维持、调整和控制身体姿势的能力。

3.反应性平衡

身体受到外力干扰而平衡受到威胁时,人体做出调整反应,重心随之转移进行调整以建立新的平衡的能力。

(三)评定方法

1.观察法

观察患者脚跟碰脚趾行走、足跟行走、足尖行走、走直线、侧方走、倒退走、走圆圈、绕过障碍物行走情况。评分标准:能完成活动为 4 分;能完成活动,但需要较少的身体接触才能保持平衡为 3 分;能完成动作,但为保持平衡需要大量的身体接触为 2 分;不能完成活动为 1 分。

另外一种是只观察患者站位或坐位情况。评分标准:无法保持所处体位为 0 分;没有任何支持,可以保持所处体位为1 分;在所处体位下患者可以向任意方向转移重心为 2 分;在所处体位下治疗师从任意方向给外力，患者可以保持所处体位为3分。

2.量表评定法

平衡能力评定常用Berg平衡量表和Tug移动能力评定。Berg平衡量表主要评测坐、站位基本平衡功能，见附录D。Tug移动能力评定是身体移动过程中的动态平衡测定。测试内容包括被试者从坐位站起，行走3 m，转身回来再走到椅子前方，然后坐下。记录全程所用时间，计时单位为秒。测验时被试者穿平常所用的鞋子，可以使用日常生活所用的助行器如手杖等。其中，7～10秒为正常；14秒为预测生活在社区的老年人的跌倒风险的临界值，＞14秒提示跌倒风险的存在；＞20秒提示存在移动障碍。

四、步态分析

（一）定义

步态分析是利用力学原理和人体解剖、生理学知识，研究人在行走时的肢体运动特征及引起肢体运动的生理机制的一门科学。步态分析前首先要了解正常步态。正常的步态具有方向性、稳定性、协调性、周期性、节能性以及个体差异。

1.基本参数

步行周期是行走步态的基本功能单位。一个步行周期包括支撑相和摆动相。步态分析的基本参数包括步长、步幅、步宽、步频、步速、步行周期、步行时相等。

2.肌肉关节运动

正常的步行周期中双下肢交替支撑和摆动，身体的各部分也按照一定的次序运动。肌肉是步行的动力来源，还具有保持平衡、吸收震荡、加速、减速和推动肢体的作用。参与步行的主要肌肉有竖脊肌、髂腰肌、臀大肌、股四头肌、缝匠肌、腘绳肌、胫前肌、小腿三头肌等。

（二）步态分析方法

步态分析的方法包括临床定性分析和实验室定量分析。

1.临床定性分析

临床定性分析由康复医师或治疗师在了解病史、检查肌力、肌张力、关节活动度、本体感觉以及周围神经功能后，用肉眼观察患者的行走过程，然后根据所得的印象或按照一定的观察项目逐项评定后对步态进行分析得出结论。

行走能力评定通过对步行能力进行宏观分级，大致了解患者能否步行，以及能否在家庭环境中或是社区环境中步行。评定方法主要有功能独立性测量、Hoffer 步行能力分级、Nelson 步行功能评定等。

2.实验室定量分析

实验室定量分析是利用器械或专业设备获得的客观数据对步态进行分析的方法。所用的器械或设备可以非常简单，如卷尺、秒表、量角器等测量工具以及能留下足印的设备；也可以较为复杂，如利用电子角度计、肌电图、录像高速摄影、甚至步态分析仪等设备，通过运动学参数、动力学参数、肌电活动参数及能量参数进行这项工作。

(三)常见异常步态

1.肌无力步态

(1)臀大肌步态：臀大肌是箭关节的伸肌，肌力减弱后会形成特定的挺胸凸腹的臀大肌步态。

(2)臀中肌步态：臀中肌是髋关节外展肌，肌力减弱后导致臀中肌步态。主要是臀中肌无法控制骨盆导致站立相时骨盆向对侧倾斜，双侧臀中肌无力行走时躯干左右摇摆，状如鸭子，又称鸭步。

(3)股四头肌步态：股四头肌是髋关节屈肌和膝关节伸肌。股四头肌无力时主要导致足跟着地期的异常。快速行走时，可见足跟过度抬高。

2.疼痛步态

任何原因导致行走时出现疼痛时都会出现疼痛步态，其实是一种自我保护行为，共同特征为患侧站立相缩短、步行速度下降、步长缩短。疼痛步态可以减少患侧关节压力，避免关节进一步损伤。

3.下肢不等长步态

下肢不等长分为绝对不等长和相对不等长。但不论是哪种下肢不等长，步态表现均为行走时骨盆向短腿倾斜下降，短腿侧髋、膝关节屈曲度减小，踝关节跖屈。严重时可导致短腿侧足尖踮起，膝关节完全伸展，成为跳跃步态。

4.痉挛步态

痉挛步态包括偏瘫步态和剪刀步态。偏瘫步态是由于中枢神经系统损伤引起的肌张力和运动控制变化导致的异常步态，不能将各种运动随意结合。剪刀步态是上运动神经元损伤导致的痉挛型截瘫、脑性瘫痪患儿行走时的特异步态。

五、日常生活活动能力评定

日常生活活动能力是指人们在日常生活中，为了照料自己的衣、食、住、行，保持个人卫生整洁和进行独立的社区活动所必需的的一系列基本活动，包括基本日常生活活动能力和工具性日常生活活动能力。

日常生活活动能力的评定方法很多，常用的标准化评定方法有 Barthel 指数、Katz 指数、修订的 Kenny 自理评定等。常用的工具有功能活动问卷、快速残疾评定量表等。

第三节 康复治疗

一、运动疗法

(一)关节活动度训练

关节活动度训练主要包括主动关节活动度训练、被动关节活动度训练、关节牵拉挤压训练、辅助主动训练、连续被动运动训练及肌肉牵张训练等。一般情况下，肌力在 3 级以下行被动关节活动训练，可增强肢体本体感觉、刺激屈伸反射、放松痉挛肌肉、促发主动运动。肌力在 3 级以上鼓励患者主动用力收缩完成训练，可改善肌肉功能、关节功能和神经协调功能。各种训练均需在康复医师或康复治疗师指导下完成，动作宜平稳缓慢，尽可能达到最大幅度，施力程度以引起轻度疼痛为最大限度。

（二）关节松动训练

关节松动训练主要有摆动、滚动、滑动、旋转、分离和牵拉 6 种基本方法。Matland 手法分级标准具体如下。

Ⅰ级：治疗者在患者关节活动的起始端做小范围、有节律地来回松动关节。

Ⅱ级：治疗者在患者关节活动允许的活动范围内做大范围、有节律地来回松动关节，但不接触关节活动起始和终末端。

Ⅲ级：治疗者在患者关节活动允许的活动范围内，大范围、有节律地来回松动关节，每次均接触到关节活动的终末端，并能感到关节周围软组织的紧张。

Ⅳ级：治疗者在患者关节的终末端，小范围、有节律地来回松动关节，每次接触到关节活动的终末端，并能感觉到关节周围软组织的紧张。

Ⅰ、Ⅱ级手法主要治疗疼痛，Ⅲ级手法主要治疗疼痛合并关节僵硬，Ⅳ级手法则是治疗粘连、挛缩。手法分级可用于关节的附属运动和生理运动，附属运动中Ⅰ～Ⅳ级均可用，生理运动必须在关节活动度达到正常 60%才可应用，多用Ⅲ～Ⅳ级，极少用Ⅰ级。分级范围随关节活动度的大小变化。

关节松动训练可以促进关节液流动，增加关节软骨营养，缓解疼痛，防止关节退变，保持组织的伸展性，增加本体反馈。临床上，它常被用于任何力学因素（非神经性）引起的关节功能障碍，如疼痛、肌肉紧张及痉挛、可逆性关节活动度下降、进行性关节活动受限、功能性关节制动等。对于后两者主要是维持现有关节活动度。该训练禁止用于关节松弛、关节肿胀、炎症、肿瘤及不稳定骨折。

（三）肌肉力量训练

肌肉力量训练要遵循超负荷、阻力渐增、由大到小、专门的部位和动作、合理的训练间隔等原则。一般来说，大肌肉群建议训练 2 天，休息 1 天；小肌肉群建议训练 6 天，休息 1 天。

1.主动运动

肌力恢复到3级，虽不能对抗外加阻力但能克服肢体自身重力影响时，即应开始做主动运动。对于手足等远端小关节，因运动时肢体自身重量很小，可视为无阻力主动运动，尽早给予抗阻训练；而近端的肩、髋、膝、肘等大关节，肢体自身重量就构成一种阻力，所以属于抗阻力主动运动。

2.辅助主动运动

当肌力恢复到能够活动关节时即应开始在协助下进行主动活动，包括徒手进行水平面和垂直面的运动及抗阻力辅助运动。

(四)肌耐力训练

局部肌耐力训练可以通过运动中对抗低负荷，多次重复训练动作来完成，可逐渐增加负荷量。高强度对训练肌力有效，低强度对训练肌耐力有效，如对抗轻的弹力带，3～5节，重复40～50次。肌耐力训练也可以通过逐渐增加等长收缩的时间来完成。此方法对抗阻力小，安全性好，尤其适合骨科康复早期使用。全身肌耐力训练方法主要以有氧训练为主，如长跑、游泳、骑自行车等运动，可每2天训练1次，每周最少训练2次。患者可根据全身和局部情况选择训练方法，调整训练强度，避免过度训练。训练过程中如果出现运动速度减慢，运动幅度下降，肢体出现不协调动作或主诉疲乏劳累应停止训练。

(五)平衡能力训练

1.四点跪位

患者呈俯卧位，双足踏床，先尽量抬起躯干允许重心转移到两手上，当用两肘或两手用力支撑的同时，头、颈、上躯干用力屈曲，将骨盆抬高，继续后移重心，直到两髋处于两膝同水平面，进行躯干肌力及平衡训练。

2.负重站立训练

骨折愈合达到可负重站立时开始此训练。站立时逐渐向患肢转移重心，或者单足站立。达到单足站立平衡后可以增加难度进行动态平衡练习，如屈曲膝关节、轻推患者、足跟离地等。

3.站立平衡

截瘫患者下肢肌力达到一定程度后需训练站立平衡，为步行做准备。早期站立平衡必须有器械和治疗师的协助，帮助患者寻找平衡点，一旦能保持静态平衡，即开始动态平衡训练，从不同方向轻推患者让其自动回到原位。

(六)站立及步行训练

1.站立训练

(1)下肢屈曲训练：治疗师一手将患足保持在背屈、外翻位，脚掌放于床面，另一手扶患侧膝关节，维持髋关节内收，完成髋、膝关节的屈曲动作。

(2)负重前训练：患侧下肢伸展，足背屈外翻，顶在治疗师的大腿前部，治疗师沿患者下肢长轴施加压力，指示患者做小范围的伸、屈膝动作。

(3)站立训练：包括双足站齐，保持平衡，双腿重心转移；两腿一前一后站立，重心向前、向后转移；一条腿支撑站立，另一条腿做迈步向前、向后的训练；于平衡杠中扶好站稳，在患腿持重的情况下，健腿做前后小幅度迈步。

2.步行训练

步行训练前需进行步行基础训练，包括体位适应性训练、躯干和下肢肌力训练、耐力训练、平衡协调性训练、辅助器具步行训练等。基础训练完成后可逐渐进行减重步行训练，并在平衡杠内依次进行站立训练、负重训练、平衡训练、分解步行训练、步态训练及过障碍物步行训练。

基础训练稳定后逐渐过渡到扶助行器步行。对于行动迟缓的老年人或有平衡问题的患者，助行器亦可作为永久性依靠，助行器仅适宜在平地使用。助行器使用熟练之后逐渐过渡到腋拐步行训练，包括摆至步、摆过步、四点步态、两点步态、三点步态。摆至步移动速度较快，可减少腰部及髓部肌群的用力，适用于双下肢完全瘫痪且下肢无法交替移动的患者。摆过步是挂拐步行中最快速的移动方式，适用于路面宽阔、行人较少的场合，也适用于双下肢完全瘫痪、上肢肌力强壮的患者。四点步态稳定性好、安全而缓慢,适用于骨盆上提肌肌力较好的双下肢运动障碍者、老人或下肢无力者。两点步态与正常步态基本接近、步行速度较快,适用于一侧下肢疼痛需要借助于拐杖减轻负重以减少疼痛刺激的患者,或是在掌握四点步行后练习使用。三点步态移动快速、稳定性良好,适用于一侧下肢功能正常、能够负重,而另一侧不能负重的患者,如一侧下肢骨折、小儿麻痹后一侧下肢麻痹等患者。

借助辅具行走时,要选择适当的行走辅具和行走步态。使用腋拐时,要根据患者的身高和手臂长度选择适合的腋拐或手杖。当患侧下肢支撑力＜体重的50%时,不宜使用单腋拐;当患侧下肢支撑力＜体重的90%时,不宜使用手杖;当双下肢支撑力总和＜体重的100%时,不宜使用助行器。

二、物理因子疗法

(一)电疗法

1.低频电疗法

频率在1 000 Hz以下。常用的低频电疗法有神经肌肉电刺激疗法、经皮神经电刺激疗法、脊髓电刺激疗法及功能性电刺激疗法等。主要治疗作用为止痛、促进血液循环及兴奋神经和肌肉。

(1)适应证:颈腰椎病、神经痛、关节痛、肢体残端痛、扭挫伤、肌无力、失用性肌萎缩、各种类型的下运动神经元损伤等。

(2)禁忌证及禁忌部位:心脏起搏器携带者、孕妇、颈动脉窦部位、皮肤病及痉挛性瘫痪等。

(3)治疗时间:每次10～20分钟,每天1次,10～15次为1个疗程。

2.中频电疗法

频率在1～100 kHz,临床常用2～5 kHz。常用的中频电疗法包括电脑中频电疗法和干扰电疗法等。主要治疗作用为镇痛、兴奋神经肌肉、软化瘢痕、松解粘连、提高平滑肌张力。

(1)适应证:各种扭挫伤、肌筋膜炎、各种神经炎、颈腰椎病、失用性肌萎缩、尿潴留、中枢神经和周围神经伤病所致运动功能障碍、瘢痕与挛缩、浸润硬化与粘连、血肿机化等。

(2)禁忌证及禁忌部位:出血倾向、金属异物局部、心脏起搏器携带者、心前区、孕妇腰腹部。

(3)治疗时间:每次 20～30 分钟,每天 1 次,15～20 次为 1 个疗程。

3.高频电疗法

频率高于 100 kHz。分为短波、超短波及微波疗法。具有促进血液循环、降低感觉神经兴奋性、控制炎症、加速组织再生修复、缓解痉挛及调节神经功能等作用。

(1)适应证:神经炎、神经痛,颈腰椎病,骨关节劳损、退行性变,韧带、肌肉劳损,软组织损伤,关节炎,腱鞘炎,肩周炎,胸膜炎及伤口感染等。

(2)禁忌证及禁忌部位:恶性肿瘤、出血或有出血倾向的部位、体温调节障碍、含有铁质金属内固定的部位(含有其他材质的金属内固定部位只限于使用无热档)、心脏起搏器携带者、妊娠、颅内压增高、青光眼等。

(3)治疗时间:根据病情每次治疗 10～15 分钟,隔天或每天 1 次,10～15 次为 1 个疗程。

(二)光疗法

利用各种光辐射治疗疾病的方法称为光疗法。常用的有红外线疗法、紫外线疗法、激光疗法等。

1.红外线疗法

红外线为一种波长为 0.76～400.00 μm 的不可见光线。根据波长可分为短波红外线(0.76～1.50 μm)和长波红外线(1.5～400.0 μm)。此法具有升高皮肤温度、改善局部血液循环、促进肿胀消退、降低肌张力、镇痛及表面干燥的作用。

(1)适应证:亚急性及慢性损伤和炎症、硬结、肌痉挛、主被动功能训练前准备等。

(2)禁忌证:急性损伤、化脓性炎症、循环障碍、皮肤感觉障碍、恶性肿瘤、水肿及出血倾向。

(3)治疗时间：每天 1 次，每次治疗 20～30 分钟。

2.紫外线疗法

紫外线是波长为 180～400 nm 的不可见光。医用紫外线常分为 3 段：长波紫外线 320～400 nm，中波紫外线 280～320 nm，短波紫外线 180～280 nm。由于短波紫外线治疗仪操作简便，目前临床最为常用。此法具有消炎止痛、杀菌、促进伤口愈合、脱敏、调节钙磷代谢、增强机体免疫功能等作用。

(1)适应证：红斑剂量适用于急性化脓性炎症、某些非化脓性急性炎症(关节炎、腱鞘炎)、伤口慢性溃疡、急性风湿性关节炎等；全身无红斑剂量适用于预防和治疗佝偻病、骨软骨病、长期卧床导致的骨质疏松等。

(2)禁忌证：日光性皮炎、活动性肺结核、系统性红斑狼疮、皮肤有出血倾向、急性湿疹、光敏感者、光敏感性疾病、急性心肌炎、急性肾炎或伴有肾功能不全的其他肾病、恶性肿瘤等

(3)治疗时间：隔天或每天 1 次，5～10 次为 1 个疗程。

3.激光疗法

激光疗法分为低能量激光疗法、中能量激光疗法和高能量激光疗法。康复医学中以低能量激光疗法为主，主要为半导体激光疗法和氦氖激光疗法。此法具有双向调节免疫功能、抑制细菌生长、促进红细胞合成、促进毛发生长、加速伤口和溃疡愈合、促进骨痂生长、加速神经损伤修复等作用。

(1)适应证：软组织炎症吸收期、伤口延迟愈合、慢性溃疡、带状疱疹、神经痛、面肌抽搐等。

(2)禁忌证：恶性肿瘤、结核、高热、出血倾向。

(3)治疗时间：每点照射 3～5 分钟，每次照射 3～5 个点，10～15 次为 1 个疗程。

(三)磁疗法

利用磁场作用于人体治疗疾病的方法，称为磁疗法，分为静磁场疗法和动磁场疗法。静磁场疗法是将磁片直接敷于皮肤或缝制

于衣物上,利用恒定磁场治疗疾病的方法。动磁场疗法是利用移动磁场治疗疾病的方法,在应用产生动磁的仪器时,磁场的方向、强度会发生变化。磁疗法具有止痛、镇静、抑菌消炎、消肿、促进创面愈合、软化瘢痕、促进骨折愈合等作用。

1.适应证

各种神经痛、扭挫伤、腱鞘炎、筋膜炎、肋软骨炎、颈腰椎病、肱骨外上髁炎、注射部位硬结、瘢痕、骨折延迟愈合等。

2.禁忌证及禁忌部位

心脏起搏器携带者、局部出血倾向、孕妇下腹部。

3.治疗时间

每次 15~20 分钟,每天 1 次,10~15 次为 1 个疗程。

(四)超声波疗法

频率高于 20 kHz 的声波称为超声波。应用 500~5 000 kHz 的超声波作用于人体,以此治疗疾病的方法,称为超声波疗法。治疗剂量范围内,可提高周围神经兴奋性、减轻炎症反应,提升痛阈、减轻疼痛,增强皮肤血管通透性、促进真皮再生能力,同时降低骨骼肌张力,小剂量可促进骨痂生成,增加血红蛋白及血液 pH 等。

1.适应证

各类软组织扭挫伤、瘢痕、组织内硬结、各类骨关节病、颈腰椎病、脊髓损伤、各类神经痛、周围神经损伤、颞颌关节功能紊乱等。

2.操作方法

操作方法有固定法和移动法。固定法剂量宜小,常用剂量为 0.1~0.5 W/cm,每次治疗 3~5 分钟;移动法的移动速度为 1~2 cm/s,常用剂量为 0.5~2.0 W/cm,每次 5~10 分钟,每天或隔天 1 次,6~10 次为 1 个疗程。

(五)冷疗法

利用低于体温和周围空气温度但高于 0 ℃的低温,使机体发生一系列功能性改变而达到治疗目的的方法,称为冷疗法。冷疗法具有降低组织温度、收缩小血管、降低组织代谢率、降低感觉神经末梢兴奋性、降低神经传导速度等作用,可使用冰袋、冷疗机、冰块按摩、冰水浴、冷喷雾等方法。治疗时严格控制温度和时间，防止冻伤，注意保护正常皮肤。

(六)热疗法

利用加热的各种热源为介质(如水、蜡、泥、中药等)，直接接触人体将热传递至体内以治疗疾病的方法，称为热疗法，属于外源性温热疗法。

1.石蜡疗法

利用加热熔解的石蜡作为温热介质，以 40～47 ℃温度时敷于局部，将热能传导到机体，达到治疗目的的方法，称为石蜡疗法。

(1)治疗作用：减轻疼痛、缓解痉挛、消炎消肿及软化瘢痕等作用。

(2)治疗时间：每次 30～40 分钟，每天 1 次，15～30 次为1个疗程。

2.湿热敷疗法

湿热敷疗法是通过传导热方式将热量和水蒸气作用于治疗部位以治疗疾病的方法。

(1)治疗作用：扩张局部血管、增强代谢、改善营养、促进渗出吸收、消肿、降低感觉神经兴奋性、缓解肌肉痉挛及软化瘢痕等。

(2)治疗时间：每次 20～30 分钟，每天 1～2 次，15～20 次为1个疗程。

(七)生物反馈疗法

生物反馈疗法是采用电子仪器将人体内肌电、血管紧张度、汗腺分泌、心率等不随意活动的信号叠加输出，转变成患者可直接感知的视听信号，再通过患者反复的学习和训练，并进行自我调节控制，改变异常活动的治疗方法。通过神经-体液途径进行自我调节以适应外环境变化，保持体内环境的相对平衡。放松性训练主要用于降低肌肉紧张度，以缓解肌肉痉挛；兴奋性训练主要用于增强肌肉的紧张度，以提高肌肉的收缩能力。

1.适应证

紧张性头痛、焦虑症、失眠、脊髓损伤后截瘫、周围神经损伤、肌腱移位术后、痉挛性斜颈等。

2.禁忌证

意识障碍和认知障碍者。

(八)压力疗法

压力疗法是指通过改变机体局部压力来治疗疾病的方法。临床多用于四肢疾病,可以增加压力、减小压力或两者交替。

1.正压顺序循环疗法

采用气压袋加压装置作用于人体,能促进肢体组织间过量体液由肢体远端向近端挤压。

(1)适应证:肢体创伤后水肿、淋巴回流障碍性水肿、截肢后残端肿胀、神经反射性水肿等。

(2)禁忌证:肢体重症感染未得到有效控制、近期下肢深静脉血栓形成、大面积破溃性皮疹。

(3)治疗时间:每天治疗 1～2 次,6～10 次为 1 个疗程。

2.正负压交替疗法

利用高于或低于大气压的压力交替作用于人体局部以促进血液循环的疗法,主要用于四肢。

(1)治疗作用:提高组织间隙的静水压、促进静脉血和淋巴回流及减轻肢体水肿后的继发效应等。

(2)适应证:单纯性静脉曲张、周围血液循环障碍、外伤后血管痉挛、弛缓性瘫痪合并循环障碍、局部循环障碍引起的皮肤溃疡、压疮、组织坏死、淋巴水肿和预防手术后下肢深静脉血栓形成。

(3)禁忌证:出血倾向、静脉血栓形成和血管栓塞早期、动脉瘤、大面积坏疽。

(4)治疗时间:单侧肢体每次治疗 30～60 分钟,若双侧均需治疗,则每侧肢体治疗 45 分钟。

3.负压疗法

(1)拔火罐:多用于风湿劳损引起的肢体麻痹、肌肉痉挛及慢性疼痛。

(2)肢体负压疗法:多用于动脉硬化性闭塞及血栓闭塞性脉管

炎等肢体缺血性疾病。

(3)局部负压疗法:多用于压疮创面、植皮创面、深部或表浅感染创面引流。

(九)体外冲击波疗法

体外冲击波疗法是一种利用能量突然释放产生高能量压力波,实现压力瞬间增高和高速传导至病变组织,使局部组织产生微损伤的微创治疗手段。

1.治疗作用

该疗法可促进组织代谢,促进粘连组织松解,改善微循环,促使细胞弹性变形,增加细胞摄氧,促进肌腱功能恢复,改变感受器对疼痛的接受频率,调控自由基释放抑制疼痛的化学介质,缓解局部疼痛。

2.适应证

骨折延迟愈合、骨不连接、股骨头缺血性坏死、跟骨骨刺、跟痛症、跖腱膜炎、肱骨内上髁炎、肱骨外上髁炎等肌肉和肌腱附着点炎,以及弹响髋等。

3.禁忌证

出血性疾病、血栓形成、各种感染及皮肤破溃者。

三、作业治疗

(一)日常生活活动能力训练

日常生活活动能力训练是为了达到独立生活而每天必须重复进行的最基本、最具有共同性的活动训练,包括个人卫生(洗脸、刷牙、梳头)、更衣、如厕、进食、床上活动、坐位平衡、转移等。训练前先进行评估,常用 Barthel 指数评估,评估后针对主要功能障碍进行有序的针对性训练(附录 G)。训练的顺序是床上活动、坐位平衡训练、体位转移训练、自理生活训练。最后根据评估结果和实际情况进行步行训练。

(二)治疗性作业活动

治疗性作业活动能增强肢体功能,调整心态,改善认知,提高生活能力,主要可分为日常生活活动、生产性作业活动和消遣性活动。

治疗性作业活动首先要评定，而后进行活动分析，尽量选择安全可行的活动项目，在治疗过程中进行必要的修改，以适应患者。

(三)辅具使用训练

辅具是利用人体残存功能，弥补丧失的能力而研制的帮助障碍者自理生活的器具。部分辅具是治疗师根据患者存在的问题予以设计并制作的简单器具，如改造的碗、筷，协助固定餐具的防滑垫，加粗改型的叉、勺，帮助手完成抓握动作的万能袖袋等。治疗师设计比较成功的辅具，有助于患者恢复功能，提高生活自理能力。

(四)假肢使用训练

假肢是为了补偿或增强患者已缺失的、畸形的或功能减弱的身体部分或器官，以最大限度地恢复患者功能和独立生活能力。上肢假肢常用于肩、肘关节离断，上臂或前臂截肢者，下肢假肢常用于髋、膝关节离断，大腿或小腿截肢者。患者需要反复训练，以达到熟练使用假肢的目的。

四、康复工程

在临床康复过程中，康复工程可以提供新的解决方法，除广泛使用的骨科矫形器和骨科助行器，3D打印技术、机器人技术、生物反馈技术等在骨科康复中的应用也日趋广泛。

(一)骨科矫形器的应用

1.上肢矫形器

上肢矫形器包括手指矫形器、手矫形器、腕手矫形器、肘矫形器及肩矫形器等。主要作用是保护关节、减轻疼痛、促进组织愈合、增加关节活动、预防畸形及代偿已丧失的功能。手指矫形器主要适用于手指骨折、脱位及畸形；手矫形器适用于外伤、正中神经损伤导致的手掌虎口、掌指关节挛缩；腕手矫形器适用于手外伤后手、腕关节的各种挛缩、肌力不平衡及畸形；肘矫形器适用于肘关节畸形、炎症；肩矫形器适用于肩关节周围骨折脱位术后、炎症及关节畸形。

2.下肢矫形器

下肢矫形器包括足矫形器、踝足矫形器、膝踝足矫形器、髋膝踝足矫形器、臀矫形器及交替迈步矫形器等。主要起稳定并保护关节、改善下肢的行走及运动功能、减轻疼痛、矫正畸形及维持关节功能位的作用。足矫形器适用于足部的各种畸形;踝足矫形器适用于踝关节骨折术后固定、各种原因引起的垂足及马蹄足;膝踝足矫形器适用于各种原因引起的膝、踝关节无力及畸形;髋膝踝足矫形器适用于脊髓损伤、肌肉营养不良等疾病导致的截瘫及小儿麻痹后遗症。

3.矫形鞋

矫形鞋是专门针对足部相关疾病治疗的鞋垫、足托、鞋的总称。可对平足、弓形足、马蹄内翻足、踝关节及距下关节炎症、跨囊炎等疾病进行相应的处理,达到改善足底承重、减少摩擦、矫正畸形、减轻疼痛等作用。

4.脊柱矫形器

脊柱矫形器包括脊柱软性矫形器和脊柱硬性矫形器。脊柱软性矫形器主要是限制腰部运动和部分减轻腰部的承重。脊柱硬性矫形器支撑力比软性矫形器强,针对不同畸形控制有不同的品种。

(1)腰围:适用于腰肌劳损、腰椎间盘突出症等疾病引起的腰痛,可以减轻椎间盘压力,限制脊柱活动。

(2)费城围领:适用于颈椎损伤急救固定、颈椎骨折术后、颈椎失稳、软组织损伤及稳定性骨折的治疗。

(3)腰骨硬性矫形器:适用于腰椎间盘突出症、胸腰椎骨折、脊椎滑脱及脊椎融合术后。

(4)头环式颈胸矫形器:是颈椎矫形器中固定最牢靠的,适用于不稳定的颈椎及颈椎骨折术后。

(5)胸枕颌颈部矫形器:适用于颈椎融合术后及颈椎稳定性骨折,也用于头环式颈胸矫形器去除后。

(二)骨科助行器的应用

1.轮椅的应用

轮椅是丧失了行动能力的残疾人的主要交通工具,也是肢体残疾者康复的重要辅助生活用品之一。轮椅尺寸也应当合身,尺寸合适可使各部位受力均匀,不但舒适,还可以预防不良后果的出现。

(1)轮椅选择:主要是对座宽、座长、靠背高度、脚踏板高度、扶手高度有一定的要求。①座宽:患者坐在轮椅上,臀部两侧与轮椅两侧内面之间应各有 2.5 cm 的距离。②座长:患者坐在轮椅上,背靠椅背,胸窝部与座位前缘之间应为 6.5 cm。③靠背高度:一般选择靠背上缘与患者腋下相差约 10 cm 为宜,但应依据患者躯干功能状态而定。靠背越高,患者坐时越稳定;靠背越低,患者躯干及双上肢的活动越方便。④脚踏板高度:脚踏板距地面至少 5 cm。如果是可以上下调节的脚踏板,可将脚踏板调节到患者坐好后大腿前端底部的4 cm不接触坐垫为宜。⑤扶手高度:患者坐好后,肘关节屈曲 90°,再向上加 2.5 cm 为宜。

(2)使用方法:包括自行使用和辅助使用。自行使用主要包括平地推动轮椅前进和后退、斜坡推动轮椅、转换轮椅方向及轮椅移乘等技术。辅助使用主要是使用四轮或两轮前进和后退、上台阶及上下楼梯等技术。

2.步行器的应用

步行器是使用较为广泛的一种助步行走工具,由金属杆围成三面,底下有 4 个脚支撑。它能提供前、左、右 3 个方向的稳定和保护,更能保持平衡,比拐杖和手杖更加稳固。下肢手术后早期行走,使用拐杖较为吃力的患者可以选用。另外,步态不稳、腿脚无力的老年人也适合使用步行器。使用步行器可以选择不负重、部分负重和全负重的方式行走,以适应不同需要的患者。但要注意:定期检查步行器脚底衬垫是否磨损;步行器使用需有人左右保护;保持行走路面干燥;不要穿拖鞋行走。步行器可分为无轮型、前方有轮型和四轮型。

(1)无轮型步行器:适用于患肢无法负重,上肢力量正常的患者。主要特点在于支持牢靠，不易滑动，但是行走速度较慢。骨折术后早期训练多采用此型步行器。

(2)前方有轮型步行器：适用于上肢力量不足或者协调性差的患者。主要特点是设计方便，不需要提起步行器就可以直接推行，且仍保留一定的稳定度。但是使用前患者必须具有一定的活动能力，能够维持正常步态。

(3)四轮型步行器：适用于可以负重行走，不完全依靠步行器维持行走步态，不适合术后早期使用。四轮型步行器通常带手刹，方便上下坡行走。

3.拐杖的应用

拐杖是有平衡障碍患者的重要工具，通常由木头或者金属制成。患者应根据实际情况选择合适的拐杖，以确保获得足够的支撑保护。使用时要注意：拐杖触地脚没有破损；避免在湿滑路面行走；步幅适当以防摔倒，最好有专人在旁保护。拐杖可分为腋拐、前臂拐杖和手杖。

(1)腋拐：适用于患肢无法承重的患者，如下肢骨折术后患者。腋拐的高度应该是足跟到腋窝的距离再增加 5 cm 或腋窝至足外侧 15 cm处的距离，把手高度为伸腕握住把手时，肘部呈 30°屈曲，或手柄与股骨大转子持平。主要特点是协助承重能力强，可以重新分担下肢重量。缺点是体积较大，且可能存在神经和血管压迫风险。

(2)前臂拐杖：适用于手、腕无力，需要前臂承重的患者，如手部关节炎。主要特点是协助承重能力较腋拐差，但比其方便。

(3)手杖：适用于关节功能障碍但无肌肉萎缩无力的患者，如骨关节炎。手杖高度应为足跟至大转子的距离。正确使用手杖可以减小保持关节稳定所需要的肌肉力量，还可以降低关节受力，减轻疼痛。行走时手杖应在下肢功能较好的一侧，否则适得其反。

五、中医传统疗法

在骨科常用的有中药(内服、外用)、针灸、推拿、体育(五禽戏、八段锦、太极拳、易筋经)、饮食、气功等。

中药内服外用为中医传统疗法的主要方法之一，在骨折康复中，根据损伤“专从血论”“恶血必归于肝”“肝主筋，肾主骨”“客者除之，劳者温之，结者散之，留者攻之，燥者濡之”等基本理论辨证论治，归纳为三期辨证治疗：早期宜破，中期宜和，后期宜补。使用时根据病情，采用先攻后补或攻补兼施，不可机械使用。外用方剂以洗剂及热敷形式最为常用，多用于局部慢性疼痛及关节僵硬。针灸对于疼痛、脊髓损伤及周围神经损伤等作用尤为突出，在各期都可随证使用。推拿适用于颈肩腰腿痛及关节功能障碍，体育训练及气功则适用于后期康复锻炼，饮食调理则贯穿康复治疗始终。

这些方法根据病情需要经辨证论治应用于骨科疼痛、肿胀、关节僵硬、神经损伤等。

（一）骨科疼痛

1.中药内治

对于骨折、扭挫伤等引起的急性创伤性疼痛，多辨证为气滞血瘀，以行气活血、消肿止痛为治则，内服方药复元活血汤加减，伤在上肢者加片姜黄，伤在下肢者加木瓜、川牛膝，伤在胸部者加羌活，疼痛重者加制乳香、制没药。

对于骨科慢性疼痛，则根据风寒痹阻、气虚血瘀或肝肾亏虚等证型，结合疼痛部位选用方药。颈部疼痛局部外敷通痹汤，内服四乌汤加减；腰部疼痛局部外敷通痹汤，内服益肾活血汤加减；四肢关节疼痛局部外敷通痹汤，内服曲直汤加减。

2.中药外治

对于慢性软组织损伤、关节挫伤、腰肌劳损、肩周炎、颈椎病、腰椎间盘突出症等疾病引起的疼痛，采用展筋活血散痛点局部研药，用拇指指腹黏药约 5 mg，在痛点处顺时针方向旋转，每次研摩30 圈，每个痛点研药3 次，每天研摩 1 次。

3.针灸治疗

骨科急性疼痛多为实证，可取局部阿是穴，结合阳明经穴，针刺以泄法。对于慢性疼痛，进行辨证施治，局部取穴与经络配穴相结合，均可见效。

(二)肿胀

1.中药内治

对于跌打损伤、扭伤等急性软组织损伤、闭合性骨折局部软组织肿胀,根据中医理论,创伤瘀血肿胀多为气滞血瘀,可内服桃红四物汤,加酒大黄、制乳香、制没药、制川乌。损伤在上肢者加片姜黄,在下肢者加川牛膝,在胸腹部者加羌活。

2.中药外治

对于骨科常见急慢性软组织损伤肿胀及滑膜炎肿胀,采用外用中药复方制剂三花膏,疗效显著。该方按照辨证论治的用药原则,由红花、蒲公英、紫花地丁等组成,具有凉血、消肿、止痛等作用。

(三)关节僵硬

骨折最常见的并发症就是关节僵硬。中医康复技术主要以外治法和训练为主,如中药塌渍、外用洗剂熏洗、推拿,以及太极拳、易筋经等体育训练。

(四)神经损伤

骨科常见神经损伤包括脊髓损伤和周围神经损伤,常用的中医药方法有针灸、中药等。

1.针灸

针灸有镇痛、改善损伤神经功能、促进神经修复的功效,是临床常用治疗方法之一。对于脊髓损伤,主穴选损伤脊髓段椎体上下1~2 节段两侧夹脊穴和背俞穴,结合相应肢体阳明经穴;周围神经损伤取损伤肢体的阳明经穴。针刺、电针治疗每天 1 次,10 次为1 个疗程。一般治疗 1~3 个疗程以后,症状都有不同程度的改善。

2.中药内服

中药内服用中医理法方药进行辨证论治,运用较多的方剂有补阳还五汤、健步丸、黄芪桂枝五物汤等。其机制在于促进周围神经损伤和再生,加速局部毛细血管增生,改善微循环,促进神经损伤后的结构重建等。

3.中药外治

传统医学认为此病症多属外伤后气血瘀滞，营卫失和，筋脉失养，故临床治疗中多以活血化瘀类方药，采取熏洗、浸泡为主，如上肢洗剂和下肢洗剂。每天熏洗患肢1～2次，每次20～30分钟。

第四节　颈肩腰痛

一、颈椎病

(一)定义

颈椎病主要是由于颈椎的骨关节、椎间盘及其周围软组织的损伤、退变，导致颈神经根、椎动静脉、颈交感神经以及颈段脊髓受到压迫或刺激后所引起的系列复杂的症状。

(二)颈椎病分型及临床特点

颈椎病的临床表现较为复杂，根据受压部位、组织的不同及所表现的不同临床症状，可将颈椎病分为以下6种类型。

1.颈型

此型大多由于风寒、潮湿、枕头不适或卧姿不当、颈肌劳损、头颈部长时间单一姿势、姿势不良或过度疲劳等造成颈椎间盘和棘突间关节、肌肉及韧带等劳损所致。常在清晨起床后出现，主要表现为颈项强直，活动受限，肩背疼痛发僵，不能做点头、仰头及转头活动，呈斜颈姿势，需要转颈时，躯干必须同时转动，可出现头晕症状。少数可出现反射性肩臂手疼痛、胀麻，但咳嗽或打喷嚏时症状不加重。

2.神经根型

此型发病率最高。它是由于椎间盘侧后方突出，钩椎关节或关节突关节增生、肥大，刺激或压迫神经根所致。临床上开始多为颈肩痛，短期内加重，并向上肢放射。皮肤可有麻木、感觉过敏等感觉异常。同时可有上肢肌力下降、手指动作不灵活。当头部或上肢姿势不当,或突然牵拉患肢时,即可发生剧烈的闪电样锐痛。

3.脊髓型

此型是颈椎病中最严重的一种类型。由于起病隐匿,症状复杂,常被漏诊和误诊。一般认为由于脊髓直接受压、反复摩擦致伤或脊髓血供障碍,病变多发生在下颈椎。由于脊髓传导束受累的部位不同,脊髓症状和体征的表现也不尽相同,多为下肢无力、沉重、迈步困难、步态笨拙、足趾或足底酸麻,一侧或双侧上肢无力、不能提重、取物坠地、手的精细动作明显障碍,有时有大小便异常(大小便次数增多或大小便困难),后期可出现不完全瘫痪的脊髓损害表现。

4.椎动脉型

此型与钩椎关节增生、椎关节失稳、小关节松动和移位,刺激或压迫椎动脉,致椎动脉痉挛、狭窄有关。临床表现为发作性眩晕、耳鸣、耳聋、头痛、共济失调、一过性黑矇、突然摔倒等椎基底动脉供血不足的症状。症状的出现与消失和头部位置有关。

5.交感神经型

此型由颈椎椎体或小关节增生、后纵韧带钙化等,刺激了颈交感神经所致。它常与椎基底动脉供血不足同时存在,两者不易鉴别。临床表现为枕颈痛、偏头痛、头晕、恶心、心慌、胸闷、心前区疼痛、血压不稳、手胀、手麻、怕凉、视物模糊、易疲劳、失眠等症状。

6.混合型

上述两型或两型以上的症状和体征同时存在。

(三)颈椎病的康复评定

1.颈椎活动度评定

颈椎可沿冠状轴做屈伸活动,沿矢状轴做侧屈运动,沿纵轴做侧旋运动。正常情况下,颈椎活动度为前屈35°～45°,后伸35°～45°,左、右侧屈各45°,左、右侧旋各60°～80°。颈肩痛的患者通常有不同程度的颈椎活动受限。

2.肌力评定

目前临床多采用徒手肌力检查法,最常用的为六级评定法。神经根型颈椎病、脊髓型颈椎病等常伴有上肢或四肢肌力改变,准确的肌力评定有助于了解患者的功能状况，并对疗效进行评估。

3.颈椎生理曲度检查

颈肩痛患者常因椎旁肌的急慢性病变、颈椎退行性改变等因素而导致颈椎生理曲度改变，常见的有颈椎生理弯曲减少或后凸畸形、斜颈等。

4.脊柱稳定性评定

脊柱稳定是指在生理负载的范围内，脊柱功能单位不发生异常的变形、移位或异常的过度活动，也不出现脊髓及神经系统功能损害。脊柱不稳定是由于脊柱功能单位或辅助结构的损害，造成在正常生理负载的情况下，脊柱功能单位失去维持正常结构关系的能力，发生了异常的活动、移位或引起进行性加重的畸形，或引起脊髓神经功能损害。对于退行性脊柱不稳定，目前临床多使用过屈过伸动态 X 线检查，与邻近的椎间隙成角超过 15°或移位超过 3 mm，就能诊断脊柱不稳定。

5.颈椎病的特殊检查

(1)压顶实验：患者头偏向患侧，检查者用手向下压迫患者头部出现患侧上肢放射性疼痛或麻木为阳性。

(2)臂丛神经牵拉实验：检查者用手抵于患者患侧颞顶部，并将其推向健侧，另一手握住患者手腕将其牵向其相反方向，出现患侧上肢放射性疼痛或麻木为阳性。

(3)椎间孔分离实验：患者坐位，检查者双手分别托住患者的枕骨和下颌，同时缓慢用力将患者头部向上牵引，原有上肢麻木或疼痛缓解为阳性。

6.脊髓型颈椎病的功能评定

目前较为常用的是日本骨科学会对脊髓型颈椎病的评定方法，涉及运动功能(上肢 4 分和下肢 4 分)、感觉功能(上肢 2 分、下肢 2 分、躯干 2 分)和膀胱功能(3 分)三个方面，最高分 17 分为正常。

(四)颈椎病的康复治疗

临床对于脊髓型的颈椎病，若诊断明确且症状、体征明显，多采用手术治疗并结合康复治疗；对于非脊髓型颈椎病，多采用非手术康复治疗。

1.颈椎牵引疗法

这是常用、有效的治疗方法,多用枕颌布带牵引法。

(1)目的:制动固定,使创伤反应减轻;解除颈肌痉挛;恢复颈椎关节正常力线;牵引时椎间孔被牵引,缓解对神经根的压迫和刺激。

(2)方法:症状轻者可间断牵引,重者宜用持续牵引,牵引重量视病情轻重和体重而定,成人一般从2~3 kg开始,逐渐加重,不超过6 kg,2~4周为1个疗程,神经根型效果最好。牵引时应注意适时调整牵引力线、头部与牵引钩的距离,同时应抬高床头20~30 cm;定期检查神经系统症状和体征的变化,每天清洁并按摩牵引部位的皮肤,检查有无受压;饮食不宜太饱,以免消化不良或呼吸不畅。临床上还要注意根据患者的感觉和颈椎的侧屈、旋转情况,调整牵引角度。

2.运动疗法

运动疗法可增强肌力,增加关节活动度,松解组织粘连,训练平衡协调功能。

3.物理因子疗法

(1)超短波或短波疗法:可明显改善血液循环,增加组织供氧和营养,减少渗出,促进消炎消肿。

(2)红外线疗法:具有缓解痉挛和降低纤维结缔组织张力的作用。

(3)直流电碘离子导入法:可使瘢痕软化,粘连松解。

(4)低、中频脉冲电刺激疗法:可促进病区的血液循环,改善肌肉营养,延缓肌肉萎缩,锻炼肌肉,增强肌力,矫治脊柱畸形等。

4.中医疗法

(1)按摩:可改善局部血液循环,加速淋巴液流动,提高新陈代谢,松解粘连,恢复关节正常功能,解除痉挛。应请专业按摩师操作,手法应轻柔。按摩前涂擦双氯芬酸乳胶剂效果更好,建议每天1~2次。

(2)针灸疗法:可解痉止痛,调节神经功能,改善局部血液循环,防止肌肉萎缩,促进功能恢复。

(3)其他：小针刀疗法、火罐、药枕、中药外敷等亦有一定疗效。

5.药物治疗

目前尚无治疗颈椎病的特效药物，所用非甾体抗炎药、肌肉松弛药及镇静药均属对症治疗。颈椎病为慢性疾病，如长期使用上述药物，可产生一定的不良反应。因此，只有在症状剧烈、严重影响生活及睡眠时才短期、交替使用。当局部有小痛点时，可行局部封闭治疗。

6.日常生活活动的指导

(1)合理用枕与调节睡眠姿势：合理用枕对治疗和预防颈椎病十分重要，是药物治疗所不能替代的，应长期坚持应用。枕头不宜过高，亦不宜过低。一般情况下以自己的颌肩线(下颌角至肩峰的距离)或手掌横径作为侧卧或仰卧的高度。枕头应有适当的弹性和可塑性，不要过硬，以木棉或谷物皮壳较好。

睡姿良好对脊柱的保健十分重要。睡眠应以仰卧为主，侧卧为辅。侧卧时要左右交替，左右膝关节微屈对置。俯卧、半俯卧、半仰卧或身体扭转而睡，皆为不良睡姿，应及时纠正。头应放于枕头中央，以防落枕。脊柱病患者宜睡木板床。

(2)工作姿势：坐位工作应尽量避免驼背、低头，不要伏在桌子上写字，看书时不要过分低头，尽量将书和眼睛保持平行。看书、写字、使用计算机、开汽车等时间不宜太长，一般工作 50～60 分钟做 1～2 分钟头颈部活动或改变姿势。

(3)患病期间某些活动应暂停：当颈椎病症状明显时，要暂停骑自行车、织毛衣、擀面、剁馅等家务工作。

二、肩关节周围炎

(一)定义

肩关节周围炎简称肩周炎，是以肩部逐渐产生疼痛，夜间为甚，逐渐加重，肩关节活动功能受限而且日益加重，达到某种程度后逐渐缓解，直至最后完全复原为主要表现的肩关节囊及其周围韧带、肌腱和滑囊的慢性特异性炎症。本病起病缓慢，病程较长，可达半年至3年之久，好发年龄在50岁左右，女性发病率略高于男性，多见于体力劳动者。

(二)临床特点

肩周炎在临床上主要表现为肩部疼痛、肩关节活动受限，可伴有肩部肌肉萎缩。其特征为肩部疼痛和肩关节活动障碍逐渐加重，经数月甚至更长时间疼痛逐渐消退，功能缓慢恢复而自愈。

肩周炎的临床过程大致可分为3期，即急性期、慢性期、恢复期。各期之间无明显界限，各期病程长短不一，因人而异，差别很大。

1.急性期

肩部自发性疼痛，其疼痛常为持续性，表现不一。虽有急性发作，但多数是慢性疼痛，有的只感觉肩部不舒适或有束缚感。疼痛多局限于肩关节的前外侧。耸肩或肩内旋时疼痛加重，不能梳头洗脸，患侧手不能摸背。以后肩痛迅速加重，尤以夜间为重。由于肌肉痉挛和疼痛，逐渐出现肩关节活动度减少，特别是外展和外旋受限最为显著。局部压痛点多位于结节间沟、喙突、肩峰下滑囊、三角肌附着处、冈上肌附着处、肩胛内上角等处。

2.慢性期

肩痛逐渐减轻或消失，但肩关节挛缩僵硬逐渐加重，呈冻结状态。肩关节的各方向活动度均比正常者减少，严重时肩肱关节活动完全消失，只有肩胛胸壁关节的活动。梳头、穿衣、举臂、向后伸均感困难。病程长者可出现轻度肌肉萎缩。压痛轻微或无压痛。此期持续时间较久，通常为2～3个月。

3.恢复期

肩痛基本消失，个别患者可有轻微疼痛。肩关节慢慢地松弛，关节活动度也逐渐增加。恢复期的长短与急性期、慢性期的时间有关。冻结期越长，恢复期也越长，病期越短，恢复也越快。整个病程短者1～2个月，长者可达数年。

(三)肩关节周围炎的康复评定

1.肩关节活动度评定

用测角器测量肩关节活动度，肩周炎患者患肩关节上举、前屈、后伸及内旋等运动范围均小于正常范围。应与健侧进行对照测量(附录 C)。

2.日常生活活动能力评定

患者有穿衣困难,应了解其受限程度。询问如厕、清洁个人卫生(如梳头、刷牙、洗澡等)及从事家务劳动(如洗衣、切菜、做饭等)时的受限情况。

3.疼痛评定

参照 Price 的疼痛计算法,在治疗前、治疗时、治疗后分别进行疼痛评定。

(四)肩关节周围炎的康复治疗

1.肩周炎康复治疗的基本作用

肩周炎的病因、病理还没有完全清楚,临床上对肩周炎的康复治疗目前还没有特效的方法。但若诊断及时,治疗得当,可使病程缩短,功能及早恢复。运动治疗是非常重要的康复治疗方法。通过有目的、有选择地逐渐增加患侧肩关节各个运动轴向的功能锻炼,不仅可在很大程度上改善局部血液循环,促进炎症渗出物的吸收,减轻和消除疼痛症状,还可以牵伸肩关节周围软组织的粘连,消除运动障碍,恢复肩关节的正常生理功能。对已发生肩胛带肌肉萎缩的患者,可增进肌肉的力量,恢复肌肉的正常弹性和收缩功能,从而改善肩关节的运动功能,恢复患者生活、工作的能力。

2.肩周炎的治疗措施

肩周炎的治疗原则是针对肩周炎的不同时期或是其不同症状的严重程度采取相应的治疗措施,以保守治疗为主。

(1)急性期:患者的疼痛症状较重。功能障碍多是疼痛造成的肌肉痉挛所致,所以治疗以解除疼痛为主。采用吊带制动使肩关节得以充分休息,在局部压痛最为明显处注射泼尼松封闭治疗,同时采用直流电疗法、温热敷、冷敷等理疗方法,必要时内服非甾体抗炎药,外涂解痉镇痛酊剂等。在急性期,不宜过早采用推拿、按摩,以防疼痛症状加重,使病程延长。患者可自我采取一些主动运动练习,保持肩关节活动度。

(2)慢性期:关节功能障碍是其主要问题,疼痛往往由关节运动障碍所引起。治疗重点为恢复关节运动功能。此期可以用理疗、推拿、按摩、医疗体育等多种措施,解除粘连,扩大肩关节运动范围,恢复正常关节活动功能。严重的肩周炎患者必要时可采用麻醉下大推拿的方法撕开粘连。在这一阶段,应坚持肩关节的功能锻炼。除了被动运动之外,应积极进行主动运动。主动运动是整个治疗过程中极为重要的一环。

(3)恢复期:以消除残余症状,继续加强功能锻炼为原则。增强肌肉力量,恢复已萎缩的肩胛带肌、三角肌等肌肉的正常弹性和收缩功能,以达到全面康复和预防复发的目的。

三、腰椎间盘突出症

(一)定义

腰椎间盘突出指腰椎间盘部分组织局部性移位超过椎间盘的正常边缘,突出的组织可以是软骨终板、纤维环、髓核,或是它们的任意组合,但并不一定引起临床症状。当突出的腰椎间盘组织导致对应的神经支配区域出现无力、麻木、疼痛及功能障碍等临床表现时,称为腰椎间盘突出症。

(二)临床特点

1.腰痛伴坐骨神经痛

腰痛伴坐骨神经痛是腰椎间盘突出症的主要症状。有些患者还有单腰痛及下肢疼痛。

2.下肢放射性疼痛

这种疼痛和麻木沿着受累神经根的走行和支配区放射,具有特征性,因此称为根性疼痛。疼痛或麻木可以呈发作性,也可以呈持续性。有时症状的出现与缓解和患者腰部的位置和姿势有明显关系。腰部活动、咳嗽、喷嚏、用力排便及深呼吸等,可以造成症状的加重,可为双侧或单侧疼痛。屈髋、屈膝卧床休息时疼痛减轻。疼痛多数为间歇性,少数为持续性。

3.麻木无力

受累神经根受到较重损害时，所支配的肌肉力量减弱，感觉减弱，轻者可出现痛觉过敏，重者肌肉瘫痪。

4.反射及感觉改变

70%的患者反射减弱或消失，跟腱反射减弱多发生在 L_5～S_1 间盘突出者。若 L_5 神经根受压，则小腿外上部及拇趾基底区的痛觉及触觉减退；若 S_1 神经根受压，则外踝及脚背腓侧区的痛觉和触觉减退。腱反射减弱或消失，拇伸肌肌力减弱。

5.大小便功能变化

椎间盘突出压迫硬膜囊较重时，马尾神经损害可引起便秘、排便困难、尿频、尿急、尿潴留或尿失禁，会阴部感觉减退或消失，以及性功能障碍。

(三)腰椎间盘突出症的康复评定

1.器官水平的评定

(1)脊柱活动范围检查：脊柱有 3 个轴位运动，即前屈、后伸、左右侧屈和旋转的活动。

(2)肌力检查：可做各组肌力的手法测试或做等速肌力测试，以获得较精确的定量资料。

(3)脊柱曲度检查。

2.整体水平的评定

常用日常生活活动能力评定来评估患者整体水平，内容包括卧位翻身、起坐、站立、行走、弯腰、举物等项目。根据患者能独立完成、能独立完成但有困难、需依赖他人帮助完成或完全依赖他人等不同情况给予综合评定。

3.特殊检查

(1)直腿抬高试验：患者仰卧，双下肢放平，先抬高健侧下肢，正常情况下，躯干和大腿之间的角度可达到 80°～90°。当患者下肢抬高不足 70°，且同时伴有下肢后侧或小腿外侧的放射性疼痛时为阳性，一般提示腰椎间盘突出症的可能。

(2)直腿抬高加强实验：在直腿抬高到尚未引起疼痛的最大限

度时，突然将足背屈，使坐骨神经突然受到牵拉，引起剧烈放射性疼痛为阳性。

(3)股神经牵拉试验：患者俯卧位，患侧膝关节伸直，检查者轻松将患肢抬高到一定程度，若患肢大腿前方内侧出现疼痛、麻木的症状则为阳性。

(四)腰椎间盘突出症的康复治疗

1.卧床休息

卧位时肌肉放松，椎间盘内压最低，有利于突出物的复位和炎症的消退，使患者疼痛缓解。选用硬板床，铺一定厚度的棉垫，自由体位，卧床 2～3 周。

2.腰椎牵引

腰椎牵引广泛运用于腰椎间盘突出症患者的治疗，且疗效显著。牵引的作用在于扩大椎间隙，产生负压，拉紧后纵韧带向前挤压纤维环，有利于髓核回纳，使紧张痉挛的肌肉松弛，可减轻疼痛，并能改善神经根与突出物的粘连。

牵引按体位分为卧位、立位和倒立位牵引；按持续性分为持续牵引与间歇牵引。临床上一般采用卧位持续牵引。患者取仰卧位或俯卧位，两牵引带分别固定于骨盆上缘和下胸廓进行对抗牵引。牵引重量通常由患者体重的 50%开始，逐渐增加到 100%，每天牵引 1～2 次，每次 20～30 分钟。在牵引过程中，若患者出现疼痛加剧、胸闷、呼吸困难、恶心、呕吐等症状，应立即停止，认真检查牵引方法或考虑患者是否适合牵引。

缺少自动牵引设备或需在家中牵引时，可利用简易设施，即将床脚端垫高 20～30 cm，患者取头低足高位仰卧，将骨盆牵引带的牵引索固定在床架上或墙上的滑轮，系上重物进行床边牵引。牵引重量一般不超过 30 kg，每天 2～3 次，每次 2 小时。

3.推拿

推拿治疗腰痛历史悠久，疗效显著。推拿治疗时要严格掌握适应证和禁忌证。手法不能粗暴，避免不良事故发生。

4.物理因子疗法

物理因子疗法常采用短波、超短波、超声波等方法，有减轻炎症和水肿、松解粘连、缓解症状的作用。

5.运动疗法

腰背肌和腹肌肌力减弱，影响下腰椎的稳定性，是腰椎间盘突出症患者腰痛迁延难愈的原因之一，因此，应重视腰背肌和腹肌的锻炼。当患者症状初步缓解后，尽早开始卧位的腰背肌和腹肌锻炼。长期坚持腰背肌和腹肌锻炼对预防腰痛的复发也有积极作用。

6.硬膜外腔注射

糖皮质激素具有抗感染和膜稳定作用，并抑制神经肽的合成，阻滞磷酸酯酶 A_2 活性。局部麻醉药注射可中断产生疼痛的持续性神经活动，松弛肌肉痉挛，消除反射性交感神经营养不良。糖皮质激素加局部麻醉药硬膜外腔注射的方法、用药、疗效等尚待进一步研究。

7.髓核化学溶解疗法

髓核化学溶解疗法是治疗腰椎间盘突出症的一种引人注目的方法。其治疗机制是酶使黏多糖从蛋白聚糖中裂解，释放髓核中的水分，使突出的髓核脱水萎缩。

此外，腰椎间盘突出症的治疗方法还有微创髓核吸出、射频治疗、手术治疗等。

第五节　肩手综合征

一、定义

肩手综合征是指在原发病恢复期间患侧上肢的手突然出现水肿、疼痛及患侧肩疼痛，使手的运动功能受限，严重的是可引起手及手指变形，手功能完全丧失。因此，应对肩手综合征给予足够的重视，及早治疗。

肩手综合征常见于中枢性上运动神经瘫痪的患者，如脑卒中、脑外伤等，特别是在脑卒中患者中更为常见。其发病率在 5%～32%，其中约 74.1%的病例发生在发病后 1～3 个月，最早在发病后第 3 天发生，迟至 6 个月后发生。

二、临床特点

肩手综合征主要表现为患者患侧肘、肩、手指疼痛，手指僵硬、多汗、皮肤颜色以及温度受到影响而改变，患者的关节活动也受到阻碍。

（一）Ⅰ期

1.患手骤然出现水肿

水肿以手背明显，包括掌指关节和手指，皮肤皱纹消失，水肿处柔软膨隆，向近端止于腕关节，看不清手上的肌腱。手的颜色发生变化，呈粉红或淡紫色，尤其是患臂垂于体侧时更明显，手温热，有时呈潮湿状，指甲较健侧白或无光泽。

2.关节活动受限

手被动旋后受限，并常感腕部疼痛。腕背伸受限，当被动增加背伸活动度或做手负重活动时均可出现疼痛。掌指关节屈曲明显受限，看不见骨性隆凸。手指外展严重受阻，双手越来越难以叉握到一起。近端指间关节强直肿大，只能微屈，也不能完全伸直，若被动屈曲，则出现疼痛；远端指间关节伸直位，不能或只能微屈，若被动屈曲，则出现疼痛并受限。

（二）Ⅱ期

手的症状更为明显，手及手指有明显的难以忍受的压痛加重，肩痛、运动障碍和手的水肿减轻，血管运动性变化，如皮肤温度增高、发红，几乎每一患者均残存。患侧手皮肤、肌肉明显萎缩，常可出现类似 Dupuytren 挛缩的手掌肌腱肥厚和手掌呈爪形，手指挛缩。

（三）Ⅲ期

水肿完全消失，疼痛也完全消失，但未经治疗的手的活动能力永久丧失,形成固定的、有特征性的畸形手。腕屈曲偏向尺侧,背屈受限。掌骨背侧隆起固定,无水肿。前臂外旋受限。拇指和示指间部分萎缩,无弹性。远端及近端的指间关节固定于轻度屈曲位,即使能屈曲,也是在很小程度范围内。手掌呈扁平,拇指和小指显著萎缩,压痛及血管运动性变化也消失。

三、肩手综合征的康复评定

(一)肌力和肌张力评定

肌力评定常用六级肌力评定法(附录 A);肌张力评定常用改良 Ashworth 量表评定(附录 B)。

(二)关节活动度评定

关节活动度检查时,测量在特定体位下关节的最大活动范围。其测量工具和方法有多种,如量角器测量、力矩-角度运动范围测量、电子角度计测量等(附录 C)。临床上最多的是量角器测量。

四、肩手综合征的康复治疗

(一)防止腕关节掌屈

无论患者处于何种体位,均要注意良肢的正确摆放,避免长时间手下垂和腕部屈曲,减轻及消除患者手部的肿胀。保证患者腕关节背屈,手指伸直并外展。如果患者患手肿胀明显,可采用上翘夹板使腕关节保持背屈位,以利于静脉回流。

坐位时,其上肢要置于前面的桌子上,保持腕关节背屈。当患者坐轮椅在医院内活动时,应在轮椅上放一桌板或保证患者的手不悬垂在一边。

仰卧位时,患者患侧肩胛骨下方要垫上枕头,患侧的下肢也要垫上枕头,掌心向上,呈伸展状;患者的患侧上肢也要伸直有支撑,保持掌心向前伸位;患侧卧位时,患者的患侧上肢要伸直,掌心向健侧,肩胛骨要前伸。

早期应适当应用肩吊带,以防肩关节脱位,并应防止肩关节的过度牵拉。

(二)向心性压迫缠绕手指

对于肿胀的手指,可采用向心性压迫缠绕法。通常是用直径 1～

2 mm的线由远端向近端缠绕手指。缠绕开始于指甲处,并作一小环,然后快速有力地缠绕至指跟部不能缠绕为止。缠完后治疗师立即从指端绳环处迅速拉开缠绕的线绳。从拇指开始,每个手指都缠一遍,最后缠绕手掌。该方法简便安全。

(三)物理因子疗法

1.冰疗

冰与水按 2∶1 混合后放入容器内,将患者的手浸泡 3 次,两次浸泡之间有短暂的间隔,治疗师的手一起浸入,以确定浸泡的耐受时间。该方法可以消肿、止痛、缓解痉挛,但应注意避免冻伤和血压升高。

2.冷水-温水交替浸泡法

该法可有效促进血管收缩以及微扩,改善交感神经的紧张性。取50 ℃的温水和 10 ℃左右的冷水各一盆,先将患手放在温水里浸泡 10～15 分钟,拿出来放在冷水里浸泡 10 分钟。照此方法,每天早晚各 1 次。

3.物理因子疗法

经皮神经电刺激、光疗、超声波疗法、温热磁场治疗、电反馈治疗、气压治疗、早起矫形器等,都具有良好的治疗效果。

(四)运动疗法

一旦生命体征稳定,应立即开始进行床上适当的被动运动和主动运动,尤其是肩关节的外展、外旋和腕关节、指关节的屈伸。

1.被动运动

小心地进行肩关节的被动运动可以防止出现肩痛,手和手指的被动运动也应该非常轻柔,不应引起疼痛。在手水肿时,治疗量要适当控制,治疗师应在患者仰卧位,上肢上举有利于静脉回流的情况下进行活动。水肿减退,疼痛减轻后,关节活动度会很快恢复。

2.主动运动

治疗中尽可能让患者做主动运动,即使手完全瘫痪,也应结合有主动功能的肌肉进行锻炼。如让患者仰卧,上肢保持上举,往往能刺激伸肘肌活动。肌肉收缩为减轻水肿提供了良好的泵的作用。

任何可以刺激患肢功能恢复的活动,特别是抓握活动,都可以应用,如在治疗师帮助下拧毛巾、抓握木棒再放松。在疼痛和水肿消除之前,不要做伸肘负重练习,这些活动可促进肩手综合征的发生。应避免任何能诱发疼痛的活动和体位。

(五)作业治疗

根据患者功能障碍的程度、性质以及范围,进行功能性作业训练,如磨砂板、肩梯、肩关节旋转器、滚筒、肋木等。

(六)中医疗法

1.口服中药

口服中药以祛风除湿、补肝益肾、舒经活络、益气活血为主。

2.中药熏洗

中药熏洗可将药物直接作用于患部,热能使皮肤腠理疏松,药物更加有效地通过皮肤黏膜吸收,深入肌表腠理、脏腑,通过药物和温热双重作用,达到活血化瘀、调和气血、通脉止痛的疗效,并避免内服药物对胃肠的刺激。

3.针灸疗法

该疗法可疏通经络,调理气血,减少患肢水肿和疼痛。根据患者病情需要,在毫针针刺基础上灵活采用温针、电针、火针、穴位注射等方法,针灸阳溪、尺泽、极泉、内关、人迎等穴位。

(七)神经阻滞及手术方法

交感神经封闭和切除被认为是目前治疗肩手综合征最有效的方法之一。交感神经阻滞方法包括星状神经节阻滞和外周交感神经阻滞,常用药物有 0.2%利多卡因和布比卡因混合液,胍乙啶、利血平也有良好疗效。

经交感神经阻滞等非手术治疗效果不佳者可考虑交感神经切除术,包括药物性切除(主要用 6%碳酸和 50%乙醇促使神经变性,中断交感神经冲动)和手术切除。

总之,肩手综合征的治疗原则是早期发现、早期治疗,特别是发病 3 个月内是治疗的最佳时期,一旦慢性化,就缺乏有效的治疗方法。

第六节　骨关节炎

一、定义

骨关节炎又称增生性关节炎、退行性关节炎。其病理特征是关节软骨发生进行性退化性改变，关节边缘和软骨下骨质有反应性变化，关节边缘有新骨增生和关节面的硬化。这是机体对关节面承受压力减退的一种代偿性反应，是负重关节中最常见的疾病。

二、分类

根据病因的不同，骨关节炎分为原发性骨关节炎和继发性骨关节炎。

(一)原发性骨关节炎

原发性骨关节炎是指发病原因不明确的多发性骨性关节病，常同时发病于多个关节，常见于50岁以上的中年人，少见于35岁以下的青年人。该病通常发病缓慢，随年龄增长而增加，故被认为是和年龄有关的关节退化性病变。

(二)继发性骨关节炎

继发性骨关节炎可继发于先天性或后天性关节畸形、遗传代谢性疾病、损伤及炎症等。①先天性关节解剖异常：如韧带松弛、活动过度，关节面位置、形态发育异常，多发性骨臂发育不良，先天性髋关节脱位；②后天性关节畸形：如髋关节和膝关节内外翻畸形；③损伤及机械性磨损：如关节内损伤骨折，骨折后对线不良畸形愈合；④骨关节的缺血性坏死等。

继发性骨关节炎多发生于青壮年，症状随关节软骨磨损的程度而变化。单关节骨关节炎由于上述原因而使关节软骨磨损破坏。此外，衰老是一个相当重要的因素，遗传因素、内分泌因素也可能起作用。骨关节炎在女性中的发病率似乎高于男性，最近也有人设想免疫机制可能在其中发挥作用。

三、临床特点

(一)疼痛

疼痛是骨关节炎最主要的症状,初期为间歇性酸痛,休息后可缓解,严重时出现持续性疼痛,甚至关节内刺痛,休息不能缓解。

最初感到关节轻度硬感,运动过量时会出现疼痛,休息后可缓解。从一个姿势变为另一个姿势(如从坐位到站起来走路时)时,开始活动感到不便,有疼痛,但活动一段时间后疼痛反而减轻,关节感到舒适,但过度活动,步行较长距离,则又会感到关节疼痛及活动受限。上台阶、上下楼梯、上公共汽车时均感到疼痛吃力,故需用手抓住扶手协助进行,休息后疼痛可减轻。

晚期阶段疼痛及肌肉痉挛加重,为持续性,休息后不能迅速缓解。此期夜间痛常见,软骨无神经支配,对疼痛不敏感,疼痛来自关节内和关节周围结构。由于软骨损伤后滑膜充血,引起关节粘连,关节囊变厚并因关节囊纤维化而短缩,关节活动时刺激了囊内神经而引起疼痛。

(二)僵硬

僵硬是骨关节炎很明显的特点,表现为晨起僵硬,简称晨僵。晨僵时间不超过 30 分钟,与类风湿关节炎有区别,轻微活动后晨僵可出现缓解。

(三)关节活动受限

由于关节附近肌肉痉挛、收缩或松弛,以及关节囊收缩、骨质增生等结构异常,可出现伴有疼痛或不伴疼痛的关节活动度减少。严重关节炎且病程较长者,由于长时间活动受限、关节挛缩、关节周围肌肉萎缩导致关节变形。疾病晚期,关节严重受损,出现活动功能受限,甚至残疾。

(四)关节肿胀

关节周围局部肿胀、膨大,关节线及关节周围有明显压痛点。关节肿胀主要是由于关节腔积液、滑膜增厚、关节软骨及骨的边缘增生并向外生长所致。如果滑膜与关节囊有病变而增厚,活动时可有响声。如果关节内有游离体形成,可影响关节活动,并不时有关节交锁的现象。

四、骨关节炎的康复评定

(一)疼痛评定

疼痛评定可以根据患者对其程度的描述或数字疼痛评估尺来评定,也可以采用视觉模拟评分指数。结果判断:0~3 分轻度疼痛;4~7 分中度疼痛;8~10 分重度疼痛。关节压痛者可采用 Ritchie 关节指数。

(二)步态分析

骨关节炎患者的膝关节内翻畸形最常见,影响正常步态,也影响到膝关节和踝关节的正常生物力线及负荷。

(三)肌力评定

1.膝关节骨关节炎

膝关节骨关节炎主要检测股四头肌、腘绳肌的肌力。

2.髋关节骨关节炎

髋关节骨关节炎主要检测髋屈伸肌群肌力、髋内收外展肌群和髋内外旋肌群的肌力。

3.手关节骨关节炎

手关节骨关节炎主要检测掌指关节、近端指间关节、远端指间关节屈伸有关肌肉肌力,以及手指内收、外展肌肉的肌力及握力。

4.脊柱关节骨关节炎

脊柱关节骨关节炎主要检测颈椎和腰椎屈伸活动有关肌群的肌力。

(四)关节活动度评定

关节活动度评定目的在于了解受累关节的关节活动受限程度,进而判断是否对日常生活活动产生影响(附录 C)。

(五)手功能评定

握力评定能测定手和前臂肌肉力量,还能测定腕和手指关节疼痛的程度。

(六)下肢功能评定

下肢功能评定可用15 m步行时间测定(适用于髋关节炎和膝关节炎患者)、Harris髋关节功能评定标准、HSS膝关节评定系统、Maryland足功能评分标准等。

(七)日常生活活动能力评定

日常生活活动能力评定可用关节功能障碍对日常生活活动影响的评定量表或Stewart躯体活动能力评定量表。

(八)生活质量评定

生活质量评定可用Meenan关节影响测定量表来评定。

虽然肌力和关节活动度的评定对推测关节功能有一定参考价值,但是这种推断往往不够确实。由于疼痛经常影响到关节炎患者的功能发挥,因此需要直接测试患者独立生活所必需的关节活动情况。

五、骨关节炎的康复治疗

(一)运动与休息之间的平衡

一般骨关节炎患者无须卧床休息。当负荷关节或多关节受累时,应限制其活动量。骨关节炎急性期关节肿痛症状严重,则应卧床休息,病变关节局部需夹板或支具短期固定。固定时要维持正确姿势早期可进行肌肉等长收缩练习,或进行主动加助动练习,以缓解疼痛,防止肌肉萎缩及粘连,保持关节活动度。

(二)疼痛处理

1.控制活动量

骨关节炎的疼痛是关节过度使用的信号,因此处理关节疼痛的重点是把体力活动限制在关节能耐受的范围内。病变关节过度使用,不仅加剧疼痛,而且增加病变关节的损伤程度。因此,骨关节炎患者的活动量应根据病变关节的耐受度来确定。

2.物理因子疗法

(1)热疗法:有热带法、石蜡疗法等。

(2)水疗法:采用39～40 ℃热水浴,具有镇痛作用。

(3)低频电疗法或直流电疗法:常与离子导入疗法合用。

(4)中频电疗法:具有明显镇痛、促进血液循环作用。

(5)高频电疗法:能改善血液循环,解除肌痉挛,消炎消肿。

3.药物治疗

传统药物治疗是用非甾体抗炎药,一般使用中等剂量。

(三)运动治疗

运动治疗应视骨关节炎患者的情况而定。常用医疗体操进行身体各部位活动,也可利用器械进行主动运动和抗阻运动,以增强肌力,增大关节活动度。

(四)支具与辅助器具

支具常用于炎性疼痛性或不稳定性关节,以减少关节活动,有助于消肿止痛或保持关节功能位。手夹板用于手、腕、肘等上肢关节,踝、膝等支具用于下肢,脊柱支具用于躯干部位。辅助器具有各种用途,主要是日常生活活动辅助器具,如拐杖、轮椅、持物器、穿衣器等。

(五)关节保护

避免同一姿势长时间负重;保持正确体位,以减轻对某个关节的负重;保持关节正常的对位对线;工作或活动的强度不应加重或产生疼痛;在急性疼痛时,关节不应负荷或活动;使用合适的辅助器具;更换工作程序,以减轻关节应激反应。

(六)能量节约技术

使用合适的辅助装置,在最佳体位下进行工作或日常生活活动;改造家庭环境,以适应疾病的需要;休息与活动协调;维持足够肌力;保持良好姿势;对于病变关节,可在消除或减轻重力的情况下进行。

第七节　骨　　折

一、定义

骨或骨小梁的完整性或连续性中断,称为骨折。由直接暴力、间接暴力、肌肉牵拉和累积性劳损等原因造成的骨折，称为创伤性骨折。因骨本身的病变致使骨质疏松、破坏，在正常活动下或受到轻微的外力作用而发生的骨折，称为病理性骨折。临床上对骨折的描述，常根据创伤的原因、解剖部位、骨折线特点以及皮肤或黏膜是否破裂来命名，如伸直型桡骨下端开放性骨折。

二、临床特点

骨折后可导致各种功能障碍，常见的有损伤后炎症反应和肢体肿胀、局部肌肉萎缩和肌力下降、关节活动障碍、骨强度降低、关节稳定性减弱、因卧床引起整体功能下降和心理障碍等。

（一）全身症状

1.休克

休克多见于多发性骨折、股骨骨折、骨盆骨折、脊柱骨折和严重的开放性骨折。患者常因广泛的软组织损伤、大量出血、剧烈疼痛或并发内脏损伤等引起休克。

2.发热

一般骨折后体温正常，只有在严重损伤，如股骨骨折、骨盆骨折时有大量内出血，血肿吸收时，体温略有升高，通常不超过 38 ℃。开放性骨折患者体温升高时，应考虑感染。

（二）局部症状

1.疼痛及压痛

骨折部位有明显疼痛，移动患肢疼痛可加剧，固定患肢疼痛会减轻。叩诊时，在骨折处可发现局限性压痛；由远处向骨折处挤压或沿骨干纵轴方向叩击，骨折处可出现间接压痛或轴向压痛。

2.肿胀

骨折时，骨髓、骨膜及周围组织血管破裂出血，在骨折处形成血肿，加之软组织损伤所致的水肿，使患肢严重肿胀，甚至出现张力水疱和皮下瘀斑。

（三）体征

1.畸形

长骨骨折，骨折段移位后，受伤体部的形状改变，并可出现特有畸形，如 Colles 骨折的餐叉样畸形。

2.反常活动

在肢体非关节部位，骨折后出现不正常的活动。

3.骨擦音或骨擦感

骨折端接触及互相摩擦时，可听到骨擦音或摸到骨擦感。

（四）骨折的并发症

1.重要血管损伤

重要血管损伤多见于伸直型肱骨髁上骨折的近侧骨折端伤及脑动脉，股骨髁上骨折的远侧骨折端伤及动脉，胫骨上端骨折伤及胫前动脉或胫后动脉。

2.脂肪栓塞综合征

脂肪栓塞综合征发生于成人，若骨折处髓腔内张力过大，骨髓被破坏，脂肪滴进入破裂的静脉窦内，可引起肺或脑脂肪栓塞。

3.周围神经损伤

周围神经损伤，如肱骨中下 1/3 交界处骨折极易损伤桡神经、腓骨颈骨折易伤及腓总神经等。

三、骨折的康复评定

（一）骨折复位及愈合情况评定

1.骨折愈合分期

（1）血肿机化期：骨折后，骨折端附近的骨内、外膜深层的成骨细胞活跃增生，开始形成与骨干平行的骨样组织，肉芽组织增生、纤维化等，并由远离骨折处逐渐向骨折处延伸。这一过程需要 2～3 周时间。

（2）原始骨痂期：此时期的组织学变化是骨内、外膜形成内外骨痂，即膜内化骨。断端间的纤维组织则逐渐转化为软骨组织，然后钙化、骨化，形成环状骨痂和腔内骨痂，即软骨内化骨。骨痂不断加强，当达到足以抵抗肌收缩及成角、剪应力和旋转力时，骨折已达到临床愈合，一般需 4～8 周。

(3)骨性愈合期：骨折临床愈合后，骨痂密度及范围逐渐增加，骨小梁数量增加，排列渐趋规则，死骨清除完成，新骨完成爬行替代过程。原始骨痂被改造成板状骨，从而达到坚强的骨性连接，骨髓腔被骨痂封闭，一般需 8～10 周完成。

(4)骨痂塑形期：在应力作用下，原始骨痂中新生骨小梁逐渐增加，骨折部位形成骨性连接，骨髓腔再通，逐渐恢复骨的正常结构，这一过程一般需要 1～2 年。

2.骨折复位标准

(1)解剖复位：骨折端可通过复位恢复正常的解剖关系，对位和对线完全良好时，称解剖复位。复位越好，位置越稳定，骨折愈合越快。骨折对线是指骨折后骨的中轴线(力线)是否有成角，对线好，中轴线应为直线，断端成角称为对线不良。骨折对位是指以骨折近端为准来判断骨折远端的移位方向和程度，只有对位正确，才可以保证后期骨愈合。骨折断端的移位称为对位不良。

(2)功能复位：复位后，两骨折端虽未恢复至正常的解剖关系，但在骨折愈合后对肢体功能无明显影响者，称功能复位。由于种种原因不能达到解剖复位的可尽量达到功能复位。

(3)可接受骨折畸形愈合范围：骨折后，由于手术等因素常有一定的肢体畸形，但对整体运动功能影响不大，超出此范围，往往需要手术矫正。①缩短移位：成人下肢骨折移位一般在 1～2 cm 范围，＞2.5 cm 会出现跛行，上肢缩短 2 cm 对功能影响不大。②成角畸形：具有生理弧度的骨干，可接受与其弧度相一致的 10°以内的成角畸形，如成人股骨成角畸形超过 15°，胫骨成角畸形超过 12°，则可为其上下关节带来影响。③侧方移位：成人 1/2 侧方移位，不伴有其他畸形，对功能无影响，如胫骨、尺桡骨 1/2 的横移位，对功能无影响。④旋转畸形：上肢各骨干可允许10°～15°旋转移位而不影响功能；前臂旋前、旋后减少 15°亦无明显影响；股骨干骨折 10°～15°旋转移位可以部分或完全代偿；胫骨骨折，其上下关节均无代偿能力，10°

的旋转畸形即可造成功能影响。

3.骨折愈合标准

(1)临床愈合标准:①局部无压痛,无纵向叩击痛。②局部无异常活动。③X线检查显示骨折线模糊,有连续性骨痂通过骨折线。④功能测定,在解除外固定情况下,上肢能平举1 kg重物达1分钟,下肢能连续步行3分钟,并不少于30步。⑤连续观察2周骨折处不变形,则观察的第1天即为临床愈合日期。②、④两项的测定必须慎重,以不发生变形或再骨折为原则。

(2)骨性愈合标准:①具备临床愈合标准的条件。②X线检查显示骨小梁通过骨折线。

(二)关节活动度评定

关节活动度是评价运动功能的客观指标,也是评定康复训练效果的客观指标(附录C)。通过关节活动度的评定可以了解骨折周围关节的功能状态,以便为康复训练提供依据。常用特制量角器测量关节活动度,并记录其屈伸、内收外展及旋转角度的度数,与健侧进行对比,如小于健侧,多属关节活动功能障碍。目前临床应用的记录方法多为中立位0°法。对难以精确测量角度的部位,关节活动功能可用测量长度的方法记录各骨的相对移动范围。例如,颈椎前屈活动可测量下颏至胸骨柄的距离,腰椎前屈测量下垂的中指尖与地面的距离等。

(三)肌力评定

肌力评定是骨科康复评定的重要内容之一,对运动系统和神经系统,尤其是周围神经系统的功能评定有十分重要的意义。常用徒手肌力评定法和器械肌力评定法对肌力进行评定(附录A)。

(四)肢体长度及周径测评

1.下肢长度的测量

下肢长度有真性长度和假性长度之分。假性长度指从脐孔到内踝尖的距离,该测量方法在临床上并不常用。真性长度的测量方法是用皮尺测量髂前上棘通过喉骨中点至内踝的距离。测量时可测量整个下肢长度,也可分段测量大腿长度和小腿长度。大腿长度是指测量从髂前上棘到膝关节内侧间隙的距离，而小腿长度是指测量从膝关节内侧间隙至内踝的距离。

2.上肢长度的测量

上肢长度的测量方法是测量肩峰至中指尖的距离。如上肢不能完全伸直，也可分段测量上臂及前臂的长度。上臂长度指从肩峰到肱骨外髁的距离。前臂长度是指从尺骨鹰嘴至尺骨茎突的距离。

3.肢体周径的测量

肢体周径的测量须选择两侧肢体对应的部位进行测量。为了解肌肉萎缩的情况，以测量肌腹部位为佳。测量时用皮尺环绕肢体已确定的部位一周，记取肢体周径的长度。对患肢与健肢均应加以测量，以便加以对比，并标记测量的日期，以作康复治疗前后疗效的对照。下肢测量常用的部位：测量大腿周径时取髌骨上方 10 cm 处，测量小腿周径时取髌骨下方 10 cm 处。

（五）感觉功能评定

感觉功能评定一般评定浅感觉（痛觉、温度觉、轻触觉）、深感觉（运动觉、位置觉、振动觉）、复合感觉（皮肤定位觉、两点辨别觉、图形觉、实体觉、重量觉）等。

（六）日常生活活动能力评定

对骨折后伴有功能障碍的患者进行日常生活活动能力评定，如 Barthel 指数或改良 Barthel 指数等（附录 G）。

四、骨折的康复治疗

（一）运动疗法

1.早期康复

（1）等长训练：骨折复位、固定后，即可开始被固定区域肌肉的等长训练。肌肉收缩应有节奏地缓慢进行，可从轻度无痛收缩开始逐渐增加用力程度，每次收缩持续数秒钟，然后放松，再重复训练。

（2）等张运动：骨折周围肌肉的主动运动能够有效地减缓肌肉萎缩，还可维持关节的活动度、促进消肿、增强肌力以及促进骨折愈合。对骨折肢体未被固定的关节，做各方向全关节活动度的主动运动训练，必要时可给予辅助。

(3)持续被动式运动(continuous passive motion，CPM)：对有坚固内固定的术后患者，可早期应用 CPM 装置，进行关节持续被动活动训练。

(4)抬高患肢：肢体的远端须高于近端，近端要高于心脏水平，可促进血液回流，减轻肿胀。

2.中期康复

(1)被动关节活动：动作应平稳、缓和，不引起明显疼痛和肌痉挛。切忌动作过猛，以免引起新的损伤和骨化性肌炎。

(2)主动-辅助关节活动。

(3)肌力训练：肌力的恢复是运动功能恢复的必要条件，同时也能恢复关节的稳定性，防止关节继发退行性变，对下肢负重关节尤为重要。①渐进抗阻训练：当不伴有周围神经损伤或特别严重的肌肉损伤时，骨折伤区的肌力常在 3 级以上，可行渐进抗阻训练。②等张训练：受累的肌肉应按关节运动方向依次进行练习，运动幅度应随关节活动度的恢复而加大。③等速肌力训练。

3.后期康复

(1)主动、被动关节活动：对于关节内骨折经长期的石膏固定后遗留的关节挛缩粘连，可在继续主动、被动关节活动的基础上，进行下一阶段康复治疗。①关节牵伸：可采用手法或利用器械进行关节功能牵伸，热疗后牵伸效果会更好。②关节松动术：是治疗关节功能障碍有效的手法操作技术。应严格掌握适应证，切忌暴力操作，以免引起新的损伤。③温热疗法：利用蜡疗、热敷袋等进行温热治疗。

(2)肌力训练：继续进行肌力训练，直到患侧肌力与健侧相近或相等为止。常用的锻炼方法有抗阻肌力训练、等长肌力训练、等张肌力训练-渐进抗阻、等速肌力训练等。

(3)上肢协调性、灵活性训练：上肢骨折，尤其是远端骨折，后期会影响手部的灵活性。应该采用多种作业方法进行手协调性、灵活性的训练。

(4)下肢平衡功能、步态训练:多发骨折和复杂骨折长期固定后受累肌肉范围较广,老年人的平衡力和协调能力本来就比较差,此时应特别加强这方面的训练,以降低再次跌倒的可能性。运动员对平衡力和协调能力的康复要求很高,应给予重视,在练习上应慎重。对于步态异常患者,也要通过训练予以纠正。

(5)床上体操:对于卧床患者,尤其是老年患者,应每天做床上保健操,以维持健侧肢体和躯干的正常活动,防止压疮、静脉血栓及呼吸系统疾病等并发症的发生。

(二)物理因子疗法

1.温热疗法

温热疗法包括传导热疗(如蜡疗、中药热敷)和辐射热疗(如红外线、光浴)。

2.中频电疗法

中频电疗法可刺激局部肌肉收缩,有效预防肌萎缩。经皮神经电刺激疗法减轻疼痛。

3.气压治疗

气压治疗可有效防止下肢深静脉血栓的形成,改善局部血液循环,促进血肿及渗出液的吸收。

(三)作业治疗

作业治疗可增进上肢的功能活动,提高日常生活活动能力,使患者尽早回归家庭与社会。

(四)康复工程

患者可装配支具、扶拐、手杖、轮椅等作为必要的功能替代。

(五)中医传统疗法

1.针灸

骨折早期较少使用针灸,但后期疼痛、肿胀可选用针灸止痛消肿。结合循经取穴原则,一般取骨折附近穴位,如下肢取三阴交、太溪、阳陵泉等穴位,上肢取合谷、外关、臂臑等穴位。

2.推拿

骨折固定早期主要用轻柔手法(如㨰法、擦法、揉法)作用于肿胀肢体，以消肿止痛、预防粘连。后期推拿配合功能训练，可提高临床疗效。

3.中药外治疗法

骨折早期针对肢体肿胀、疼痛，中药外敷可以消肿止痛，常用乳香、没药、川芎、红花、续断等；恢复期因关节僵硬，可用中药熏洗关节，松解粘连，配合关节松动术疗效更佳。

4.传统功法训练

骨折恢复期患者可选用练功十八法、八段锦、易筋经等传统功法训练，以提升肌力、肌耐力及身体平衡性和协调性，使身体得到全面锻炼。

（六）并发症的处理

1.早期并发症

早期并发症主要是外伤性休克、感染、内脏损伤、重要血管损伤、脂肪栓塞等，由院前急救和骨科医师进行处理。康复早期阶段主要是缺血性肌挛缩，多见于肱骨髁上骨折，由于肱动脉在骨折时受到损伤或机械压迫，动脉或侧支循环发生痉挛，血液循环障碍，肌肉长时间缺血发生坏死，坏死组织被纤维组织取代而挛缩，可表现为疼痛，桡动脉搏动消失，手指发凉、发木，不能主动伸指，被动伸指剧痛等症状。若出现以上症状，应及时处理，早期发现可通过解除外固定、扩张血管等治疗，晚期则需手术治疗，但效果不理想。

2.恢复期并发症

骨折患者因行动不便，长期卧床后常出现心肺功能下降引起全身并发症，如压疮等。对于有这类倾向的患者，要定时翻身，注意营养状况，加强监测身体骨性突起部位皮肤情况，注意石膏等外固定的松紧度。年老体弱者易出现坠积性肺炎，应加强翻身和深呼吸训练，必要时采取雾化吸入等措施。恢复期针对骨折局部并发症应高度重视，主要包括以下几种。

(1)骨化性肌炎：是一种非肿瘤性病变，病理组织以纤维组织增生为特征，常发生在骨折等外伤后。骨折后局部形成血肿，血肿未被吸收而机化形成纤维组织及软骨组织，导致关节挛缩、僵硬、活动受限，在肘部最多见，如肱骨髁上骨折或肘关节脱位。其主要由暴力所致，康复训练中反复被动屈伸关节、过早被动活动关节亦可引发。主要表现为关节肿胀、疼痛，局部皮肤温度高，活动范围逐步变小。骨化性肌炎以预防为主，严重关节功能障碍者需行手术治疗。

(2)创伤性关节炎：关节内骨折整复不良、错位愈合或骨干骨折成角畸形愈合，以致关节面不平整或关节面受力不平衡，长期的关节活动磨损可使关节软骨面损伤、退变而发生创伤性关节炎。下肢髋、膝、踝关节均可发生，伴有步行时疼痛。

(3)关节僵硬：多由关节内骨折且长期固定所引起，造成肢体功能永久性丧失。注重固定与运动相结合，同时注意保持各关节最基本的功能位，以达到最基本的关节活动度。

(4)缺血性骨坏死：多发生在骨折段的血供障碍区域，如腕舟骨骨折合并舟状骨坏死、股骨颈骨折并发股骨头坏死等。处理方法是早复位、固定较长时间，在死骨现象消失前不负重，必要时手术治疗。

(5)畸形愈合：多见于骨折对位不良，有重叠、成角畸形，最终导致畸形愈合。影响日常功能者需手术矫正。

(6)骨折延迟愈合、骨折不愈合：骨折治疗后一般 3 个月左右可愈合，超过 3 个月为延迟愈合，超过 6 个月为不愈合。这种情况常见于股骨颈、胫骨下 1/3、舟骨、距骨、肱骨干等部位的骨折。对于上述部位骨折应高度关注，若出现愈合延迟情况，应积极与手术医师沟通，明确原因，同时可结合冲击波疗法等促进骨折愈合。

(7)创伤性骨质疏松：骨折后骨质疏松通常由关节制动所引起，是可逆的，但往往会延缓骨折愈合时间，并对行关节被动手法的强度有一定影响，应予以重视。

第八节　手　外　伤

一、定义

手外伤是指不同程度的手部皮下组织、筋膜间隙、肌腱周围组织的损伤和肌肉、血管、神经的挫伤，导致不同程度的运动功能障碍及感觉功能障碍。创伤后遗留的功能障碍与创伤类型有密切关系，如切割伤的切面较整齐，组织损伤量较少，早期修复后遗留的功能障碍较轻；而压砸、撕脱、绞轧等创伤，组织损伤量较多，虽经清创修复，愈后因瘢痕、粘连等因素仍可遗留严重的功能障碍。

二、临床特点

（一）症状

患者一般有明确外伤史，可出现局部疼痛、肿胀、畸形等临床表现。

（二）体征

患者可出现局部压痛、叩击痛、异常活动、骨擦音、运动障碍、感觉障碍等异常体征。

三、手外伤的康复评定

（一）外观形态评定

1.一般情况

一般情况包括上肢及手的完整性，观察创口皮肤是否有缺损，伤口愈合情况，有无红肿、溃疡或窦道，皮肤的营养状况、色泽、皮纹，横纹是否正常对称，有无瘢痕，瘢痕的类型等。

2.指甲

观察指甲的形状、有无凹陷或裂痕、色泽是否改变、甲床是否苍白等。

3.姿势

(1)手的休息位：是人在睡眠或全身麻醉时手处于的一种自然

半握拳状态。腕关节背伸 10°～15°，伴轻度尺偏，拇指轻度外展，拇指指尖触及示指远端指间关节的桡侧，由示指到小指都呈半屈曲位，示指屈曲较少，小指屈曲较多。这种姿势可使屈伸肌腱都处于平衡状态。如手受伤，则这种平衡状态会被破坏。

(2)手的功能位：即手为将握茶杯的姿势，腕关节背伸 20°～25°，伴有约 10°的尺偏，拇指呈外展对掌位，掌指关节及指间关节微屈，其他手指略微分开。处于功能位时能使手发挥最大功能。故手受伤后，一般需将手固定在功能位置。

4.畸形

手外伤会出现一些典型的畸形，如指深、浅屈肌腱断裂表现为该手指呈伸直状态；指伸肌腱止点及附近断裂或撕脱骨折，引起远端之间关节屈曲，不能主动伸指，呈锤状指；桡神经损伤后可出现垂腕、垂指畸形；尺神经损伤后，掌指关节过伸，近端指间关节屈曲，呈现爪形手畸形；正中神经损伤可出现大鱼际肌萎缩，形成猿手畸形等。对畸形的形态必须仔细观察并详尽记录。

(二)运动功能评定

1.肌力评定

采用徒手肌力、握力计、捏力计检查上肢的前臂伸屈肌群、手的拇指对掌及四指的长短屈伸肌群的肌力、握力及捏力。

(1)徒手肌力检查：采用 Lovett 六级分级标准检查肌力(附录 A)。评定的结果受诸多因素的影响，如疼痛、疲劳、动机、恐惧、对检查的误解以及疾病等。徒手肌力检查由评定者主观判断来评定，且定量分级较粗略，故要求在徒手肌力检查的同时配合其他功能评定。

(2)握力检查：使用握力计测定握力。测定方法：受试者身体直立，两脚自然分开(同肩宽)，两臂在体侧自然下垂，握力计表面向外，将把手调节到适宜的握距。开始测试时，手用最大力紧握上下两个握柄，用力时，禁止摆臂、下蹲或将握力计接触身体。记下握力计指针的刻度。测试两次，两次测试间隔时间不宜过短，以免出现肌肉疲劳，导致握力测试结果下降。因此，两次测试之间应间隔 15 秒以上，取其最大值。正常值一般为体重的 50%。影响握力的因素有性别、年龄、职业、优势手、手宽度、疼痛等。参考健侧握力时应考虑左、右优势手对握力的影响。

(3)捏力检查:捏力检查是用拇指和其他手指捏压捏力计测得,主要反映拇指对指肌力,约为握力的30%。测试方式包括拇指分别与示指、中指、无名指及小指指尖相捏,拇指与示指、中指二指指尖同时相捏,拇指与示指桡侧侧捏。

2.关节活动度评定

使用量角器分别测量手指的掌指关节、近侧指间关节和远侧指间关节的主动及被动活动范围(附录C)。Eaton首先提出测量关节总主动活动度,作为一种肌腱功能评定方法,其优点是较全面地反映手指肌腱功能情况,也可以对比手术前后的主动和被动活动情况,实用价值大;其缺点是测量及计算方法稍繁琐。测量方法是用掌指关节、近侧指间关节、远侧指间关节的主动屈曲角度之和减去各关节主动伸直受限角度之和,即为关节总主动活动度。

3.灵活性及协调性评定

手的灵活性及协调性有赖于感觉功能与运动功能的健全,也与视觉等其他感觉的灵活性有关,评定方法有许多种。临床上常用于评估手部日常生活活动能力的Jebesn手功能检查,用于评估手部精细动作操作能力的Purdue钉板测试,用于评估上肢及手部粗大活动的协调性与灵巧性的明尼苏达协调性动作试验,以及能定量评价手的粗大和精细功能的“手机能评定箱”检查等。

(1)Jebesn手功能检查:整套检查由7种手功能活动组成,包括写字、翻卡片、捡拾细小物品、模拟进食、堆栈积木、移动大而轻的物品、移动大而重的物品。记录各单项检查的完成时间和整套检查完成的时间,按患者的性别、年龄及利手和非利手查正常值表,并与健侧对比,判断是否正常。

(2)Purdue钉板测试:检查用具包括一块木板(上有两列小孔,每列有25个小孔)、50根细铁柱、40个垫圈和120个项圈。患者坐位下完成如下4个分测试。①右手操作:将细铁柱在30秒内尽快插入小孔内,记录插入的数量;②左手操作:将细铁柱在30秒内尽快插入小孔内，记录插入的数量；③双手同时操作：将细铁柱在30秒内尽快插入小孔内，记录插入的数量；④装配：双手在1分钟内尽快按顺序将一个垫圈、一个项圈、再一个垫圈依次套在细铁柱上，记录装配的数量。

(3)明尼苏达协调性动作试验：包括上肢和手部前伸放置物件、翻转物件、拿起物件、单手翻转、放置物件、双手翻转及放置物件等动作。测试结果以操作的速度及准确性表示。

(4)“手机能评定箱”检查：评定箱内有大小不同的多个立方体、长方体、圆球、小钢珠塑胶片、金属杆等元件，让患者尽量快地逐一将这些元件从一个地方移到另一个地方，用表记录完成各项所需的时间。其缺点是评定没有国际统一标准，但可用于同一患者治疗前后的对比。

(三)感觉功能评定

1.手部一般感觉评定

手部一般感觉常以手指的痛觉、温度觉、触觉和两点辨别觉进行评定，也可采用英国医学研究委员会的6级分法对周围神经损伤后的感觉功能恢复情况进行评定。

2.Moberg拾物试验

该法可对运动功能正常而感觉障碍的患者进行评价，通过一些相应的活动测定感觉的精确程度，是感觉与运动的综合功能。试验方法：在患者面前摆放好木盒及5种日常用品，先让患者在睁眼下，用手尽可能快地将5种日常用品逐一拾起放入木盒里，用秒表记录所用时间。再让患者在闭眼下完成上述操作，并记录时间。拇指、示指、中指感觉减退或正中神经分布区皮肤感觉障碍的患者，在闭目下难以完成此试验。

(四)神经电生理检查

神经电生理检查包括电诊断、肌电图、神经传导速度及体感诱发电位等。

四、手外伤的康复治疗

(一)肌腱松解术后的康复

1.术后1～7天

松解术后24小时开始，在无菌条件下，由康复治疗师指导进行下述活动：①分别轻柔被动屈曲远侧指间关节、近侧指间关节和掌指关节；②主动屈曲远侧指间关节、近侧指间关节和掌指关节；③在屈腕和掌指关节下轻柔被动伸展近侧指间关节；④主动伸展近侧指间关节；⑤被动握拳，即健手帮助患手握拳，同时尽可能主动握拳；⑥疼痛和水肿是妨碍练习的最主要原因，必须给予对症处理；⑦患者掌握方法后，自行进行除握拳外的所有练习，每次10遍。

2.术后2～3周

拆线，软化松解瘢痕处理，进行轻微的日常生活活动等功能性活动练习。

3.术后4～6周

开始抓握力量练习，如马赛克拼图和轻木工作业。

4.术后6～8周

进行木刻等重阻力练习。

5.术后8～12周

恢复工作。

(二)屈肌腱修复术后的康复

1.术后4周

(1)动力夹板牵引：在前臂和手的背侧放置夹板，使腕关节屈曲30°，掌指关节屈曲70°，指间关节伸展。用橡皮条牵引各指末节或指甲，使指维持伸展状态，防止屈曲挛缩。

(2)轻柔被动屈曲远侧和近侧指间关节：每次5遍，每天4次，但不主动屈曲，也不被动伸展。指腕不能同时伸展，但可主动伸指。

2.术后4～6周

(1)动力夹板牵引：同术后4周。

(2)被动屈曲各掌指关节和指间关节：每次10遍，每天4次。主动练习3种方式的握拳。最好将诸指用胶布套在一起，使健指带动患指活动。被动屈指位行伸腕练习。指腕不能同时伸展。

(3)练习伸指:在腕关节中立位及掌指关节最大屈曲位练习伸指1次。

3.术后6～8周

(1)去除腕背夹板,改用腕支具,使掌指关节充分活动。

(2)3种位置的主动肌腱滑动练习。

(3)轻微日常生活活动,如撕报纸、擦玻璃和砂磨等。

(4)木工作业,每次15分钟,每天2次。

(5)防止屈肌肌腱粘连,可用铝夹板伸展矫形器或动力伸展夹板进行被动掌指关节运动。

4.术后8～12周

继续使用防止爪形手的夹板。着重进行恢复力量的练习,包括木工作业(如砂磨)、家务作业和模拟职业作业,准备重返工作岗位。必要时行支具使用训练。

(三)伸肌腱修复术后的康复

目前,国内外通用的手部伸肌腱分区是把手的伸指肌腱划分为8个区,伸拇指肌腱划分为6个区,两者治疗原则相同(图4-1)。

1.Ⅰ和Ⅱ区损伤

(1)术后1～6周:远侧指间关节的伸侧或屈侧夹板固定于伸直位,近侧指间关节自由屈伸以防止关节强直。

(2)术后6～8周:开始轻柔无阻力地屈远侧指间关节练习,允许屈曲25°～40°,不练习时仍以夹板固定保护。

(3)术后8～12周:间断性去除夹板,开始按摩、握拳等功能练习,并开始感觉训练。

2.Ⅲ和Ⅳ区损伤

(1)术后1～6周:近侧指间关节夹板固定于伸直位,远侧指间关节自由活动。

(2)术后6～8周:在掌指关节屈曲位无阻力屈伸近侧指间关节,不练习时仍使用伸指夹板固定。

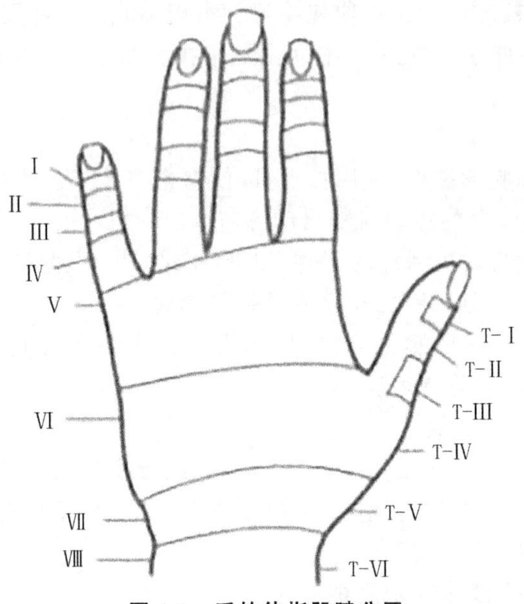

图 4-1 手的伸指肌腱分区

(3)术后 8～10 周:增加主动屈伸练习,开始用柔和的动力性夹板以被动屈曲近侧指间关节。

(4)术后 10～12 周:用主动运动、被动运动及夹板等方法,恢复关节活动度,有时需要医师指导 6～9 个月。

3.Ⅳ和Ⅴ区损伤

(1)术后 3～4 周:制动于腕关节背屈位 30°,诸掌指关节 0°,近侧指间关节自由活动。

(2)术后 4～5 周:开始伸肌腱活动,先屈掌指关节,然后依次增加伸掌指关节、内收外展手指、屈腕并伸指。

(3)术后 6～7 周:练习屈腕和屈指,手指绕橡皮圈外展及胶泥作业。

(4)术后 7～8 周:去除保护性夹板。

(5)术后 8～12 周:逐渐增强训练的阻力,并准备恢复工作。

4.Ⅵ区损伤

(1)术后第 4 周:主动伸腕练习应当谨慎。

(2)术后 5～6 周:可以分别进行桡偏背屈腕和尺偏背屈腕以分别训练桡侧和尺侧腕伸肌。

(3)保护性夹板持续使用 6～8 周。

(四)周围神经损伤的康复

手部周围神经损伤可由多种因素引起,在神经损伤后前 3 个月内,若有手术条件者应尽早通过手术修复。离断的神经纤维再生速度一般为每天 1 mm。手部周围神经损伤包括正中神经损伤、尺神经损伤、桡神经损伤,康复目标是患者学习对患肢进行自我保护,同时根据神经再生情况进行训练,恢复肌力和关节活动度。

1.物理因子疗法

物理因子疗法主要是以低频脉冲电、干扰电和高频电等治疗手段为主,可减轻水肿、促进局部炎症吸收,为神经纤维生长提供适宜的环境。

2.运动疗法

运动疗法主要通过被动运动、助力运动、主动运动和抗阻运动等方式,增加肌肉肌力和耐力,促进功能恢复。在训练过程中可借助肌电生物反馈技术,促进神经肌肉功能恢复。

3.康复工程

康复工程通过各种矫形器保护受累部位及其邻近部位的关节、肌腱等,保持手的功能位,固定特定部位至特殊位置,便于恢复抓握等功能。

4.日常生活活动能力训练

指导患者进行穿衣、进食等日常生活活动能力的训练,提高患者的日常生活自理能力,为其早日重返家庭和社会提供条件。

5.中医传统疗法

(1)针灸疗法:主穴取肩髃、曲池、合谷。正中神经损伤加内关、曲泽;尺神经损伤加后溪、腕骨;桡神经损伤加阳溪;日久脾胃虚弱加足三里、三阴交。电针仪采用连续波,频率 2 Hz,输出强度以引起患者能够耐受的神经支配肌肉发生明显收缩为准。神经损伤严重、不能引起肌肉收缩时,则以不引起拮抗肌收缩为限。留针 30 分钟,每天 1 次,10 次为 1 个疗程,疗程间休息 2 天,可显著提高患者的手功能,改善日常生活自理能力。

(2)推拿疗法:在术后中后期加强手腕关节、腕骨间关节、腕掌关节、掌指关节、拇指、指间关节的手法松动,可采用推、按、拔伸、屈伸等手法,使纤维结缔组织获得最佳伸长效果,有效改善关节的主动活动范围,增强手指肌肉的力量及手的精细活动等手功能。

(五)手外伤后水肿及增生瘢痕的处理

1.手外伤后水肿的处理

(1)抬高患肢:是预防肿胀的基本方法。一般要求高于心脏水平,远端比近端高,即手高于肘部平面,肘部高于肩部,以促进静脉回流;注意患肢不宜过高以免造成缺血;肘不能过度屈曲而阻碍血液回流,最好维持伸展位。

(2)伤肢固定:用掌侧前臂夹板(或石膏托)固定伤肢,其远端不超过掌横纹,使掌指关节和指间关节能够主动活动。

(3)主动活动:是消除水肿的简便而有效的方法。若病情允许,在手外伤或手术后应尽早开始关节的主动运动。主动运动还应包括肩关节、肘关节等。

(4)压力治疗:从手部远端开始通过使用弹力绷带、等张压力手套、弹力指套、间歇性压力治疗等物理方法增加压力,以促进血液及淋巴回流,减轻水肿。

(5)冰疗法:可使局部血管收缩,血管壁通透性降低,渗出减少。对于冰水过敏者、局部血液循环障碍及患处皮肤感觉障碍者,禁忌使用。①冰敷法:将碎冰颗粒用毛巾包好,敷患处 15～20 分钟。②冰水浸泡法:用碎冰调节水温至 10～15℃,将患手置于冰水中 15～20 分钟。

(6)超短波疗法:每次 10 分钟,每天 1 次,10 次为 1 个疗程。

(7)中医传统疗法。①中药疗法:中医认为,手外伤早期因损伤而导致气滞血瘀、水液潴留或邪毒感染,出现肿胀、疼痛、渗出等症状，根据“结者散之，留者攻之”的原则，中药治疗以攻利祛邪为主；中期因筋脉失养，易出现粘连、挛缩及关节屈伸不利，故宜以舒筋通络为法；后期手外伤患者的正气因早期的损伤和攻利祛邪而耗伤，筋骨虽经调理而未强，治以扶正强筋骨为宗。②推拿疗法：若肢体皮肤条件许可，可在伤肢抬高位做向心性推拿治疗，促进静脉淋巴回流。③中药熏洗疗法：手外伤后采用中药熏洗患手能够有效改善局部血液循环，软化瘢痕，从而抗炎消肿，减少肌腱粘连可能，降低疼痛等后遗症的发生，对感觉恢复也有一定的作用。常采用活血化瘀、温经通络的中药，如当归、红花、桃仁、伸筋草、丝瓜络、威灵仙、细辛等。

2.手外伤后增生瘢痕的处理

（1）超声波疗法：采用接触法（若瘢痕在肢体末端可用水下法），1.0～1.5 W/cm^2，每次 5～15 分钟，每天 1 次，15～20 次为 1 个疗程，可软化瘢痕。

（2）音频电疗法：用条状电极，并置法，每次 20～30 分钟，每天 1 次，20～30 次为 1 个疗程，可软化瘢痕，止痒止痛。

（3）蜡疗法：每次 30 分钟，每天 2 次。

（4）加压治疗法：可使用压力手套或弹力绷带对瘢痕持续施加压力，每 3 个月要检查瘢痕局部压力，压力不足应重新制作压力手套，坚持佩戴 12～18 个月直到瘢痕成熟。

（5）推拿疗法：开始用轻手法的按压法，随着瘢痕组织的老化，手法可逐渐加重，主要采用推、揉、提、捏等手法，按摩的频率要慢，手法要柔和，不断变换部位，以免引起水疱或损伤新生皮肤。

（6）牵拉瘢痕组织的被动运动：对瘢痕进行缓慢持久的牵伸锻炼，持续牵引可使瘢痕逐渐变软、伸长，使关节挛缩得到纠正。牵伸力量开始时不宜大，牵伸到一定范围时应稍停顿再放松。与蜡疗、按摩配合进行效果更佳。牵伸的部位应外露可见、可触摸，以确保牵伸过程中皮肤不被损伤。

（7）夹板：一般用来维持肢体位置，预防或矫正畸形。

第九节　关节置换术

一、定义

关节置换术是指用人工关节替代和置换病损关节。关节置换术后康复的目的不仅是要最大限度地提升患者的活动能力及日常生活的功能，而且可以减少术后并发症。康复还将促使患者回到家庭中过正常人的生活，并最终回归社会，重返工作岗位。

二、临床特点

(一)疼痛

接受关节置换术的患者术前因长期患有关节疾病，如骨关节炎、类风湿关节炎、外伤后关节炎等，出现关节反复、进展以及活动后加重的慢性疼痛，药物和其他保守治疗效果不明显。关节置换术后，由于手术创伤，患者也会感受较为剧烈的术后急性疼痛。

(二)关节活动障碍

术后短期的关节制动和疼痛使关节活动受到限制，并进一步影响患者的日常生活活动能力，如转移、行走、上下楼梯等。

三、关节置换术的康复评定

(一)术前评定

1.上下肢肌力

可采用手法肌力评定法了解上下肢肌肉力量，特别是关节置换术涉及的关节周围肌肉的评定对制订康复训练计划尤为重要。

2.关节活动度

各关节，尤其手术关节的关节活动度评定可确定有无关节挛缩畸形。

3.观察步态

确定患者的步态类型，以及是否需要使用助行器。

4.髋、膝关节功能评定

髋关节功能评定最常用的评定量表有 Harris 评分法和 Charnley 评分法。膝关节功能评定最常用的评定量表为美国特种外科医院膝关节评分系统。

5.X 线检查

X 线检查可了解手术关节有无畸形、增生、对线等影像学的改变,是制订手术方案的重要参考依据。

(二)术后评定

术后评定可分别在术后 1～2 天、1 周、2 周的住院患者,以及术后1 个月、3 个月和半年的门诊患者中进行。

1.评定心肺功能

住院患者要评定心肺功能,除观察心率、血压、呼吸等一般生命体征外,还要了解在卧床和活动时的心脏和呼吸功能状况。

2.伤口情况

检查伤口有无局部皮肤红、肿、热等感染体征,伤口愈合情况,以及有无渗出等。

3.关节水肿

关节内或关节周围软组织造成的水肿可用不同的检查方法。浮髌试验可用于判断关节内有无积液及程度;关节周围组织的围径可作为判断软组织肿胀的客观指标。

4.关节疼痛

术后 2 天内,患者主要感觉术后伤口疼痛,随后因功能性活动训练的增加出现活动后疼痛。疼痛程度可采用视觉模拟评分法。

5.关节活动状况

应用量角器评定关节活动度,对手术关节应评定被动关节活动度和主动关节活动度,以了解造成关节活动障碍的原因,如疼痛、软组织挛缩等,指导康复训练。

6.上下肢肌力

采用徒手肌力检查评定肌力,并评估肌力是否影响手术关节的稳定性。

7.活动及转移能力

根据患者术后的不同阶段，评估患者床上活动及转移能力、坐位能力(包括床边及坐椅的能力)，以及站立、行走、上下楼梯、走斜坡等活动能力。

8.步态分析

训练患者行走时，除评测患者的一般步态，如步幅、步频、步宽等以外，还应仔细观察患者行走时的站立相和摆动相步态，不同原因(如疼痛、肌肉力量降低、感觉下降)造成的步态是不同的。

9.门诊随访

要了解膝关节的稳定性和活动度，评定患者的功能性活动能力。

四、关节置换术的康复治疗

(一)术前康复治疗

(1)对患者及家属进行培训，介绍手术基本方式和过程，告知其术后疼痛管理的常用方法，消除患者的恐惧心理。

(2)术后至少 8 周应当避免患髋屈曲超过 90°、患肢内收超过身体中线、患髋屈曲内旋、患髋后伸外旋等 4 种危险体位。

(3)教会患者基本的下肢训练程序，包括踝泵运动、股四头肌及臀肌的等长收缩训练，以及仰卧位髋关节屈曲至 45°、髋关节内旋至中立位等。向患者介绍 CPM 机的使用方法及作用。

(4)针对高龄的全膝关节置换患者，应增加呼吸控制、胸廓扩张运动、用力呼气技术等肺康复内容。

(5)教患者术后应用的训练方法，如床上及转移活动、各关节的主动-助力活动和主动活动、助行器的使用等。

(二)术后康复治疗

1.消肿、止痛

(1)冰疗：关节置换术，尤其膝关节置换术，常采用骨水泥固定人工关节。骨水泥固定后会释放热量，使得周围软组织温度升高，并可持续数周。冰疗不仅能降低软组织的温度，减轻术后关节周围软组织肿胀，还能进一步减轻疼痛。术后第1天即可使用冰袋，置于手术关节周围，每天1～2次，每次30～60分钟，7～10天为1个疗程，至关节消肿、疼痛减轻。

(2)经皮神经电刺激：关节置换术对软组织及骨的创伤相对较大，术后疼痛非常严重。临床常采用静脉或口服止痛药镇痛。经皮神经电刺激作为药物的辅助止痛治疗，可采用频率为100 Hz的双通路四电极分别置于手术伤口两侧，治疗时间为30～60分钟，强度为2倍感觉阈。每天1～2次，7～10天为1个疗程。

2.体位摆放

根据手术入路的不同，体位有不同的限制。后外侧入路手术后应避免屈曲超过90°、过度旋转和内收；前外侧入路手术后应避免外旋。用枕头使患者的髋关节外展是为了防止患肢内收、内旋。该枕头通常在患者术后休息时使用，一般使用6～12周。12周后，髋关节的假囊形成，此时的肌力也足以控制髋关节的稳定。全髋关节置换术4～6周后，患者髋关节能够完全伸直，屈曲80°～90°，轻度内旋(20°～30°)和外旋，并且可以在忍受的范围内被动外展。

3.预防并发症训练

为预防手术后伤口感染、肺部感染、深静脉血栓等并发症，患者术后应尽早开始深呼吸训练、有效咳嗽练习、踝泵运动练习和床上活动。

4.肌力训练

肌力训练可作为术前教育的一部分，并持续到手术后的康复训练中。手术后1～2天，患者需进行手术一侧关节周围肌肉的等长收缩，以及非手术关节下肢和双上肢主动活动和抗阻训练，以保持它们的力量和柔韧性。每天1～2次，每次30～60分钟。手术后1周，渐进性抗阻训练可逐渐从屈髋、伸膝开始，之后屈髋、屈膝，直到关节无痛时，再增加阻力，达到耐受程度。另外，增加上肢的肌肉力量练习以帮助患者自理及转移。

5.关节活动度训练

(1)CPM机：术后第2天可开始使用，每天2次，每次1小时，每天增加5°～10°。

(2)关节活动:术后2～3天,患者可先借助外力(如毛巾、绳、悬吊装置等)帮助活动膝关节,逐渐过渡到自行做主动屈伸关节的练习。每天1～2次,每次30～60分钟。

(3)牵伸练习:以膝关节置换术为例,术后2～4周膝关节屈曲度应达到90°。如果有膝关节屈曲或伸展挛缩,可以开始对膝关节进行屈曲和伸展的牵伸练习。牵伸练习可以应用患者自身体重、治疗师或外界的力量。牵伸力量的方向应与肌肉或软组织挛缩的方向相反。在关节可动范围内,先主动活动关节到受限处,再被动活动。伸展时,固定关节近端,牵伸关节远端。注意不可强力牵伸,使关节超过正常活动范围。每次牵伸持续5～10秒,5～10次为1组,每天1～2组。

6.日常生活活动能力训练

日常生活活动能力训练重点包括床上翻身训练、卧-坐训练、坐-站训练、如厕训练、步行能力训练和上下楼梯训练。在训练坐-站、步行等过程中应教会患者正确使用助行器和拐杖等辅助用具。

7.常见并发症的处理

(1)下肢深静脉血栓形成:患者术后应尽早进行被动活动和主动活动,尽早下床练习。一旦发现患者有不明原因的下肢肿胀、局部疼痛,可立即行下肢B超或静脉血流图的检查,及早确诊。

(2)脱位:主要强调术后的预防措施,尤其是在术后6周之内。一旦发生脱位,可考虑手术治疗,并立即制动。

第五章

心肺疾病康复

第一节 概　　述

一、定义

心肺疾病康复是指针对心肺疾病导致的原发性和继发性功能障碍采用多种协同的、有目的的康复措施，包括康复评估、在生命体征监测下的各种运动训练、饮食和生活习惯指导、规律服药、定期监测各项指标和接受健康教育等，预防疾病、残疾和复发，以改善和提高功能，使患者重返社会。

二、常见症状

（一）呼吸困难

1.呼吸困难的原因

（1）对呼吸活动的关注度增加：如健康人在紧张状态时，慢性阻塞性肺疾病（chronic obstructive pulmonary disease，COPD）的患者常出现焦虑导致的呼吸困难，抗焦虑药物有缓解症状的效果。

（2）呼吸做功增加：如肺纤维化导致的肺顺应性降低。

（3）肺通气的异常：如 COPD 使气道阻力增加从而导致通气不足。

（4）呼吸附件的异常：通常包括胸廓、呼吸肌及神经等的异常，如脊柱侧弯、大量胸腔积液、过度肥胖、脊髓损伤等。

2.常见的呼吸困难类型

(1)急性呼吸困难:需要对患者进行快速而全面的问诊,必要时结合其他检查,发现呼吸困难的原因。如休息时呼吸困难可能提示严重的生理障碍,呼吸困难伴胸痛可能提示气胸或肺栓塞。

(2)劳力性呼吸困难:患者在运动或费力活动时感到呼吸困难,常与慢性肺疾病或慢性心力衰竭相关。

(3)端坐呼吸:指患者为了减轻呼吸困难被迫采取端坐位或半卧位的姿势,常与心功能不全相关。

(4)夜间阵发性呼吸困难:常发生在患者平卧休息1～2小时后,被突然发作的呼吸困难惊醒,坐起后症状缓解,常提示有慢性心力衰竭。

(5)功能性呼吸困难:常见于年轻女性,休息时感到呼吸困难,费力活动时无症状,症状出现时患者会表现出深呼吸或叹气,肺功能测试结果正常,安慰及心理疏导通常有效。

(二)喘息

喘息是在气流通过狭窄的气道时发出的类似于吹口哨的声音,见于支气管痉挛、痰液阻塞等情况。

(三)胸痛

胸痛是心肺疾病常见的症状,需根据详细的病史及其他医学检查判断,作为康复治疗师需学会初步鉴别常见胸痛类型,见表5-1。

(四)咳嗽、咳痰

排痰性咳嗽有利于清除气道分泌物及外来物质,不应当抑制。干咳会造成气道的高激惹性,常见于间质性肺疾病患者。咳嗽会造成晕厥、头痛、背痛、骨折等并发症,如严重骨质疏松患者咳嗽后出现的椎体压缩性骨折。

痰是在呼吸道受感染、异物、过冷或过热空气刺激等因素影响后产生的大量分泌物,通过纤毛运动及咳嗽动作排出体外。COPD患者或全身麻醉手术患者术后的咳痰能力通常会降低。咳嗽效力虽无法直接测量,但可通过呼吸肌的参与程度及有效排痰的深度作大致判断。痰液的性质、颜色、气味和数量是判断病情是否得到控制的重要指标。

表 5-1　常见胸痛类型

情况	描述
胸膜炎性疼痛	起源于壁层胸膜(脏层胸膜无疼痛感受器)。当壁层胸膜在吸气相随着胸廓运动被牵拉时,常出现尖锐的疼痛,如深呼吸、咳嗽等。通常触诊不能扪及疼痛
心绞痛	通常出现在费力活动后、餐后或情绪压力较大时,可通过休息或舌下服用硝酸甘油缓解。患者常描述为前胸部位一块拳头大小区域疼痛,或者描述为不舒适、压榨感、紧缩感。疼痛也可能位于胸骨下或放射至手臂、颈部、下颌或背部
心包膜性疼痛	常出现在胸骨下或肩部、肩胛区域,咳嗽、深呼吸会加重症状,右侧卧位及身体前倾可以缓解症状
食管性胸痛	因位于胸骨后压榨性或伴随上肢放射症状,常与心绞痛混淆。体位变化(从仰卧位到坐位)或服用抑酸制剂可缓解症状
胸壁性疼痛	为最常见的胸痛类别,通常起源于胸廓的骨骼、肌肉、神经及关节,具有间歇性、程度多变、部位局限的特点,会受躯干活动(前屈、后伸)影响

(五)咯血

咯血指痰中带血或咳出大量鲜血,可源自上下呼吸道的任何部位。咯血的评估包括时间、频率、性状和颜色。如间歇咯血提示可能有结核或支气管扩张,持续咯血则更倾向于支气管肿瘤,粉红色泡沫痰提示有严重肺水肿。

三、心肺康复的临床意义

心肺康复是一个漫长的过程,需要患者持之以恒地坚持,因此康复过程管理十分重要。应鼓励患者严格执行运动处方,并通过适当运动、合理饮食、情绪调节、“三高”监测及药物控制等综合性指导,使患者从急性心肌梗死、心脏手术或其他心脏疾病中得到更好的恢复。同时,需要定期复查,根据复查结果调整方案,以预防并发症,提高患者生存质量。

与神经康复、肌肉骨骼康复明显不同的是，需要接受心肺康复的患者没有明显的肢体残疾。心血管疾病会导致全身多系统问题，如肺功能障碍、肌肉功能障碍、能量代谢障碍及心理障碍等。运动训练有助于改善肌肉血供，增加肌肉纤维收缩效率，同时促进冠状动脉血流增加，提高心肌收缩力。

由此可见，心肺康复与心血管疾病二级预防、三级预防密切相关，只有重视心肺康复才能使患者获得更大的益处。

第二节 康复评定

一、心功能评定

(一)心功能分级

美国纽约心脏病协会(New York Heart Association classification，NYHA)分级是根据诱发心力衰竭症状的活动等级对心功能分级，操作简单，临床上使用最为广泛。其中，代谢当量(metabolic equivalents，METs)量化的心功能将活动水平客观化，利于活动处方的制订(表5-2)。在随后的专科发展中，不断有新的心功能分级指标出现，以补充NYHA分级单一考量症状表现的缺陷，添加了更多客观指标，如心电图、胸部影像学、心脏彩超等。

(二)心电运动试验

心电运动试验通过观察受试者运动时的各种反应(呼吸、血压、心率、心电图、气体代谢、临床症状与体征等)，来判断其心脏、肺、骨骼肌等的储备功能(实际负荷能力)和机体对运动的实际耐受能力，可以为疾病诊断、指导治疗和日常生活活动、判断预后及疗效提供客观依据。

1.适应证

凡有上述应用需求，病情稳定，无明显步态和骨关节异常，无感染及活动性疾病，患者精神正常且主观上愿意接受检查，并能主动配合者，均为适应证。

表 5-2　NYHA 心脏功能分级及 METs 量化心功能

功能分级	活动情况	METs
Ⅰ	患有心脏疾病，其体力活动不受限制，一般体力活动不引起疲劳、心悸、呼吸困难或心绞痛	≥7
Ⅱ	患有心脏疾病，其体力活动稍受限制，休息时感到舒适。一般体力活动时，引起疲劳、心悸、呼吸困难或心绞痛	≥5，<7
Ⅲ	患有心脏疾病，其体力活动大受限制，休息时感到舒适，较一般体力活动为轻时，即可引起疲劳、心悸、呼吸困难或心绞痛	≥2，<5
Ⅳ	患有心脏疾病，不能从事任何体力活动，在休息时也有心功能不全或心绞痛症状，任何体力活动均可使症状加重	<2

2.禁忌证

（1）绝对禁忌证：急性心肌梗死（2 天内）；高危的不稳定型心绞痛；未控制的、伴有症状或血流动力学障碍的心律失常；有症状的严重主动脉狭窄；未控制的有症状心力衰竭；急性肺栓塞或肺梗死；急性心肌炎或心包炎。

（2）相对禁忌证：左冠状动脉主干狭窄；中度狭窄的瓣膜性心脏病；电解质异常；严重的高血压[收缩压＞26.7 kPa（200 mmHg）和（或）舒张压＞14.7 kPa（110 mmHg）]；快速性或缓慢性心律失常；肥厚型心肌病和其他形式的流出道梗阻；精神或身体异常不能运动；高度房室传导阻滞。

3.分类

运动试验所需设备包括心电、血压监测设备，通气量、呼出气中氧气和二氧化碳浓度的测量分析装置及运动计量设备。根据所用设备、终止试验运动强度等的不同，运动试验可分为不同的种类。按所用设备分类有平板运动试验和踏车试验；按试验目的和运动条件分类有极量运动试验、亚(次)极量运动试验、症状限制性运动试验和低水平运动试验;按试验方案分类有单级运动试验和多级运动试验。

急性心肌梗死或心脏手术后康复患者住院期间,即在心血管疾病康复活动早期,康复活动都很有限,一般都无须参考心脏功能的最高界限,不必冒亚极量运动试验的风险,而只需做低水平运动试验。

心脏功能容量测定在制订运动处方即安排日常活动、恢复工作等情况时可作为参考,宜采用症状限制性运动试验。

4.运动试验方案

根据受试者的个体情况及试验目的不同,选择不同的方案。运动试验的起始负荷必须低于受试者的最大承受能力,方案难易适度,每级运动负荷最好持续 2～3 分钟,运动试验总时间在 8～12 分钟为宜。

(1)平板运动试验方案:根据运动负荷量的递增方式(如变速变斜率、恒速变斜率、恒斜率变速等)不同设计了不同的试验方案,如 Bruce 方案、Balke 方案、Naughton 方案等。国内最常用的是 Bruce 方案(表 5-3)。

表 5-3 Bruce 平板运动试验方案

级别	速度		坡度(%)	持续时间(min)	耗氧量 mL/(kg·min)	METs
	mph	km/h				
0	1.7	2.7	0	3	5.0	1.7
1/2	1.7	2.7	5	3	10.2	2.9
1	1.7	2.7	10	3	16.5	4.7
2	2.5	4.0	12	3	24.8	7.1
3	3.4	5.5	14	3	35.7	10.2
4	4.2	6.8	16	3	47.3	13.5
5	5.0	8.0	18	3	60.5	17.3
6	5.5	8.8	20	3	71.4	20.4
7	6.0	9.7	22	3	83.3	23.8

(2)踏车试验方案:最常用的是 WHO 推荐方案(表 5-4)。每级 3 分钟,蹬车的速度一般选择 50～60 周/分。

表 5-4 WHO **推荐方案**

分级	运动负荷(kg·m/min)		运动时间(min)
	男	女	
1	300	200	3
2	600	200	3
3	900	600	3
4	1 200	800	3
5	1 500	1 000	3
6	1 800	1 200	3
7	2 100	1 400	3

(3)手摇功率计试验方案:根据患者情况选择不变的手摇速度,一般可选择 40～70 r/min;运动起始负荷一般为 12.5 W,每级负荷增量为 12.5 W,每级持续时间为 2 分钟,直至疲劳至极。

5.运动试验的终止指征

极量运动试验的终点为达到生理极限;亚极量运动试验的终点为达到亚极量心率;症状限制运动试验的终点为出现必须停止运动的指征;低水平运动试验的终点为达到特定的靶心率、血压和运动强度。

(1)绝对指征:①试验中运动负荷增加,但收缩压较基础血压水平下降超过 1.3 kPa(10 mmHg),并伴随其他心肌缺血的征象。②中、重度心绞痛。③增多的神经系统症状(如共济失调、眩晕、近似晕厥状态)。④低灌注表现(发绀或苍白)。⑤由于技术上的困难无法监测心电图或收缩压。⑥受试者要求终止。⑦持续性室性心动过速。⑧在无诊断意义 Q 波的导联上出现 ST 段抬高(≥1.0 mm)(非 V_1 或 aVR)。

(2)相对指征:①试验中运动负荷增加,收缩压比原基础血压下降≥1.3 kPa(10 mmHg),不伴有其他心肌缺血的征象。②ST 段或

QRS 波改变，如 ST 段过度压低（水平型或下垂型 ST 段压低>2 mm）或显著的电轴偏移。③除持续性室性心动过速之外的心律失常，包括多源性室性期前收缩、室性期前收缩三联律、室上性心动过速、心脏阻滞或心动过缓。④劳累、气促、哮喘、下肢痉挛、跛行。⑤束支传导阻滞或心室内传导阻滞与室性心动过速无法鉴别。⑥胸痛增加。⑦高血压反应［收缩压>33.3 kPa（200 mmHg）和（或）舒张压>15.3 kPa（115 mmHg）］。

6.运动试验的结果及其意义

（1）心率：正常时每增加 1 MET，心率增加 8～12 次/分。心率过慢见于窦房结功能减退、严重左心室功能不全和严重多支血管病变的冠心病；心率过快见于窦性心动过速和异位心动过速。心率收缩压乘积是反映心肌耗氧量和运动强度的重要指标。心绞痛发病就是因为心肌耗氧量超过了冠状动脉的供血、供氧量，故可以用心肌耗氧量的大小来评价心脏功能。当心率在 110～170 次/分时，心率与运动强度之间呈直线相关，在极限下强度运动时心率与摄氧量也呈线性相关，故心率可作为指导运动强度的指标。不过，要注意药物和疾病对心率的影响。

（2）血压：正常时收缩压应随运动负荷的增加而逐步升高，舒张压一般无显著变化。血压下降提示心脏收缩功能储备力小，出现异常低血压反应的工作负荷越低，反映病情越重。舒张期血压明显升高说明总外周阻力明显升高，提示冠状血管储备力接近极限，常见于严重冠心病。

（3）ST 段：正常 ST 段应始终保持在基线。运动后 ST 段下斜型或水平型下移>10.1 mV，持续≥2 分钟，是心肌缺血的可靠指标。在排除了心室肥大、药物、束支阻滞或其他器质性心脏病的情况下，ST 段下移出现在胸前导联最有意义，尤其 V_5 导联是诊断冠心病的可靠导联，Ⅱ导联较易出现假阳性，诊断价值有限。运动诱发 ST 段抬高若出现于既往有心肌梗死的区域是左心室室壁运动异常的标志，提示心肌无活动或室壁瘤存在，预后不佳。ST 段压低幅度越大、出现越早、涉及导联越多、持续时间越长，提示缺血的程度与范围越大。伴Q波的ST段上抬提示室壁瘤/室壁运动障碍，见于前壁心肌梗死和下壁心肌梗死患者；无Q波的ST段上抬提示近端冠脉病变和穿壁性心肌缺血。

(4)U波和T波：运动后出现一过性U波倒置，高度提示心肌缺血，见于左前降支冠脉严重狭窄。缺血型ST段改变的恢复期伴有T波倒置，并逐渐恢复至运动前图形，是缺血恢复的表现。原倒置T波运动后转直立，提示心肌缺血。

(5)心律失常：运动性心律失常的原因与交感神经兴奋性增高和心肌需氧量增加有关。运动中最常见的心律失常是室性期前收缩。运动试验中，若出现频发、多源、连发性期前收缩或阵发性室性心动过速伴缺血型ST段改变，则提示有多支冠脉病变，发生猝死的危险性大。但若不伴缺血型ST段改变，则不能作为判断预后不良的独立指标。

(6)运动中发作典型心绞痛：是运动试验阳性的标准之一。

(7)心脏功能容量：又称心脏功能能力或体力工作容量，是指机体在尽力活动时所能达到的最大能量METs，也就是体力活动的最高限度。其测定一般应用运动试验，测定时应有医师在场，从最低负荷量开始，连续监测心电图，直至体力疲惫或出现症状时，此时即达到终点负荷量。随后，通过特定的计算方法，将次负荷量折算成METs，所得结果即为受试者的心脏功能容量或体力工作容量。

(8)运动能力：指进行身体锻炼时，应该达到并保持的运动强度，它为锻炼提供有效且安全的运动强度范围。运动能力是控制运动强度最准确的方法，需要通过计算才能得到。在实际应用中一般通过它计算出相应的靶心率等指标，从而用心率来控制运动强度。

二、肺功能评定

(一)常用数值

1.潮气容积

潮气容积是指1次平静呼吸，进出肺内的气量。正常成人约500 mL。

2.肺活量

肺活量(vital capacity,VC)是指尽最大努力吸气后完全呼出的最大气量,即潮气容积、补吸气容积和补呼气容积之和。测定方法有以下 2 种。①一期肺活量:深吸气末尽力呼出的全部气量。正常成年男性为(4 217±690)mL,女性为(3 105±452)mL;②分期肺活量:COPD 患者做一期肺活量测定时,常由于胸膜腔内压增高使小气道陷闭,致肺泡呼气不尽而使补呼吸量减少,故欲准确测定,应测分期肺活量,即相隔若干次平静呼吸所分别测得的深吸气量与补呼气量之和。

3.每分通气量

每分通气量(minute ventilation,VE)指静息状态下每分钟出入肺的气量,等于潮气容积×呼吸频率。正常成年男性为(6 663±200)mL,女性为(4 217±160)mL。>10 L/min 提示通气过度,可造成呼吸性碱中毒;<3 L/min 提示通气不足,可造成呼吸性酸中毒。

4.最大自主通气量

最大自主通气量(maximal voluntary ventilation,MVV)指以最快呼吸频率和最大呼吸幅度呼吸 1 分钟的通气量。实际测定时,测定时间一般取 15 秒或 12 秒,将测得通气量乘 4 或 5 即为 MVV。正常男性为(104.00±2.71)L,女性为(82.50±2.17)L。

5.用力肺活量

用力肺活量(forced vital capacity,FVC)指深吸气后以最大用力、最快速度所能呼出的所有气量。正常成年男性为(3 179±117)mL,女性为(2 314±48) mL。正常人 3 秒内可将肺活量全部呼出,根据用力呼气肺活量描记曲线可计算出第 1、2、3 秒所呼出的气量及其各占 FVC 的百分率,即 FEV_1、FEV_2、FEV_3,其正常值分别为 83%、96%、99%。临床也常采用 1 秒率(FEV_1/FVC,即 FEV_1%)作为判定指标,其正常值应大于 80%。在阻塞性通气障碍者中,每秒呼出气量及其占 FVC 的百分率减少;在限制性通气障碍者中,其百分率可增加。

6.通气/血流比值

正常成人静息状态下通气/血流比值(ventilation/perfusion ratio,V/Q)为0.8;V/Q>0.8提示出现无效腔通气,如肺血管阻塞等;V/Q<0.8提示无效灌注,如气道阻塞等。

7.最大呼气中期流量

最大呼气中期流量指根据呼气容积流量曲线得出的用力呼出25%~75%肺活量时的平均流量。正常成年男性为(3 452±1 160)mL/s,女性为(2 836±946)mL/s。最大呼气中期流量降低可判断早期小气道阻塞。

(二)临床应用

肺功能检测系统用于检测肺功能基本参数,是确诊COPD、哮喘等常见疾病的重要检测手段。采用便携式的肺功能检查仪进入病房,进行床边简易评估,是全面评估肺功能的重要手段,也是进行肺功能训练的基础。

临床上主要根据VC或MVV实测值占预计值的百分比和 FEV_1%来判断肺功能情况和通气功能障碍类型(表5-5,表5-6)。

表5-5　肺功能不全分级

	(VC或MVV)实/预%	FEV_1%
基本正常	>80	>70
轻度减退	71~80	61~70
显著减退	51~70	41~60
严重减退	21~50	≤40
呼吸衰竭	≤20	

表5-6　肺通气功能障碍分型

	阻塞性	限制性	混合性
FEV_1%	↓↓	正常/↑	↓
VC	正常/↓	↓↓	↓
MVV	↓↓	↑/正常	↓

支气管舒张试验可用来判断气道阻塞有无可逆性，以及药物使用疗效。其中，通气改善率＝[(FEV_1和FEV_1%的用药后测定值-用药前测定值)/用药前测定值]×100%，通气改善率＞15%为支气管舒张试验阳性。

三、心肺联合运动试验

心肺联合运动试验即心肺运动试验(cardio pumonary exercise testing，CPET)，是通过呼吸气分析来推算体内气体代谢情况的一种运动试验。它可以同时检测心血管和呼吸系统行使它们主要功能(即细胞和外界环境气体交换)的能力，是一种客观评价心肺储备功能和运动耐力的无创性检测方法，是唯一将心与肺耦联，在运动中同时对它们的储备功能进行评价的科学工具。它作为目前唯一的人体心肺系统代谢整体功能学的检测方法，在康复医学功能评定中应用价值很大。

CPET 通过监测机体在安静及运动状态下的摄氧量、二氧化碳排出量、心率、每分通气量等来评价心、肺等脏器对运动的反应。

(一)运动方式

运动测试方式最常见的为运动平板与功率自行车，受试者在运动平板上进行步行或跑步，速度和坡度可调节。优点为接近日常活动生理，可以逐步增加负荷量。各种坡度、速度时的心肺反应可以直接用于指导患者的步行锻炼。但同时也存在数据测定干扰性大、摔倒风险高等不足。

相对而言，更推荐使用功率自行车进行测试，因为功率自行车可定量增加踏车阻力，调整运动负荷。运动时无噪音，运动中心电图记录较好，血压、气体测量比较容易，受检者心理负担较轻，可以在卧位进行，动态心肌氧供需不平衡的假阳性比较少，占地面积小，价格低，运动损伤少。但对于体力较好者如运动员，往往不能达到最大心脏负荷。此外，运动时受试者易因意志而中止运动，一些老年人或不会骑车者难以完成运动。

(二)试验类型

1.症状限制性运动试验

此试验是临床应用最多的类型,以受试者精疲力竭为终点,达到其极限运动水平,同时参考以运动诱发呼吸或循环不良的症状和体征、心电图异常及心血管运动反应异常作为运动终点。

2.亚极量运动试验

详情可参考前文的心功能评定。

3.低水平运动试验

此试验是以特定的心率、血压和症状为终止指标的试验方法,适用于急性心肌梗死后或病情较重者。

(三)试验方案

如果选用平板运动试验,试验方案可参考前文。功率自行车试验可选1分钟阶梯式递增方案与1分钟斜坡式递增方案。每种方案均应包括静息(≥3分钟)、功率自行车速度保持在60 r/min的无负荷热身运动(≥3分钟)、增负荷至最大极限运动(6～10分钟最适宜),以及恢复期(≥5分钟)。

(四)主要代表性变量及其临床意义

1.最大摄氧量与峰值摄氧量

最大摄氧量又称最大有氧能力,是指运动强度达到最大时机体所摄取并供组织细胞消耗的最大氧量,是综合反映心肺功能状况和最大有氧运动能力的最好生理指标。

正常人最大摄氧量取决于心排血量和动静脉氧分压差,受心肺功能、血管功能、血液携氧能力和肌细胞有氧代谢能力的影响。如果氧的摄入、弥散、运输和利用能力的下降则最大摄氧量降低,反之则提高。运动训练(尤其是耐力训练)可通过中心效应(心肺功能改善)和外周效应(骨骼肌代谢能力改善)提高最大摄氧量。按每公斤体重计算的最大摄氧量(相对最大摄氧量)有明显的性别和年龄差异,女性为男性的70%～80%,男性在13～16岁最高,女性在12岁左右最高。

(1)直接测定法:最大摄氧量可通过极量运动试验直接测定,

运动达到极量时呼吸气分析仪所测定的摄氧量即为最大摄氧量。分级运动中，若两级负荷的摄氧量差值＜150 mL/min或＜2 mL/(kg·min)，则提示已达到最大摄氧量。极量运动试验的定义即受试者精疲力竭，也可使用呼吸商＞1.1(成人)或1.0(儿童)作为受试者尽全力的参考指标。

(2)间接推算法：由于极量运动试验有一定的危险性，不易被一般受试者接受，有些学者试图通过亚极量运动试验下的生理指标来推测最大摄氧量。间接推算法虽然简单，但个体误差较大。不能进行极量运动试验的严重心肺疾病患者可以其运动终点时的摄氧量作为制订运动处方和评价疗效的指标。

由于心血管疾病患者及肺部疾病患者在做CPET时，临床早期出现的无法忍受的症状限制了运动，因此当测定到峰值运动水平的VO_2时，很难获得清晰的平台期，故峰值摄氧量经常被作为最大摄氧量的估计值。

2.乳酸无氧阈

其测定就是通过测定递增负荷运动中血乳酸的变化来实现的，即在运动中每间隔一定时间取一次受试者的静脉血，将血乳酸浓度变化与运动强度或做功能力变化的关系绘制成乳酸动力学曲线。血乳酸值从平稳值转为明显增加值的拐点，即机体供能方式由有氧供能为主转为无氧供能为主的临界点，即为乳酸无氧阈。个体乳酸无氧阈的变化范围很大，一般人的乳酸无氧阈平均值约为4 mmol/L。乳酸法准确性较高、应用最为广泛，但因其是有创的，应用受到一定的限制。

3.呼吸商

呼吸商为每分钟二氧化碳排出量与每分钟耗氧量之比，其反映体内能量产生的来源(有氧供能或无氧供能)和酸碱平衡状况。有氧供能为主转为无氧供能为主及代谢性酸中毒时，呼吸商明显增高。

四、6分钟步行试验

6分钟步行试验测定患者6分钟内在平坦硬地上以能耐受的最

大速度步行的距离，可以很好地反应患者完成日常体力活动的功能代偿能力，是临床应用最广泛的亚极量运动测试。

(一)适应证

6 分钟步行试验适用于治疗前和治疗后的比较(肺移植、肺切除、肺减容术、肺康复、COPD、肺动脉高压、心力衰竭)，评价功能状态(COPD、肺囊性纤维化、心力衰竭、周围血管疾病、老年患者)，预测发病率和死亡率(心力衰竭、COPD、肺动脉高压)。

(二)禁忌证

1.绝对禁忌证

1 个月内有不稳定型心绞痛或心肌梗死的患者。

2.相对禁忌证

静息状态下心率＞120 次/分，收缩压＞24.0 kPa(180 mmHg)，舒张压＞13.3 kPa(100 mmHg)的患者。

(三)具体方法

患者在一个标准化的室内通道(长 30 m)里行走，尽可能往返行走 6 分钟，结束后测定 6 分钟的步行距离和心脏功能的参数。

1.行走前

试验前患者在椅子上休息期间(要求至少 10 分钟)，再次确认是否存在禁忌证，确认患者衣服和鞋子适合试验，测量心率、血压、脉搏血氧饱和度。要求患者站立在起点并用 Borg 量表评价患者基线呼吸困难和疲劳情况，填写量表的基线部分(表 5-7)。调好计时器和计数器。

表 5-7 改良 Borg 自感劳力分级量表

评分	自我理解的用力程度
0	一点也不觉得呼吸困难或疲劳
0.5	非常非常轻微的呼吸困难或疲劳，几乎难以察觉
1	非常轻微的呼吸困难或疲劳
2	轻度的呼吸困难或疲劳
3	中度的呼吸困难或疲劳

续表

评分	自我理解的用力程度
4	略严重的呼吸困难或疲劳
5	严重的呼吸困难或疲劳
6～8	非常严重的呼吸困难或疲劳
9	非常非常严重的呼吸困难或疲劳
10	极度的呼吸困难或疲劳，达到极限

2.行走中

医师全程站在出发线处，在患者从出发线开始走时启动计时器。过程中要用标准用语言鼓励患者，如第 1 分钟过后，用平缓的语调告诉患者："您做得很好，还有 5 分钟"，不要自己发挥。观察患者，计数圈数；允许患者在试验进行时停下休息，不停止计时。6 分钟到了要说："停！"，并在患者停止的地方做标记。

3.行走后

记录患者的心率、血压、脉搏血氧饱和度、Borg 呼吸困难和疲劳水平，如果患者需要可以拿椅子给患者休息。如果患者在6 分钟之前停下并拒绝再继续行走，或由于安全问题（不能耐受的胸痛、呼吸困难等）需要终止时，在工作表上记下步行距离、停止时间和过早停止的原因。治疗前后对比或重复试验，应在每天大致相同的时间进行。

（四）测试结果

1.步行距离＜150 m

重度心肺功能不全，运动耐量重度减退。多为心力衰竭、心肌梗死急性期患者，只能从事一般家务，运动康复必须在医师指导下进行。

2.步行距离 150～300 m

中度心肺功能不全，运动耐量中度减退。此类患者情况稍好，多为稳定型心绞痛或出院后心肌梗死患者，可自行选择步行等运动。

3.步行距离 300～450 m

轻度心肺功能不全，运动耐量轻度减退，与正常人差不多，可健步走、慢跑。

4.步行距离＞450 m

心肺功能正常。

第三节　康复治疗

一、心功能训练

（一）运动类型

1.等张运动

等张运动对心血管系统的影响主要体现在增加前负荷。运动时心率加快，左心室舒张期充盈完全，心肌收缩力增强，每搏输出量和心排血量均增加，最大限度地调动了心脏的储备能力。运动时儿茶酚胺增加，有助于冠状动脉血流量增加，改善心肌血供。运动项目主要包括散步、步行、慢跑、骑自行车、游泳、上下楼梯、划船和球类等。

2.等长运动

等长运动虽然会使心率加快，心排血量增加，但心肌收缩速度下降，心脏射血时间延长，舒张压升高明显，外周阻力增高。因此，它提高了心脏后负荷。心脏病患者等长运动时，射血分数下降，心脏收缩功能降低，又由于耗氧量过多，胸内压力升高，影响血液回流到心肺，具有一定危险性。但尚有部分学者认为，等长收缩可通过显著增高舒张压来提高冠状动脉灌注压。等长运动包括举重、哑铃、负重登梯等。

（二）康复训练

根据心功能分级方案制订患者的心功能训练方案。

Ⅰ级：患者活动量不受限制，可做≥7METs的运动。

Ⅱ级：患者的体力活动受到轻度限制，可做5～7 METs的运动，每周运动锻炼3～5次，每次10～25分钟。

Ⅲ级：心脏病患者体力活动明显限制，可做2～5 METs的运动，每周运动5～6次，每次5～10分钟渐增至每次40分钟。

Ⅳ级：心脏病患者不能从事任何体力活动。休息状态下也出现心力衰竭的症状，体力活动后加重。可做<2 METs的运动。

二、呼吸功能训练

（一）呼吸训练

1.深呼吸

患者取任意舒适体位，嘱患者动用所有的吸气肌用最大力吸气，然后慢慢将气体呼出。一次进行3～5个深呼吸。

2.缩唇呼吸

患者取任意舒适体位，肩颈部放松，鼻子吸气，嘴巴呼气。呼气时嘴呈缩唇状，使呼气时施加轻微的压力，慢慢呼气。吸气和呼气比例可为1∶2，慢慢达到1∶4。应强调患者放松、缓慢、延长、有控制地呼气。

3.膈肌呼吸

患者平卧，腹部放置一沙袋（0.5～3.0 kg），平静呼吸，吸气时令腹部隆起，持续2秒，呼气时令腹部下陷，持续4秒，如此往复，持续进行10～15分钟，每天2～3次。注意双肩不要移动。

4.胸廓扩张训练

患者取放松体位，治疗师将手放于需扩张的胸廓或肋骨处，令患者集中精神将气吸至手放置的部位。吸气时治疗师的手跟随患者的胸廓打开，呼气时慢慢跟随其胸廓运动的方向运动，并可在呼气的末端给予一个快速的牵伸。另外，可令患者吸气末屏气3～5秒，进一步促进患者胸廓的扩张。

5.胸廓松动

将患者置于合适的体位，如仰卧位。可在胸椎下方垂直放一毛巾卷，有利于前胸部的打开，促进肋间肌和胸肌的拉伸。可让患者在吸气时主动或被动抬高手臂到最大角度，使胸部得到最大程度的拉伸。治疗师可松动紧张的肌肉或肌群，如胸大肌、胸小肌、肋间肌、斜方肌等，之后可对紧张的肋骨节段进行逐一松动和胸廓的捻转。

6.膈肌松解

患者取仰卧位，治疗师位于患者的头部，将双手小鱼际和后3个手指置于第7～10肋软骨的下方，治疗师的前臂与患者的肩膀对齐。在吸气阶段，治疗师轻轻地将双手的接触点置于头部的方向，并伴随肋骨的高度轻微地横向抗阻。在呼气过程中，治疗师加深接触内侧肋边缘，保持抵抗力。在随后的呼吸周期中，治疗师逐渐增加肋缘内的接触深度。此过程进行2组，每组分别10次深呼吸，间隔1分钟。

(二)有效咳嗽

患者处于放松舒适的姿势，坐位或身体前倾，颈部稍微屈曲，掌握膈肌呼吸，强调深吸气。治疗师示范咳嗽及腹肌收缩动作。患者双手置于腹部且在呼气时做3次哈气以感觉腹肌的收缩，练习发“K”的声音以感觉声带绷紧、声门关闭及腹肌收缩。当患者将这些动作结合时，指导患者做深而放松的吸气接着做急剧的双重咳嗽。训练中不要让患者急喘气吸入过多空气。

(三)体位引流

体位引流是将患者置于特定体位，尽量使病变部位向主支气管方向垂直，通过重力作用将小支气管远端的痰液排到大支气管的技术。

体位引流一般在餐后1.0～1.5小时进行。由听诊或X线检查决定需引流的部位。前叶支气管引流患者一般采取仰卧位，后叶支气管采取俯卧位，侧叶支气管一般采取侧卧位。中叶引流时，床脚抬高15°～30°；下叶引流时，床脚抬高30°～45°。引流左肺时，左肺在上；引流右肺时，右肺在上。每个位置保持5～10分钟，痰液较多的部位可根据患者的耐受程度适当延长时间。若在体位引流时结合其他手法，如深呼吸、咳嗽、叩拍和震动等，停留时间可减少。

三、有氧训练

（一）运动处方的制订

1.运动方式

有氧运动的运动方式选择应基于患者的具体情况、平时运动爱好和习惯确定。最有效的有氧运动是运用大肌肉群完成持续或间歇的运动，主要包括走路、慢跑、快跑、骑自行车、游泳、跳绳、划船和爬楼梯。运动方式选择还取决于是否有相关运动设施可供使用，如可通过功率自行车、运动平板、四肢联动等方式训练。

2.运动强度

运动强度是运动处方中最重要的因素，应根据患者的目标量身定制。

3.运动时间

对于提高心肺功能和最大摄氧量的耐力运动而言，时间要求与强度要求正好相反。强度越大，实现提高心肺功能所需的时间越短。低强度、长时间的运动计划可收到与高强度、短时间的运动计划一样的效果。目前推荐 20～60 分钟的有氧运动，不包括热身和结束后的整理活动。因频率的关系，如果耐力运动超过 45 分钟，会增加关节损伤的概率。为避免急性损伤，应在数周到 1 个月的周期运动后逐渐增加运动的频率、时间和强度。

4.运动频率

合理的运动频率是每周 3～4 次。如果每周训练次数＞3 次，最大摄氧量的提高会达到平台期，同时，出现运动损伤的概率会显著增加。虽然对体力不佳的患者来说，每周训练 1～2 次可改善心肺功能，但是会引发体重的轻微降低，并对精力和耐力产生影响。对于条件允许的患者，如果每周运动次数＜2 次，对心肺功能的改善作用可能会非常微弱。

（二）运动程序

1.准备活动

准备活动是指有氧训练之前进行的活动，目的是防止因突然的运动应激导致肌肉损伤和心血管意外。运动强度一般为训练时的强度，时间 5～10 分钟。方式包括医疗体操、关节活动、肌肉牵张、呼吸训练或小强度的有氧训练。

2.训练活动

训练活动是指达到靶强度的训练，一般为 15～40 分钟，是有氧运动的核心部分。根据训练安排的特征可以分为持续训练、间断训练和循环训练。

3.整理活动

整理活动是指靶强度运动训练后进行较低强度的训练，其运动强度、方法与准备活动相似，时间为 20～25 分钟。

(三)运动处方的应用

1.以力量练习为主，结合有氧运动与伸展练习

重物重量以能连续完成 12～13 次为宜，每个动作完成 3～4 组。每次力量练习 30 分钟左右，有氧练习和伸展练习时间分别为 10 分钟，每周 3 次，持续半年。

2.快走与上下爬楼梯结合

锻炼初期的强度不易过大，以达到最大心率的 60%～70%为佳，适应后可提高到 80%～85%。每次练习 30～45 分钟，每周 3～5 次，持续 9～11 个月。

3.跳绳和太极拳练习相结合

心率控制在最大心率的 60%～80%；其中，跳绳的速度为匀速，每组 40～50 次，每组间隔 2 分钟，共 2 组。每次练习 45 分钟，每周 5 次，持续 1 年。

四、抗阻训练

(一)运动方式

抗阻运动的运动方式选择可通过弹力带训练、轮滑拉力器、哑铃、捆绑式沙袋、等速训练仪等进行上下肢、躯干或全身的力量训练。以患者功能性训练为目标选择合适的抗阻运动方式。

(二)运动强度

早期进行抗阻力量训练的重点是给肌肉、骨骼适应的时间，以

降低肌肉过度疼痛和损伤的可能性。最初的抗阻负荷应设定在适度水平，允许患者在没有训练的情况下达到指定的可重复范围，这对于心血管疾病患者尤为重要。抗阻训练的运动强度建议为一次可以举起的最大重量(one rep max，1RM)的 20%～50%。需要注意的是，对于老人、青少年、儿童、高血压或心脏病患者，1RM 测试具有较高危险性，因此临床常使用低限阻力测试的值(即 10RM)预测最大负荷量。

(三)运动时间

对于心脏病患者，训练强度应适度降低，重复次数适当增加。一次包括 8～10 项综合性的训练，应在 15～20 分钟完成，并且在充分的有氧锻炼后进行。

(四)运动频率

传统抗阻训练的每项训练包括 3 组动作。但在初级阶段，单组项目训练和多组项目训练对肌肉强度的改善程度相同。因此，对初始训练者，建议每周至少 2 天进行单一项目训练，如时间允许，可增至每周 3 次。

五、物理因子疗法

超短波治疗、超声雾化治疗等有助于消炎、抗痉挛，利于排痰，保护黏液毯和纤毛功能。超短波治疗的方法是应用无热量或微热量，每天 1 次，15～20 次为 1 个疗程。超声雾化治疗每次 20～30 分钟，每天 1 次，7～10 次为 1 个疗程。

吸附式点刺激低频治疗以物理治疗中传导电流法的多组负压吸附式棘状电机定位的作用方式，将超低脉宽的低频电疗以多种输出模式输入人体靶向治疗点，以实现专业镇痛等康复治疗。

经皮神经电刺激治疗通过皮肤将特定的低频脉冲电流输入人体以治疗疼痛的电疗方法，专为刺激感觉纤维而设计。

六、中医传统疗法

以八段锦、六字诀、太极拳等中国传统功法为主要治疗手段，指导患者进行主动训练，具有扶助正气、强身健体的作用，且可与推拿手法等配合使用。

中药膏摩、穴位贴敷、耳穴压丸、平衡火罐、推拿手法治疗等中医外治法，通过中医辨证论治，辅助心肺康复治疗。

第四节　冠　心　病

一、定义

冠心病即冠状动脉粥样硬化性心脏病，是指由于冠状动脉粥样硬化引起的血管腔狭窄或阻塞和(或)因冠状动脉功能性改变(痉挛)而导致心肌缺血、缺氧或坏死而引起的心脏病，亦称缺血性心脏病。

二、临床特点

(一)胸痛

劳累过后或精神紧张时，在胸骨体后、心前区，也可横贯前胸，有手掌大小范围，会出现胸痛的症状，界限不清楚。有时放射至左肩、左上臂，或者颈部、咽部(咽部紧缩感)或者下颌部。一般持续3～5分钟，充分休息后可自行缓解。发作时往往被迫停止正在进行的活动，直至症状缓解。

(二)心悸

体力活动时出现心悸，可能还伴随呼吸困难、头痛等症状，休息后自行缓解。

(三)胸闷

夜间休息时，平躺后会出现明显胸闷的症状，调整为高枕卧位后，能有效缓解此症状。

三、冠心病的康复评定

入院后1～3日内进行初期评定，住院期间根据患者功能变化情况于7～14日进行中期评定，出院前进行末期评定。

(一)询问病史

询问心血管病史及其他器官疾病病史、药物服用情况、日常饮食习惯和运动习惯。

(二)体格检查

观察胸廓是否对称,双侧呼吸运动是否对称,心前区有无异常隆起或凹陷;听诊心音、节律及呼吸音,各瓣膜区有无病理性杂音等。

(三)心肺运动试验

从静息状态(时间≥3 分钟)、无功率负荷热身运动(时间≥3 分钟)开始,根据性别、年龄、功能状态和疾病严重程度等,选择每分钟10～25 W的功率递增速率进行症状限制性负荷运动,继续记录≥5 分钟的恢复情况。

(四)肺通气检查

利用心肺运动试验仪检测 FEV_1、FVC 和 MVV,评估冠心病患者的肺通气功能。

(五)吸气肌测试

利用呼吸训练器测试吸气肌肌力指数、吸气峰值流速,以评估冠心病患者的吸气肌力量。

(六)其他评定

运动功能的评定可用 Fugl-Meyer 感觉运动恢复量表。日常生活活动能力的评定可用改良 Barthel 指数、FIM 指数量表。心脏功能分级评定可用 NYHA 分级、6 分钟步行实验。疲劳评定可用 Borg 量表。

四、冠心病的康复治疗

(一)Ⅰ期康复

Ⅰ期康复为冠心病患者住院期间的运动治疗,包括综合评估、指导戒烟、运动训练、日常活动指导和健康教育。重点进行日常活动指导和床边运动训练,出院时进行心肺运动试验或 6 分钟步行试验等测试,以指导制订运动处方,建议出院后运动康复和注意事项。

此期应以循序渐进地增加活动量为原则，一旦生命体征稳定且无并发症即可开始康复治疗。康复治疗的基本原则是根据患者的自我感觉，尽量进行可以耐受的日常活动。此期康复一般在心脏科进行。

1.运动疗法

(1)床上活动：一般从床上的肢体活动开始，包括呼吸训练。肢体活动一般从远端肢体的小关节活动开始，从不抗地心引力的活动开始。强调活动时呼吸自然、平稳，没有任何屏气和用力现象。然后可以逐步开始抗阻活动。抗阻活动可以采用捏气球、皮球或拉皮筋等，一般不需要专用器械。徒手体操十分有效。吃饭、洗脸、刷牙、穿衣等日常生活活动可以早期进行。

(2)呼吸训练；主要指腹式呼吸。腹式呼吸的要点是在吸气时腹部浮起，让膈肌尽量下降；呼气时腹部收缩，将肺内气体尽量排出。呼气与吸气之间要均匀连贯，可以比较缓慢，但是不可屏气。

(3)坐位训练：坐位是重要的康复起始点，应该从第 1 天就开始。开始坐时可以有依托，如把枕头或被子放在背后，或将床头抬高。有依托坐的能量消耗与卧位相同，但是上身直立体位使回心血量减少，同时射血阻力降低，心脏负荷实际上低于卧位。在有依托坐适应之后，患者可以逐步过渡到无依托独立坐。

(4)步行训练：从床边站立开始，先克服直立性低血压，在站立无问题之后，开始床边步行，以便在疲劳或不适时能够及时上床休息。此阶段开始时最好进行若干次心电监护下的活动。此阶段患者的活动范围明显增大，因此监护需要加强。要特别注意避免上肢高于心脏水平的活动，如患者自己手举输液瓶上厕所，此类活动的心脏负荷增加很大，常是诱发意外的原因。

(5)上下楼活动：是保证患者出院后家庭活动安全的重要环节。下楼的运动负荷不大，而上楼的运动负荷主要取决于上楼的速度。必须保持非常缓慢的上楼速度。一般每上一级台阶可以稍事休息，以保证没有任何症状。

(6)康复方案调整与监护：如果患者在训练过程中没有不良反

应,运动或活动时心率增加每分钟10次,次日训练可进入下一阶段。运动中心率增加在20次/分左右,则需要继续同一级别的运动。心率增加超过20次/分或出现任何不良反应,则应该退回到前一阶段运动,甚至暂时停止运动训练。为了保证活动的安全性,可以在医学或心电监护下开始所有的新活动。在无任何异常的情况下,重复性的活动不一定要连续监护。

2.心理康复与健康教育

患者在急性发病后,往往有显著的焦虑和恐惧感。护士和康复治疗师必须安排对患者的医学常识教育,使其理解冠心病的发病特点、注意事项和预防再次发作的方法。特别强调戒烟、低脂低盐饮食、规律的生活作息、性格修养等。

3.出院前评估及治疗策略

当患者顺利达到训练目标后,可以进行症状限制性运动试验、亚极量运动试验或在心电监护下进行步行测试。如果确认患者可连续步行200 m而无任何症状和心电图异常,可以安排出院。如果患者出现并发症或运动试验异常,则需要进一步检查,并适当延长住院时间。

由于患者住院时间日益缩短,国际上主张3～5天出院,因此Ⅰ期康复趋向于具有并发症及病情较复杂的患者。早期出院患者的康复治疗不一定完全遵循固定的模式。

(二)Ⅱ期康复

此期为冠心病患者出院后即刻到12个月内,持续3～6个月。此阶段是Ⅰ期康复的延续,包括病情评估、健康教育、综合落实五大处方、日常活动指导和心理支持,重点进行药物依从性监测和心电血压监护下的中等强度有氧运动训练,每次运动持续30～60分钟,每周3～5次,推荐完成36次运动康复,至少不低于25次。

1.运动处方

根据患者心血管综合评估和运动能力,对患者进行危险分层,按照危险分层推荐患者实施心脏康复的医院级别,提供合适且安全的运动强度建议,确定患者在运动训练中是否需要医学监护(表5-8)。

表 5-8 冠心病患者运动危险分层

危险分层	运动或恢复期症状及心电图改变	心律失常	再血管化后并发症	心理障碍	左心室射血分数	功能储备(METs)	血肌钙蛋白水平
低危	运动中或恢复期无症状及心电图缺血改变	无休息或运动引起心律失常	急性心肌梗死溶栓或PCI/CABG后血管再通，无并发症	无心理障碍，如焦虑和抑郁	>50%	>7	正常
中危	中度运动或恢复期出现心绞痛症状或心电图缺血改变	休息或运动时未引起复杂室性心律失常	急性心肌梗死溶栓或PCI/CABG后无心源性休克或心力衰竭	无心理障碍，如焦虑和抑郁	40%～50%	5～7	正常
高危	低水平运动或恢复期出现心绞痛症状或心电图缺血改变	休息或运动时出现复杂室性心律失常	急性心肌梗死溶栓或PCI/CABG后有心源性休克或心力衰竭	有心理障碍，如焦虑和抑郁	<40%	<5	升高

注：低危需符合每一项标准，中危和高危需符合其中一项标准。PCI，经皮冠状动脉介入术；CABG，冠状动脉旁路移植术。

对于不能转诊上级医院的高危患者，设计低强度运动处方，以室内步行训练为主，建议运动中持续心电监测。对高危患者设计低强度步行训练，运动中心率增加不超过120次/分，每周3次，每次10～30分钟，运动过程应严密医学监督，全程做好急救准备。

对中危患者设计中等强度运动处方，以快走、功率车或跑台训练为主。对中危患者参照无氧阈心率或功率设计30～40分钟中等强度运动处方，5～7次/周，逐渐调整运动强度，3个月后可增加间歇高强度运动训练。

对低危患者运动训练初期设计中等强度运动处方，后期按照心率储备法的靶心率也可以设计间歇高强度运动处方。对低危患者按照无氧阈心率或功率设计30～40分钟中高等强度运动处方，5～7次/周，逐渐调整运动强度，运动康复后期酌情设计间歇高强度运动处方。

2.康复程序

(1)热身阶段：采用低强度有氧运动和静力拉伸，持续5～10分钟。活动肌肉和关节，提高心血管的适应性，为锻炼阶段做准备。热身阶段推荐呼吸操5分钟，训练阶段以有氧运动为主，如快走、功率车、跑步机、游泳、韵律操等持续30～40分钟后逐渐降低。运动过程中推荐使用心率表或便携式心电设备监测心率。

(2)恢复阶段：以慢节奏有氧运动或柔韧性训练为主，持续5～10分钟。恢复阶段推荐八段锦训练5分钟；病情越重，放松运动的持续时间宜越长。

3.有氧运动处方

有氧运动指人体在运动过程中吸入氧气与组织消耗氧气的需求相等并达到生理上的平衡状态，如步行、慢跑、骑车、游泳、爬山等运动，推荐每天运动量为中等强度有氧运动30～45分钟，每周5天，或高强度有氧运动15分钟，每周3天。

4.抗阻运动处方

抗阻运动指肌肉在克服外来阻力时进行的主动运动。阻力可由自身的重量、他人或器械(如哑铃、沙袋、弹簧、橡皮筋等)提供，阻力的大小应根据患者肌力和1RM而定，以经过用力后能克服阻力完成运动为度。长期坚持抗阻运动能恢复肌耐力和肌力，广泛用于各种原因所致的肌肉萎缩。

制订抗阻运动处方的依据是在保持正确方法且没有疲劳感的情况下，通过1RM来确定，但1RM在实际工作中很难测定，常采用“理论最大负荷”的方法设定运动强度。抗阻运动处方主要是设计抗阻训练负荷和重复抗阻的组数和次数，具体方法：①通过某重量的实测可重复次数计算理论 1RM;②按照理论 1RM 的 50%～75%计算训练的抗阻重量;③设计抗阻训练的每组次数及重复次数。

5.平衡和柔韧性运动处方

平衡和柔韧性训练可保持颈部、躯干和臀部的柔韧性,增加平衡控制能力。平衡和柔韧性训练原则应以缓慢、可控制的方式进行,逐渐加大活动范围。训练方法包括八段锦或太极拳等,训练前应进行上下肢肌肉拉伸训练,每个部位拉伸 10～15 秒,强度为有牵拉感觉但不感觉疼痛,每个动作重复 5 次,总时间 10 分钟左右,每周 3～5 次。

6.随访计划

定期随访包括运动训练疗效再评估、训练方案调整,以及建立中长期运动干预目标。在运动康复的前 3 个月内,每个月进行随访;3 个月后,每6 个月随访 1 次。随访内容包括生化检查、超声心动图检查和运动试验等,以提高患者运动康复的依从性。

随访计划包括二级预防、药物优化、疗效评估和健康管理,旨在维持患者良好的运动习惯,并通过远程医疗跟踪监督患者运动方案落实情况。

(三)Ⅲ期康复

Ⅲ期康复为冠心病患者出院 12 个月后进行的长期社区或家庭康复。此阶段是Ⅱ期康复的延续,可为患者制订个性化的家庭运动训练计划,基于互联网结合人工智能的家庭心脏康复方案是主要形式。

1.日常活动指导

根据各种身体活动和运动的能量消耗水平,来确定常见日常活动、职业活动和体育活动的运动强度,指导患者在社区和家庭进行相应强度的运动训练。

2.特殊生活指导

(1)驾驶汽车:病情稳定 1 周后可开始尝试驾驶活动,但应告知患者避免在承受压力或精神紧张,如时间紧迫、天气恶劣、夜间驾驶、严重交通堵塞或超速驾驶等的情况下驾驶。开车所需能量消耗水平<3 METs。

(2)乘坐飞机：心脏事件后 2 周内，如患者静息状态下无心绞痛发作、无呼吸困难及低氧血症，并且对乘坐飞机无恐惧心理，可在家属陪同下乘飞机出行，并备用硝酸甘油。有陪同的乘飞机所需能量消耗水平<3 METs。

(3)性生活：心脏事件 4 周后可开始性生活，通常性生活可使心率加快到 130 次/分，随之血压也会有所升高，一般性生活所需能量消耗水平<4.5 METs。患者在能够胜任 5 METs 运动时，可安全地进行性生活，但应备用硝酸甘油，如患者在性生活时出现心绞痛或其他相关不适，应及时停止，含服硝酸甘油后胸痛无缓解应及时就医。

第五节　急性心肌梗死

一、定义

急性心肌梗死是冠状动脉急性、持续性缺血缺氧所引起的心肌坏死。临床上多有剧烈而持久的胸骨后疼痛，休息及硝酸酯类药物不能完全缓解，伴有血清心肌酶活性增高及进行性心电图变化，可并发心律失常、休克或心力衰竭，常可危及生命。

二、临床特点

(一)胸痛

患者突然发作剧烈而持久的胸骨后或心前区压榨性疼痛，休息和含服硝酸甘油不能缓解，常伴有烦躁不安、出汗、恐惧或濒死感。少数患者无疼痛，一开始即表现为休克或急性心力衰竭。部分患者疼痛位于上腹部，可能误诊为胃穿孔、急性胰腺炎等急腹症；少数患者疼痛放射至颈部、下颌、咽部及牙齿，易误诊。

(二)全身症状

难以形容的不适、发热，高龄患者可见神志障碍。胃肠道症状表现为恶心、呕吐、腹胀等，下壁心肌梗死患者更常见。

（三）心律失常

心律失常见于75%～95%的心肌梗死患者，发生在起病后的1～2周内，24小时内多见，前壁心肌梗死易发生室性心律失常，下壁心肌梗死易发生心率减慢、房室传导阻滞。

（四）心力衰竭

心力衰竭主要是急性左心衰竭，可在起病最初几天内发生，或在疼痛、休克好转阶段出现，为梗死后心脏收缩力显著减弱或不协调所致，表现为呼吸困难、咳嗽、发绀、烦躁等症状，严重者可发生肺水肿，随后可有颈静脉怒张、肝大、水肿等右心衰竭表现。右心室心肌梗死者可一开始即出现右心衰竭表现，并伴有血压下降。

（五）低血压、休克

急性心肌梗死时由于剧烈疼痛、恶心、呕吐、出汗、血容量不足等可引起低血压。大面积心肌梗死（梗死面积＞40%）时，心排血量急剧减少，可引起心源性休克。

三、急性心肌梗死的康复评定

（一）病史采集

病史采集包括心血管疾病史、目前的临床状况、相关并发症和治疗情况、其他慢性疾病史、个人史、职业现状、存在的危险因素、不良嗜好史等。

（二）一般功能评估

筛查心血管危险因素时，需进行常规辅助检查，如心电图、心肌损伤标志物、超声心动图等。同时，还需进行NYHA心功能分级和心绞痛CCS分级。此外，还需检查运动系统、神经系统等影响运动的因素，评估身体其他重要脏器的功能，以及患者的日常活动水平和运动习惯。

（三）有氧运动能力评估

有氧运动能力反映了人体的心肺功能和运动耐量。有氧运动能力联合传统危险因素指标能帮助医务人员更准确地对患者发生不良预后的风险进行分级。

有氧运动能力的检测方法有很多，如 6 分钟步行试验、平板运动试验、心肺运动试验等。

对于冠心病危险分层属于中高危的患者，运动负荷试验可在经皮冠状动脉介入术（percutaneous coronary intervention，PCI）后1～2 周内进行，需要根据患者的具体情况由临床医师决定；对于低危患者和少数比较轻的心肌梗死患者，血运完全重建后可根据患者当时的情况适当提前进行评估。如果未能完成运动负荷试验，可酌情使用 6 分钟步行试验、代谢当量活动问卷等替代方法。

（四）PCI 术后危险分层

为保证运动的安全性，降低或避免运动中的风险，需要对患者进行冠心病患者运动危险分层，根据不同的危险分层级别对患者进行合适的运动监督。低危患者运动过程中可以无须监护，而中、高危患者运动过程中需要心电监护，特别是高危患者运动全程均需严密监护。

（五）营养、睡眠、心理、戒烟的评定

建议应用营养及日常生活活动评估表、匹兹堡睡眠质量指数、心理精神状态评估表、尼古丁依赖量表进行评估。匹兹堡睡眠质量指数＞7 时，应用睡眠脑电图监测再次评估。

（六）其他评定

1.骨骼肌力量评估

最大力量的评估，即 1RM 或 10RM 的测定，或等速肌力测试。

2.柔韧性、协调性、平衡能力评估

（1）柔韧性评估：坐椅前伸试验、抓背试验、改良转体试验等。

（2）协调性评估：指鼻试验、指指试验、握拳试验、拍地试验、跟膝胫试验和轮替试验等。

（3）平衡能力评估：Borg 量表、单腿直立试验、功能性前伸试验、起身-行走试验等。

四、急性心肌梗死的康复治疗

(一)Ⅰ期康复

急性心肌梗死Ⅰ期康复(院内康复期)为发生心血管事件(如急性心肌梗死或急性冠脉综合征)和心脏外科手术后的住院患者提供预防和康复服务,是心脏功能恢复、建立康复意识、进行康复宣教等的关键时期。患者一旦脱离急性危险,病情稳定,运动康复即可开始,持续时间约1周。

1.评估、教育与咨询

向患者讲解目前的病情、治疗方案及下一步诊疗计划,评估有无心理障碍(如抑郁、焦虑),制订住院期间的活动计划,教育患者及护理者如何识别可能发生的急性心肌梗死症状,并作出早期反应,以纠正危险因素。

2.教育、帮助患者恢复体力及日常生活能力

通常于入院后24小时内开始,目的是使患者在出院时达到基本生活自理。早期活动计划根据病情而定。受很多因素影响,如并发症、年龄、生活习惯及骨关节状况。对于无并发症的心肌梗死、冠脉搭桥手术和经皮冠状动脉腔内成形术或急性冠脉综合征介入治疗术后的患者,可以早期活动;而合并有心力衰竭或心源性休克等复杂情况的患者,可能要延迟活动。

3.康复程序

对于无并发症的急性心肌梗死患者,康复方案为7步,1周以内完成(表5-9)。因为大多数急性心肌梗死患者入院后行溶栓治疗或PCI治疗,住院时间明显缩短,部分心脏中心也只是选择性地应用此方案,有些中心缩至3～5天完成此方案。

4.运动疗法

在确保“心脏安全”和“运动安全”的条件下,患者首先在病床上接受被动活动,逐渐过渡到仰卧位主动锻炼、坐位、站立以及下床主动活动等。本期患者的运动康复必须全程在心电监护下进行。心率增加＞20次/分或出现任何不适情况,应该立即停止活动,视患者

的具体情况调整运动程序。

表 5-9　7 步康复程序

阶段	监护下的运动	CCU/病房活动	教育娱乐活动
		CCU	
1	床上所有肢体的主动被动关节活动，清醒时教患者做踝关节跖屈背伸活动，每小时 1 次	部分活动处理，自已弯足于床边，应用床边便盆，座椅 15 分钟，每天 1～2 次	介绍 CCU，个人急救和社会教授
2	所有肢体的主动关节运动，坐于床边	坐椅 15～30 分钟，每天 2～3 次，床上生活完全自理	介绍康复程序，配合戒烟、健康教育，计划转出 CCU
		病房活动	
3	热身运动，2 METs；伸臂运动，做体操；慢步走，距离 15.25 m 房里步行并返回	随时坐椅子，坐轮椅去病房教室，在病房里步行	介绍正常的心脏解剖和功能，动脉硬化、心肌梗死的病理生理
4	关节活动和体操，2.5 METs，中速走 22.88 m 一来回，教测脉搏	监护下下床，走到浴室，病房治疗	介绍如何控制危险因素
5	关节活动和体操，3 METs；教患者自测脉搏，试着下几级台阶，走 91.5 m，每天 2 次	走到候诊室和电话间，随时在病房，走走廊里走步	介绍饮食卫生、能量保存和需要的工作及简单技巧
6	继续以上活动，下楼(坐电梯返回)，走 152.5 m，每天 2 次，教做家庭运动	监护下温热水淋浴或盆浴，监护下去做作业治疗和心脏临床治疗	介绍心脏病发作时的处理：药物、运动、外科手术

续表

阶段	监护下的运动	CCU/病房活动	教育娱乐活动
7	继续以上活动,下楼(坐电梯返回),走152.5 m,每天2次,教做家庭运动	监护下温热水淋浴或盆浴,监护下去做作业治疗和心脏临床治疗	介绍心脏病发作时的处理:药物、运动、外科手术

(1)呼吸及咳嗽运动,抬高床头缓慢坐起,时间控制在15~30分钟。

(2)在床上坐起,尝试自己梳洗、吃饭、阅读。

(3)床边坐起,悬吊双下肢每天2~3次。

(4)尝试缓慢行走30 m。

(5)原地踏步10~15次,慢走100 m。

(6)运动逐步增加,尝试上下楼梯。

(二)Ⅱ期康复

在出院后前1~3周即应该开始实施院外早期心脏康复/二级预防计划,为急性心血管事件后早期(3~6个月)的院外患者提供预防和康复服务,持续至事件发生后1年。

1.评估和危险分层

首先应对患者在康复过程中再次发生严重心血管事件的危险程度进行评估和分级,掌握患者总体健康状况和生活状态。这对指导患者正确实施运动康复程序有重大意义。通过缺血心肌数量、左心室功能、基础心脏病致心律失常的危险性等3个因素进行判断。

2.运动处方制订程序

首先收集个人病史及资料,对患者行全面体格检查,参考运动负荷试验结果,按每个人的不同情况制订出运动康复处方。早期可根据出院前运动试验结果和危险分层给予运动处方。心脏事件后6~8周进行症状限制性运动试验,并根据结果调整运动处方。再隔3~6个月可进行一次运动试验和医学评定。每年或根据需要调整运动处方。

3.运动疗法

抗阻训练可增强肌力和运动耐力，是患者回归工作运动程序的一个重要组成部分，但对于冠心病患者抗阻训练要慎重，只对有选择的患者推荐低、中等强度的动态/抗阻训练，建议每周2次抗阻训练。对于左心室功能低下的患者，等长运动仍应该是禁忌的。

康复医师和治疗师根据患者的实际情况建议合理强度的运动训练。本期患者可有选择地进行散步、慢跑、骑车、游泳、爬楼梯等有氧运动，使用哑铃、沙袋、多功能肌力训练器等进行抗阻运动，以及太极拳、气功等中医传统康复方法。

(三)Ⅲ期康复

Ⅲ期康复为院外长期康复，可为心血管事件1年以后的院外患者提供预防和康复服务。这一时期的关键是保持健康的生活方式和锻炼习惯，降低心肌梗死或其他心血管疾病复发的风险。

1.Ⅲ期康复标准

(1)功能容量最少8 METs。

(2)休息和运动时心电图无变化或与以前心电图对比有改善。

(3)心绞痛已控制——稳定或日常活动不引起心绞痛发作。

(4)休息时血压达标，心率<90次/分。

(5)患者了解自身疾病的基本病理生理、医疗和坚持所推荐的生活方式的必要性。

2.健康教育

(1)戒烟：①每次就诊均询问抽烟情况。②建议吸烟者戒烟。③评估吸烟者戒烟的自愿性。④通过咨询及规划协助戒烟。⑤安排随访，制订专门的戒烟计划或药物疗法。⑥强调避免在工作时和在家中暴露于烟草环境。

(2)控制血压：开始或维持健康的生活方式，控制体重，增加体力活动，适量饮酒，减少钠盐摄入，增加新鲜水果、蔬菜和低脂乳制品的摄入。对于血压≥18.7/12.0 kPa(140/90 mmHg)的患者及血压≥17.3/10.7 kPa(130/80 mmHg)的慢性肾病或糖尿病患者，如果可以耐受，首选β受体阻滞剂和(或)血管紧张素转化酶抑制剂进行治疗，必要时可加用其他药物（如噻嗪类）以达到目标血压。

（3）调节血脂：低密度脂蛋白＜2.6 mmol/L；若甘油三酯≥2.6 mmol/L，则高密度脂蛋白＜3.38 mmol/L。推荐措施：①饮食治疗，减少饱和脂肪酸占总热量的比例和黏性纤维摄入，可进一步降低低密度脂蛋白。②增加日常体力活动并控制体重。③鼓励以鱼或鱼油胶囊的形式增加脂肪酸摄入，尤其在治疗高脂血症时，通常需要更高剂量。

急性心血管事件患者需在入院 24 小时内完善血脂控制评估检查。住院患者应在出院前开始降脂药物治疗。

（4）体重控制：①每次就诊均评估体重指数和（或）腰围，如超标，则鼓励患者进行体力活动。②女性腰围（髂嵴处水平测量）≥89 cm，男性腰围≥102 cm，首选生活方式调节，如有代谢综合征可考虑对其进行治疗。③初始目标应是减少体重 10%，如进一步评估体重仍偏高，可继续降低体重。

第六节　心力衰竭

一、定义

心力衰竭是指心脏的收缩功能和（或）舒张功能发生障碍，无法将静脉回心血量排出心脏，导致静脉系统淤血，动脉系统灌注不足，进而引起心脏循环障碍综合征。

心力衰竭并不是一个独立的疾病，它是心脏疾病发展的终末阶段，对患者的生活质量影响较大，尤其是随着年龄的增加。研究表明，运动康复疗法对于心力衰竭患者在心脏射血、心力储备、静脉回流和生活质量方面有着显著疗效，而且经济性显著，减少了患者的医疗开支，已被认为是预防心力衰竭的二级有效措施。

二、临床特点

（一）左心衰竭

1.症状

左心衰竭以肺淤血和心排血量降低表现为主。

（1）呼吸困难：程度不同的呼吸困难是左心衰竭最主要的症状。可表现为劳力性呼吸困难、夜间阵发性呼吸困难或端坐呼吸。

（2）咳嗽、咳痰和咯血：咳嗽、咳痰是肺泡和支气管黏膜淤血所致。开始常发生在夜间，坐位或立位可减轻或消失。痰常呈白色泡沫状，偶可见痰中带血丝。慢性肺淤血，肺静脉压力升高，导致肺循环和支气管血液循环之间形成侧支，在支气管黏膜下形成扩张的血管，一旦破裂可引起大咯血。

（3）疲倦、乏力、头晕、心悸：主要是由于心排血量降低，器官、组织血液灌注不足及代偿性心率加快所致。

（4）少尿及肾损害症状：严重的左心衰竭血液进行再分配时，首先是肾血流量明显减少，患者可出现少尿。长期慢性肾血流量减少可出现血尿素氮、肌酐升高，并可有肾功能不全的相应症状。

2.体征

（1）肺部湿性啰音：由于肺毛细血管压增高，液体可渗出到肺泡而出现湿啰音。随着病情由轻到重，肺部啰音可从局限于肺底部逐渐扩散至全肺。

（2）心脏体征：除基础心脏病的固有体征外，患者一般还会出现心脏扩大、舒张期奔马律及肺动脉瓣区第二心音亢进。

（二）右心衰竭

1.症状

右心衰竭以体静脉淤血表现为主。

（1）消化道症状：胃肠道及肝淤血引起腹胀、食欲缺乏、恶心、呕吐等，是右心衰竭最常见的症状。

（2）劳力性呼吸困难：右心衰竭可由左心衰竭发展而来。单纯性右心衰竭多由分流型先天性心脏病或肺部疾病所致。两者均可有明显的呼吸困难。

2.体征

(1)水肿:体静脉压力增高使皮肤等软组织出现水肿,水肿通常首先出现在身体最低垂的部位,为对称性压陷性水肿。胸腔积液也是因体静脉压力增高所致,以双侧多见,如为单侧则以右侧更为多见,可能与右膈下肝淤血有关。

(2)颈静脉征:颈静脉充盈、怒张是右心衰竭的主要体征,肝颈静脉反流征阳性则更具有特征性。

(3)肝脏体征:肝脏常因淤血而肿大,伴压痛。持续慢性右心衰竭可致心源性肝硬化,晚期可出现肝功能受损、黄疸及大量腹水。

(4)心脏体征:除基础心脏病的体征外,右心衰竭时可因右心室显著扩大而出现三尖瓣关闭不全的反流性杂音。

(三)全心衰竭

右心衰竭继发于左心衰竭而形成全心衰竭。

三、心力衰竭的康复评定

入院后 1～3 日内进行初期评定,住院期间根据功能变化情况进行 1～2 次中期评定(住院 7～14 日),出院前进行末期评定。

(一)心功能评定

采用美国 NYHA 的心功能分级和治疗分级、6 分钟步行试验、运动负荷试验、超声心动图运动试验等方法进行评定。

(二)运动功能评定

采用肌力评定、肩关节活动度评定进行评定。

(三)营养状态评定

1.测定身体组成的临床营养评价方法

临床医师需对患者的身高、体重、三头肌皮褶厚度、血浆蛋白、氮平衡等客观资料进行综合分析,对患者的营养状态作出正确判断。此外,还可以通过测定血浆蛋白、肌酐-身高指数、尿羟脯氨酸指数、机体免疫功能检测、氮平衡等指标评估营养状况。不同参数从不同的侧面反映患者的营养状况,均有一定的局限性,临床实际应用时应综合测定，全面考虑。

2.主观的全面评价方法

该法主要依靠详尽的病史和体格检查等资料对患者的营养状况进行全面的评估。另外，由于该方法不需要任何生化检查数据，便于临床医护人员掌握，故常被临床医师在生化试验前用于判断患者有无营养不良，但要得到完善的临床判断，最好能结合生化检验结果进行。

（四）呼吸困难评定

呼吸困难是一种主观感受，易受患者文化水平、个体阈值等影响。常用的评价呼吸困难的量表有改良英国医学研究委员会呼吸困难的量表与Borg自感劳力分级量表，可用于评价呼吸系统疾病患者的呼吸困难程度，指导患者的日常生活活动和康复治疗（表5-10）。

表5-10　改良英国医学研究委员会呼吸困难量表

分级	表现
0级	我仅在费力运动时出现呼吸困难
1级	我平地快步行走或步行爬小坡时出现气短
2级	我由于气短，平地行走时比同龄人慢或需要停下来休息
3级	我在平地行走100 m左右或数分钟后需要停下来喘气
4级	我因严重呼吸困难以致不能离开家，穿脱衣服时出现呼吸困难

（五）日常生活活动能力评定

采用改良Barthel指数评分、FIM指数量表进行评定。

（六）社会参与能力评定

采用世界卫生组织生存质量测定量表简表、健康状况调查问卷、生活满意度指数A量表、生存质量指数等工具进行评定。

四、心力衰竭的康复治疗

（一）呼吸训练

慢性心力衰竭患者大多合并有不同程度的肺淤血、影响肺泡通气和换气功能，从而导致呼吸困难、气促、气喘等症状。呼吸训练能够锻炼呼吸肌,增加肺泡通气量和潮气量,提高患者呼吸效率。

(二)运动训练

运动训练是指在患者耐受的情况下,针对患者病情采取个体化运动方案,从小运动量开始逐渐增加运动强度,以提高患者运动耐量,改善生活质量。

慢性心力衰竭患者进行运动训练,能改善外周血液循环,增加患者的运动耐力,降低运动时过度的通气,从而减轻心力衰竭患者的呼吸困难。此外,运动训练能增强心脏泵血能力,最终改善心功能,提高生活质量。

(三)有氧运动

有氧运动能够给心肌提供充足的氧气,增加细胞氧化酶活性,提高机体有氧代谢能力,改善心肺功能,从而提高患者的运动耐量。在常规药物治疗的基础上加用有氧运动,能够显著改善患者心功能,提高生活质量。

(四)中医传统疗法

1.养生操

在药物治疗的基础上每天进行1次呼吸养生操训练,持续8周。呼吸养生操能够改善患者的心功能和生活质量,并且提高活动耐力。

2.太极拳

在常规药物治疗基础上加上太极拳运动,为期6个月。太极拳运动能够改善心功能及生活质量,有利于患者康复,而且能够改善患者活动耐力,减少心血管事件的发生。

3.八段锦

八段锦练习能够增强心肌收缩力,改善血管弹性,有效缓解心脏压力,从而改善心功能。经过临床试验发现,八段锦能够松弛身心,缓解压力,降低机体的代谢强度,减少单位时间耗氧量,良性调节心率,有利于身心康复。

4.穴位注射

采用常规药物治疗加黄芪注射液足三里穴位注射。黄芪具有提升益气的作用,足三里有健脾化湿、补中益气作用。常规药物治疗联合应用黄芪注射液足三里穴位注射治疗慢性心力衰竭有显著疗效,能够明显改善心功能。

5.穴位贴敷

在常规药物治疗的基础上加用中药穴位贴敷,能够辅助治疗慢性心力衰竭心肾阳虚证,且用药安全性高。

6.中药足浴

在常规治疗上加用真武四物汤进行足浴,药用:制附子 15 g、茯苓 15 g、赤芍 15 g、白术 12 g、生姜 12 g、川芎 15 g、酒地黄 15 g、全当归 10 g、丹参 30 g、鸡血藤 30 g、地龙 10 g、红花 10 g。每次足浴 30 分钟,疗程为 4 周。西医常规治疗联合真武四物汤足浴,能够有效改善心功能,益于心力衰竭患者远期预后。

第七节　慢性阻塞性肺疾病

一、定义

慢性阻塞性肺疾病(chronic obstructive pulmonary disease, COPD)是一种以气流受限为特征的肺部疾病,气流受限不完全可逆,呈进行性发展,且与肺脏对吸入烟草、烟雾等有害气体或颗粒的异常炎症反应相关,可伴有气道高反应性。COPD 起病缓慢、病程较长,主要累及肺部,但也可引起肺外其他器官的损害。

本病是以不完全可逆的气流受限为特征的疾病状态,其气流受限呈进行性,且与肺对毒性颗粒或气体的异常炎症反应相关,严重危害患者的身心健康,但本病是可以预防和治疗的疾病。对 COPD 患者进行规范化康复治疗,可延缓病情急性加重和发展,改善患者的生活质量,降低致残率和病死率。

二、临床特点

(一)慢性咳嗽

慢性咳嗽通常为首发症状,初起咳嗽呈间歇性,早晨较重,以后早晚或整日均有咳嗽,但夜间咳嗽并不显著。少数患者咳嗽不伴有咳痰,也有少数患者虽有明显气流受限但无咳嗽。

(二)咳痰

患者通常咳少量黏液性痰,部分患者在清晨咳痰较多,合并感染时痰量增多,常有黄色脓性痰。

(三)呼吸困难

呼吸困难是 COPD 出现肺功能明显受损时最重要的临床症状。早期仅在劳力时出现,之后逐渐加重,以致日常活动甚至休息时也感到气短。

(四)喘息和胸闷

部分患者有明显的胸闷和喘息,此非 COPD 特异性症状,常见于重症或急性加重患者。

(五)全身性症状

患者可能出现体重下降、食欲减退、外周肌肉萎缩和功能障碍、精神抑郁和(或)焦虑等全身性症状。

三、慢性阻塞性肺疾病的康复评定

(一)呼吸功能评定

1.气短、气急症状分级

气短、气急症状分级可结合日常生活能力分为 5 级,可同时评定患者的日常生活能力(表 5-11)。

表 5-11　日常生活能力气短临床评定

分级	临床特征
0 级	患者有肺气肿,但不影响日常生活,活动无气短
1 级	较大量的劳动或运动时有气短
2 级	平地步行不气短,较快步行、上坡时气短;同龄健康人不觉气短而自觉气短
3 级	漫步行走不及百步就气短
4 级	讲话、穿衣的轻微活动即发生气短
5 级	安静时出现气短,无法平卧

2.呼吸功能改善或恶化程度

呼吸功能改善或恶化程度可采用5分法评定。−5分,明显改善;−3分,中等改善;−1分,轻度改善;0分,不变;1分,症状加重;3分,症状中等加重;5分,症状明显加重。

3.肺功能测试

(1)VC:指尽力吸气后缓慢而完全呼出的最大空气容量,是最常用的指标之一,随病情的严重性增加而下降。

(2)FEV_1:指尽力吸气后尽最大努力快速呼气,第1秒能呼出的气体容量。FEV_1/FVC与COPD的严重程度及预后相关性良好。

4.COPD严重程度分级

根据FEV_1/FVC、FEV_1%预计值和临床表现,可对COPD的严重程度做出临床严重度分级(表5-12)。

表5-12 COPD的临床严重程度分级

分级	临床特征
Ⅰ级(轻度)	FEV_1/FVC<70%;FEV_1≥80%预计值;伴或不伴慢性症状(咳嗽、咳痰)
Ⅱ级(中度)	FEV_1/FVC<70%;50%预计值≤FEV_1<80%预计值;常伴有慢性症状(咳嗽、咳痰、活动后呼吸困难)
Ⅲ级(重度)	FEV_1/FVC<70%;30%预计值≤FEV_1<50%预计值;多伴有慢性症状(咳嗽、咳痰、呼吸困难),反复出现急性加重
Ⅳ级(极重度)	FEV_1/FVC<70%;FEV_1<30%预计值或FEV_1<50%预计值;伴慢性呼吸衰竭,可合并肺源性心脏病及右心功能不全或衰竭

(二)运动功能评定

1.平板或功率车运动试验

通过活动平板或功率车进行运动试验获得最大吸气量、最大心率、最大METs值、运动时间等相关量化指标来评定患者的运动能力,也可通过平板或功率车运动试验中患者主观用力程度分级等半定量指标来评定患者的运动能力。

2.定量行走评定

让患者步行6分钟或12分钟，记录其所能行走的最长距离。对于不能进行活动平板运动试验的患者可行6分钟或12分钟行走距离测定，以判定患者的运动能力及运动中发生低氧血症的可能性。采用定距离行走，计算行走时间，也可作为评定方式。

3.呼吸肌功能测定

(1)呼吸肌力量：指呼吸肌最大收缩能力。主要测定指标：①最大吸气压和最大呼气压。②跨压和最大跨压。

(2)呼吸肌耐力：指呼吸肌维持一定力量或做功时对疲劳的耐受性和水平通气的能力。主要测定指标：①通气耐受试验。②肌张力-时间指数。③呼吸肌耐受时间。④膈肌肌电图。

(3)呼吸肌疲劳测定：①反映或预示疲劳的测定。②直接测定。

此外，功能评定还包括上下肢肌力评估、心理状态评估、营养状态评估、生活质量评估等。

四、慢性阻塞性肺疾病的康复治疗

(一)氧疗

长期氧疗要求每天吸氧时间不少于15小时，氧流量以1～3 L/min为宜，氧疗浓度是否恰当应根据患者的症状、体征、血红蛋白含量、红细胞计数、血细胞比容、肺功能检查等情况来判断。长期氧疗的目的是不管在患者休息、睡眠或运动时都能够保持动脉氧分压＞8.0 kPa(60 mmHg)或血氧饱和度＞90％。

(二)加强营养

COPD患者进入稳定期后，食欲不振会因咳喘减轻而改善，在此期间，应积极加强营养，调整饮食习惯和饮食结构，增加蛋白质和脂肪的摄入，保持低碳水化合物饮食，多吃蔬菜、水果。

(三)运动疗法

1.呼吸训练

(1)放松练习：放松练习的原则是最大限度地放松或在肌肉先最大收缩的前提下，再最大松弛。

(2)腹式呼吸:重建生理性的腹式呼吸。腹式呼吸吸气时腹肌放松,腹部鼓起,呼气时腹肌收缩,腹部下陷。开始训练时,患者可将一手放在腹部,一手放在胸前,在感知胸腹起伏、呼吸时应使胸廓保持最小的活动度。腹部可用手适当加压,以增加呼吸时膈肌的活动度。练习数次后,可休息片刻,两手交换位置后继续进行训练。熟练后可增加训练次数和时间,并可采用各种体位随时进行练习。

(3)缩唇呼吸:在呼气时将嘴唇缩紧,增加呼气时的阻力,用以防止支气管及小支气管的过早塌陷。用鼻子吸气,由 1 数到 2,吐气时,如吹口哨般地撅起嘴唇后慢慢向前吹气,维持吐气时间是吸气时间的 2～4 倍。患者进行呼吸训练要持之以恒,做到运用自如,才能保证在呼吸急促时控制自己的呼吸。

(4)缓慢呼吸:COPD 患者常表现为吸气短促,呼气深长而费力,缓慢呼吸有助于提高肺泡通气量,并可提高血氧饱和度。

(5)全身性呼吸操:平静呼吸;立位吸气,前倾呼气;单举上臂吸气,双手压腹呼气;平举上肢吸气,双臂下垂呼气;平伸上肢吸气,双手压腹呼气;抱头吸气,转体呼气;立位上肢上举吸气,蹲位呼气;腹式缩唇呼吸;平静呼吸。在进行锻炼时,可结合患者的具体情况选用,也可只选其中的一些动作运用,如病情较重可不用蹲位等姿势。开始运动 5～10 分钟,每天 4～5 次,适应后延长至 20～30 分钟,每天 3～4 次。其运动量由慢至快、由小至大逐渐增加,以身体耐受情况为度。一般 1～2 周后可使心肺功能显著改善。

2.体位排痰训练

该训练的一般方法为先做深呼吸,在呼气时用力咳嗽,重复数次。如痰液已到气管或咽喉部而无力咳出,可用双手压迫患者下胸部或上腹部,嘱其用力咳嗽,将痰排出。排痰训练的目的是清除气道过多的分泌物和痰液,减轻气道阻力及呼吸功,改善肺的气体交换,降低支气管感染的发生率,防止气道黏液阻塞引起肺不张。体位排痰训练还包括体位引流、胸部叩击、咳嗽和用力呼气术。近年来,因胸部叩击术而生产设计的排痰机器也日益增多。

3.运动训练

以下肢运动为主的有氧运动包括慢跑、步行、登梯、踏车等。在开始训练时，以慢步行走为主，训练强度以出现轻微气促和心率增快为限，每次坚持5～10分钟，每天4～5次。逐渐适应后，可将训练时间延长至每次20～30分钟，每天3～4次。

(四)作业治疗

1.下肢训练

下肢训练具体方法有平地步行、上下楼梯、自行车测力计、踏旋器等，可根据医疗机构的规模进行选择。运动疗法前后，需有预备运动和整理运动。运动时可使用脉搏血氧饱和度仪定期监测血氧饱和度，如运动中出现明显的低氧血症时，有必要给予吸氧并继续进行运动疗法。

2.上肢训练

大多数COPD患者在进行上肢的日常活动时，尽管运动量低于下肢，但仍常出现呼吸困难。原因之一是上肢活动可致通气量增加，而辅助呼吸肌参与了上肢的活动，从而减少了其在呼吸运动方面的做功。但由于仅进行上肢训练，就不能使下肢功能得到改善(反之亦然)，且仅进行上肢训练对改善全身功能的效果差于仅进行下肢训练，因此上肢训练与下肢训练应同时进行。

3.呼吸肌训练

(1)CO_2过度通气法：患者以高的每分通气量进行较长时间的重复呼吸练习并保持呼气末CO_2恒定，主要目的是改善呼吸肌耐力。

(2)阻力呼吸法：通过练习装置上的吸气孔来调节吸气阻力，进行吸气肌的抗阻训练，可以改善呼吸肌的肌力和耐力，是最普及的方法之一。

(3)阈值压力负荷法：是当今吸气肌训练最适用的方法，患者吸气时必须克服练习装置上预置的负荷并保持这一负荷才能通气。

(五)物理因子疗法

超短波治疗有助于消炎、抗痉挛、排痰，以及保护黏液毯和纤毛功能。超短波治疗的方法是应用无热量和微热量，每天1次，15～

20次为1个疗程。

(六)中医传统疗法

太极拳、八段锦、穴位贴敷、针灸、呼吸导引术等中医传统疗法对COPD有益,甚至对肺功能起到一定康复作用。

第八节　肺动脉高压

一、定义

肺动脉高压是指由多种异源性疾病(病因)和不同发病机制所致肺血管结构或功能改变,引起肺血管阻力和肺动脉压力升高的临床和病理生理综合征,继而发展成右心衰竭甚至死亡。它可以是一种独立的疾病,也可以是并发症,还可以是综合征。其血流动力学诊断标准:在海平面静息状态下,右心导管检测平均肺动脉压≥3.3 kPa(25 mmHg)。肺动脉高压是一种常见病、多发病,且致残率和病死率均很高。

依据病理表现、血流动力学特征以及临床诊治策略将肺动脉高压分为5类。①动脉型肺动脉高压;②左心疾病所致肺动脉高压;③缺氧和(或)肺部疾病引起的肺动脉高压;④慢性血栓栓塞性肺动脉高压;⑤多种机制和(或)不明机制引起的肺动脉高压。

二、临床特点

(一)呼吸困难

呼吸困难最早出现,也最常见,表现为进行性活动后气短,病情严重的患者在休息时也可出现。

(二)全身症状

疲劳、乏力、运动耐量减低与心排血量减少、组织灌注不足有关。心排血量下降导致脑组织供血不足,造成患者晕厥。心绞痛或胸痛由右心缺血所致，与右心室肥厚、冠状动脉灌流减少、心肌相对供血不足有关。咯血由肺毛细血管前微血管瘤破裂所致。声音嘶哑由肺动脉扩张压迫喉返神经所致。

（三）右心衰竭的症状

食欲缺乏、恶心、呕吐、上腹胀痛，双下肢、会阴、腰骶部水肿，胸腔积液、腹水，口唇、指尖、耳郭发绀，神经系统症状等。

（四）原发病症状

某些类型的肺动脉高压还会有原发病症状，如结缔组织病相关性肺动脉高压可有脱发、光过敏、口腔溃疡、关节炎等。

三、肺动脉高压的康复评定

对于明确诊断为动脉型肺动脉高压的患者，需要根据 WHO 功能分级、6 分钟步行试验、心肺运动试验及相关检查结果等进行严重程度评估，以利于制订治疗方案（表 5-13，表 5-14）。

表 5-13　WHO 功能分级

分级	分级标准
Ⅰ级	患者体力活动不受限，日常体力活动不会导致呼吸困难、乏力、胸痛或接近晕厥
Ⅱ级	患者体力活动轻度受限，休息时无不适，但日常体力活动会引起呼吸困难、乏力、胸痛或接近晕厥
Ⅲ级	患者体力活动明显受限，低于日常活动量即会引起呼吸困难、乏力、胸痛或接近晕厥
Ⅳ级	患者不能进行任何体力活动。存在右心衰竭征象，休息时可出现呼吸困难和（或）乏力，任何体力活动均可加重症状

表 5-14　动脉性肺动脉高压的危险分层（2021 版）

预后因素	低危	中危	高危
A：WHO 功能分级	Ⅰ、Ⅱ	Ⅲ	Ⅳ
B：6MWD	＞440 m	165～440 m	＜165 m

续表

预后因素	低危	中危	高危
C:血浆 BNP 水平、NT-proBNP 或 RAP	BNP＜50 ng/L、NT-proBNP ＜300 ng/L、或 RAP＜8 mmHg	BNP 50～300 ng/L、NT-proBNP 300～1 400 ng/L 或 RAP 8～14 mmHg	BNP＞300 ng/L、NT-proBNP ＞1 400 ng/L 或 RAP＞14 mmHg
D:CI 或 SvO_2	CI≥2.5 L/(min·m^2) 或 SvO_2＞65％	CI 2.0～2.4 L/(min·m^2) 或 SvO_2 60％～65％	CI＜2.0 L/(min·m^2) 或 SvO_2＜60％

注:低危至少符合 3 项低危标准且不具有高危标准;高危符合 2 项高危标准,其中包括心脏指数或混合静脉血氧饱和度;不属于低危和高危者均属于中危。6MWD,6 分钟步行距离;BNP,脑钠肽;NT-proBNP,N 末端 B 型利钠肽原;RAP,右心房压力;CI,心脏指数;SvO_2,混合静脉血氧饱和度。1 mmHg＝0.133 kPa。

四、肺动脉高压的康复治疗

(一)选择舒适的环境,规律作息

(1)避免在高海拔的地方居住或旅行。

(2)保证充足休息。

(3)每天摄入富含钾、镁、维生素及纤维的食物。

(4)坚持服药,如内皮素受体拮抗剂波生坦等。

(5)每年体检,定期接种流感疫苗及肺炎疫苗。

(二)规避风险,降低身体负担

(1)戒烟并远离二手烟,戒酒或减少酒精摄入。

(2)不要抬举、推 9 kg 以上的重物,以免增加动脉及肺的压力。

(3)女性患者应避孕,且应使用除避孕药以外的其他方法,如结扎。

(4)不要洗桑拿或长时间冲热水澡,以免降低血压而晕倒或死亡。

(5)当出现呼吸短促或发现水肿时,应减少液体摄入。

(三)关注体征,增加活动量

(1)减重,限制脂肪及钠摄入,食用高纤维食物。

(2)低强度运动有助于增强肌肉,改善循环。呼吸短促、头晕或胸痛时应立即停止活动。动脉型肺动脉高压患者应在药物治疗的基础上，在专业指导下进行运动康复训练，避免高强度运动，多散步，适当进行抗阻训练。

(3)每天固定时间测量并记录体重。若 1 天内增重＞1.8 kg 或 1 周内增重＞4.5 kg，应及时就医。

第九节　肺源性心脏病

一、定义

肺源性心脏病简称肺心病，由于支气管、肺、胸廓或肺血管病变导致肺血管阻力增加，引起肺动脉高压，最终导致右心室结构和(或)功能改变的疾病。左心疾病或先天性心脏病引起的右心疾病，不被认为是肺源性心脏病。

肺心病是一类严重的呼吸系统和循环系统疾病，可出现呼吸衰竭和心力衰竭，影响生活质量和寿命，经过积极治疗和预防，可以减轻症状，提高生存率。

二、临床特点

(一)呼吸功能障碍

1.呼吸困难

患者有效通气量与换气量降低、残气量增加，临床上患者表现为运动后气促、气急、呼吸困难或出现缺氧症状等。

2.病理性呼吸模式

肺心病患者呼吸模式多表现为浅快的胸式呼吸模式，膈肌运动很少。这种呼吸模式使肺有效通气量减少，患者为了弥补，即便在安静状态下也动用辅助呼吸肌参与呼吸，形成了病理性呼吸模式。病理性呼吸模式使患者不能进行有效的通气，同时，由于这些肌群在活动时增加耗氧量，使呼吸本身所消耗的氧量增加，加重了患者的缺氧状态。

3.呼吸衰竭

肺、心功能失代偿期的主要表现为呼吸衰竭，伴或不伴有心力衰竭。

（二）心脏功能障碍

心脏功能障碍主要表现为肺泡换气功能障碍或换气功能障碍加右心衰竭为特征性表现。

（三）运动功能障碍

运动功能障碍主要表现为肌力及运动耐力下降。患者因为惧怕劳力性呼吸困难，活动减少，导致肌力及运动耐力下降，肌力及运动耐力下降使患者在同样运动时氧利用减少，需氧量增加，加重呼吸困难，形成恶性循环。

（四）日常生活活动能力受限

由于呼吸功能、心功能与运动功能受限，大多数患者日常生活活动能力减退。严重患者可能长期卧床，生活不能自理。

（五）社会参与能力受限

患者社会参与、社会交往常常受到部分或全部限制。大多数患者职业参与能力受限，甚至完全不能参加工作。

三、肺源性心脏病的康复评定

（一）肺功能评定

1.肺容量评定

肺容量评定（静态肺容量）包括潮气容积、补吸气容积、补呼气容积、残气容积、深吸气量、肺活量、功能残气量、肺总量等。

2.肺通气功能评定

肺通气功能评定（动态肺功能）包括每分钟静息通气量、肺泡通气量、最大通气量、肋肺活量、呼气峰流量等。

3.呼吸功能障碍程度评定

（1）气短、气急症状分级：可用日常生活能力气短临床评定。

（2）呼吸功能改善或恶化程度：可采用 5 分法评定。

(二)运动功能评定

1.活动平板或功率自行车运动试验

通过活动平板或功率自行车运动试验,可以获得最大吸氧量、最大心率、最大 METs 值及运动时间等相关量化指标,以评定患者的运动能力。同时,也可以通过试验中患者主观劳累程度分级等半定量指标来评定患者的运动能力。

2.6 分钟或 12 分钟行走距离测定

测定患者在规定时间内在平地行走的距离。规定时间内行走距离越短,心肺功能越差。

四、肺源性心脏病的康复治疗

(一)一般治疗

1.强调戒烟

烟雾使黏膜上皮纤毛发生粘连、倒伏、脱失,使支气管杯状细胞增生,分泌物增多,呼吸道的防御功能下降,是引起肺部感染的重要原因。因此,必须戒烟,避免被动吸烟。

2.防感冒

肺心病患者易患感冒,继发细菌感染后常使支气管炎症状加重。防感冒操可以帮助患者预防感冒。

3.家庭氧疗

每天持续低流量长时间(16 小时以上)的吸氧可以改善患者的临床症状,增加心肺适应性,提高患者的生存质量和存活率。应教育患者正确使用氧疗机及掌握氧疗的方法。

(二)物理治疗

物理治疗主要包括物理因子疗法、气道廓清技术(有效的咳嗽训练与体位引流)、呼吸训练及运动训练。

(三)作业治疗

1.提高运动能力的作业治疗

有针对性地选择能提高肌耐力和全身耐力的作业活动,改善心肺功能,恢复活动能力。这是作业治疗和物理治疗都必须涉及的部分。

2.提高日常生活活动能力的作业治疗

(1)有效呼吸作业:学会日常活动中的有效呼吸,练习主要是教会患者将正常呼吸模式(即腹式呼吸)与日常生活协调起来,正确运用呼吸,增强呼吸信心,避免生活中的呼吸困难。

练习要求:①身体屈曲时呼气,伸展时吸气;②用力时呼气而放松时吸气;③上下楼梯或爬坡时,先吸气再迈步,以"吸-呼-呼"对应"停-走-走";④如果要将物品放在较高的地方,则先拿好物体同时吸气,然后边呼气边将物体放在所需位置。

一些一次呼吸无法完成的活动,可分多次进行,必须牢记吸气时肢体相对静止,边呼气边活动。例如,让患者模拟开/关门动作,要求患者站在门边,先吸气并握住门把,然后边呼气将门拉/推上,练习多次至自然为止。

(2)自我放松作业:学会日常活动中的自我放松。多数患者由于长期呼吸功能障碍和精神紧张导致全身肌肉紧张。放松训练有助于阻断精神紧张和肌肉紧张所致呼吸短促的恶性循环,减少机体能量的消耗,改善缺氧状态,抬高呼吸效率。

常用方法:①缓慢、深长地呼吸;②坐位或行进中双上肢前后自然摆动,有利于上肢和躯干肌肉放松;③园艺治疗中的养殖花草;④在树林、草地上悠闲地散步;⑤养鱼、养鸟活动及音乐疗法都可以达到调整情绪、放松肌肉的作用;⑥传统医学的静松功、坐位或立位放松法。

对于不容易掌握松弛的患者,可先教会其充分收缩待放松的肌肉,然后让紧张的肌肉松弛,以达到放松的目的。头、颈、躯干、肢体的缓慢摆动,轻缓地按摩、牵拉也有助于肌肉的放松。

3.环境改造

为了增强患者独立生活的信心,减少对他人的依赖,治疗师应该提供有患者功能状况的信息,必要时通过家庭、周围环境的改造,使患者发挥更大的潜能,完成生活的独立。

4.职业前作业治疗

康复治疗的最终目的是让患者回归家庭,重返社会。职业治疗就是患者重返工作岗位的前期准备,可以模拟患者从前的工作岗位和工作环境,在治疗师的指导下进行工作操作。

如果患者已经不适合以前的职业,治疗师可以根据患者的兴趣,选择一些患者可以胜任的工作加以练习,并向有关部门提出建议。

第六章

其他疾病康复

第一节 概 述

一、定义

其他疾病康复包括除神经康复、肌肉骨骼康复、心肺康复之外的其他临床常见疾病造成的功能障碍的评定与治疗方法。对于存在健康问题和潜在健康问题的人们，通过康复与其他措施，在保持现有功能或延缓功能衰退的基础上，提高适应能力，改善生产、生活和生存环境。

康复科治疗疾病涉及临床多个学科，注重肢体功能的恢复，旨在最大限度提高患者生活质量，帮助患者尽快重返家庭和社会。

二、常见症状

(一)疼痛

急性炎症有红、肿、热、痛的典型表现，根据疼痛出现的原因、部位、程度的不同，疼痛的性质也不同。

(二)功能障碍

1.感觉障碍

感觉障碍一般是指受到外界刺激后，身体不会感受到知觉，无法做出任何反应，如末梢感觉障碍。

2.语言障碍

语言障碍一般指的是由于先天或者后天因素导致的出现有沟

通障碍的情况，其中比较常见的是失语症。

3.运动障碍

运动障碍一般指的是患者因骨骼肌损伤而导致运动系统失调，无法进行正常的运动，常见的有帕金森病。

4.认知功能障碍

认知功能障碍主要指的是大脑处理信息的功能出现问题，包括记忆力下降、计算能力下降、方向感识别障碍、读写能力下降、判断和处理问题的能力下降等。

5.性功能障碍

性功能障碍主要是指性生活的各种不和谐，男女均可能出现。

三、其他疾病康复的临床意义

患者进入医院接受治疗，其后便是康复阶段，没有哪类患者是不需要康复的。康复的范围主要有肌肉骨骼康复、神经康复、心肺康复、疼痛康复、儿童康复、产后康复、老年康复等。康复是以功能为导向的，它针对患者存在的功能障碍进行评估及训练，或者通过辅助器具的使用或家居环境的改造，最大程度地提高患者的生活质量。在就诊过程中，甚至上门为患者改造生活环境，都是康复服务的一部分。康复医学主要面向慢性病患者及伤残者，强调功能上的康复，而且是整体功能的康复，使患者不但在身体上，而且在心理上和精神上得到康复。康复是使患者身体功能完全恢复独立自主或尽可能恢复身体部分功能。康复是一种方法，它帮助残疾个体发挥其最大体能，以满足自我需要和自我认知。

第二节 康复评定

一、身体姿势评定

(一)定义

身体姿势是指身体各部分在空间中的相对位置，它反映人体骨骼、肌肉、内脏器官、神经系统等各组织间的力学关系。正常的姿势依赖于肌肉、韧带、骨骼、关节、筋膜等组织的支持和良好的姿势习惯，以及正常的平衡功能。正确的身体姿势应具备如下条件：①具有使机体处于稳定状态的力学条件；②肌肉为维持正常姿势所承受的负荷不大；③不妨碍内脏器官功能；④表现出人体的美感和良好的精神面貌。

(二)正常姿势及其评定

1.正常姿势

人体正常姿势包括静态姿势和动态姿势。静态姿势表现为站位、坐位、跪位和卧位等相对静止的姿态；动态姿势是指活动中的各种姿势，如行走姿势、运动姿势、劳动姿势和舞蹈姿势等。姿势的表现受到性别、年龄、身体状况、文化背景及性格等因素的影响，同时也受到各种病理因素的影响。理想的姿势应满足以下几点：①很好地分散重力压力进而平衡肌肉功能；②允许关节在中央范围内运动，减少对韧带和关节面的压力；③有效地进行个人的日常生活；④满足个体逃避受伤的能力。

在静态姿势评定中，直立姿势是人体最基本的姿势，也是区别于其他动物的特定姿势。其特性是双脚着地、身体直立，上肢能够自由地进行各种粗大运动和精细动作，下肢能够站立、行走和跑步。站立的高重心和足底的小支撑面使得人体在站立时相对不稳定，这也是人类在长期进化过程中形成的特有外形特征。

2.直立姿势的评定

(1)前面观：从前面看，双眼应平视前方，两侧耳屏上缘和眶下缘中点应处同一水平面上，左、右髂前上棘也应处于同一水平面上。

(2)后面观：从后面看，头后枕部、脊柱和两足跟夹缝线都应处于一条垂直线上；与脊柱相邻的两肩和两侧髂嵴也应对称地处于垂直脊柱的水平线上。

(3)侧面观：从侧向看，耳屏、肩峰、股骨大转子、膝、踝应五点一线，位于一条垂直线上。同时可见脊柱的4个正常生理弯曲，即向前凸的颈曲、向后凸的胸曲、向前凸的腰曲和向后凸的骶曲。颈曲和腰曲最大，胸曲次之，骶曲最小。

(三)常见的异常姿势及其评定

1.侧面观

从侧面观察，正常颈椎和腰椎的生理弯曲弧度介于3～5 cm。

(1)头向前倾斜：下颈段和上胸段屈曲增加，上颈段伸展增加，颈椎的椎体位于中心线前面，颈部的屈肌放松，伸肌紧张，常见于颈部长期前屈姿势的职业，如电脑工作人员、银行工作人员等。

(2)胸脊柱后凸：又称驼背，是胸椎体向后凸增加的表现，重心位于椎体前方，颈曲深度＞5 cm。这种情况常见于脊柱结核病、长期前倾疲劳、脊柱退行性变化、长期过度屈肌训练等。

(3)平背：亦称直背，由脊柱胸段和腰段的生理弯曲弧度变小而造成。其特征是胸曲和腰曲深度＜2 cm，背部呈扁平状，常伴有骨盆后倾。

(4)鞍背：因脊柱腰段过度前凸造成。其特征是腰段向前凸程度明显增大，常大于5 cm，使腹部向前突出。为维持身体直立平衡，鞍背者与驼背者相反，头颈或上部躯干重心落于标准姿势的后方。产生这种情况通常与腰骶角增大、骨盆前倾、髋屈曲、椎体后部受压等因素有关，还与妊娠、肥胖症、不良站立习惯有关。

(5)胸部畸形：正常胸廓呈圆锥形，上方略小，下方稍宽，横径与前后径之比为4∶3。

(6)骨盆后倾：耻骨联合位于髂前上棘之前，髂前上棘位于重心线的后方。

(7)骨盆前倾：耻骨联合位于髂前上棘之后，髂前上棘位于重心线的前方。

(8)膝过伸：踝关节常呈跖屈位，膝关节位于重心线的后方，股四头肌、腓肠肌紧张。

(9)膝屈曲：伴踝关节背屈位、髋关节屈曲，膝关节位于重心线的前方，股四头肌被拉长。

2.后面观

(1)头部倾斜：与同侧椎体受压有关，一侧颈部屈肌紧张，对侧颈部屈肌被牵拉,头部在冠状面上向一侧倾斜。有时和长期优势上肢的运动有关,如某些专业乒乓球运动员有功能性头部倾斜。

(2)肩下垂:在肩下垂情况下,两肩在冠状面上不在同一水平,一侧的肩关节下垂,另一侧的肩关节可以抬高和内收,菱形肌和背阔肌紧张。

(3)肩内旋、外旋:肩内旋与肩关节屈曲、外旋受限有关,常见于长期使用腋杖的截瘫和小儿麻痹症患者,肩外旋少见。

(4)脊柱侧弯:脊椎棘突在冠状面上向外偏离重心线,为了保持身体的平衡,可引起肩和骨盆的倾斜。通常还伴有脊柱旋转、矢状面上后突或前突的增加或减少,以及肋骨左右高低不平等、骨盆旋转倾斜畸形及椎旁韧带和肌肉异常。它是一种症状或X线体征。功能性胸腰段侧弯可能与长期不对称姿势、优势手、下肢不等长有关,在肌肉方面可见凹侧组织紧张、凸侧组织薄弱、被牵拉。临床上对怀疑有脊柱侧弯的患者,通常作X线检查,拍摄直立位脊柱正侧位片,测量脊柱侧弯角度(Cobb角)。

(5)骨盆向侧方倾斜:骨盆在冠状面偏向一侧。如骨盆向右侧方倾斜时,伴有左侧髋关节内收和右侧髋关节外展。在肌肉方面,右侧腰方肌紧张,髋关节外展时,对侧髋内收肌紧张,对侧髋外展肌肌力减弱。

(6)骨盆旋转:重心线落在臀裂的一侧,可见内旋肌和屈髋肌软弱,这种情况常发生于偏瘫的患者。

(7)足弓异常:足弓结构的损伤可破坏足弓稳定性,引起足弓异常,主要是扁平足和高弓足等,进而导致疼痛、压痛、步态异常、行走受限等。①扁平足:又称平足症,是先天性或姿势性的足弓低平或消失,表现为患足外翻,站立、行走时足弓塌陷,容易出现疲乏或疼痛。扁平足者足弓缓冲作用差,行走动作比较僵硬,不适宜跑步运动。②高弓足:又称空凹足,可见内侧纵弓异常高,跟骨后旋,胫前肌、胫后肌短缩,腓长胫、腓短肌和外侧韧带拉长。此类患者步行稳定性差,不适宜跑跳运动。临床上常用足印法辅助诊断,包括划线法、月骨变形指数、Chippaux-Smirak指数等。

3.前面观

(1)头下颌骨不对称:可以是发育性的,也可以由外伤引起。

(2)锁骨和其他关节不对称:一般由外伤引起。

(3)髋外旋、髋内旋:髋内旋时髌骨转向腿内侧,髋外旋时髌骨转向腿外侧。

(4)膝外翻:可以是单侧或双侧。在膝外翻时,膝关节的中心在大腿和小腿中线的内侧,两腿呈"X"形。膝关节外侧的肌肉及其他软组织紧张,膝关节内侧的组织被拉长。

(5)膝内翻:可以是单侧或双侧。在膝内翻时,膝关节的中心在大腿和小腿中线的外侧,两腿呈"O"形。在肌肉方面,髋内旋紧张,膝关节过伸,髋外侧旋转肌、胫后肌、腘绳肌被拉长。

(6)胫骨外旋:髌骨向前,足趾向外,髂胫束紧张。胫骨外旋常与股骨后倾、后交叉韧带撕裂、胫骨结构畸形(骨折或发育问题)等因素有关。

(7)胫骨内旋:髌骨向前,足趾向内,内侧腘绳肌和股薄肌紧张。胫骨内旋常与股骨前倾、前交叉韧带撕裂、胫骨结构畸形(骨折或发育问题)、足内翻和外翻等因素有关。

(8)䠀外翻:第 1 足趾的跖趾关节向外侧偏斜。这种情况一般是由于跖骨头内侧过度生长、跖趾关节脱位、䠀趾滑膜囊肿引起。

(9)爪形趾:表现为跖趾关节过伸,与近侧趾间关节屈曲、趾长伸肌紧张缩短有关。

(四)异常姿势的影响

1.肌肉和韧带失平衡

(1)肌肉长时间被牵拉,将变得薄弱。

(2)肌肉长时间处于收缩(痉挛或挛缩)状态,使收缩的随意性和灵活性降低。

(3)韧带长期牵拉而变得薄弱和松弛,从而使支持和保护关节的功能降低。

(4)关节一侧的肌肉和韧带支持减弱,导致关节稳定度降低,甚至出现关节半脱位或脱位。

2.关节负重增加和压力分布异常

关节长期的异常负重压力可以引起关节软骨的异常，导致关节过早发生退行性变。例如，膝内翻会引起内侧膝关节面异常受压，增加下肢外侧韧带的牵拉。

3.继发性功能障碍

直立姿势时，躯体负重部位的异常可连锁地引起其他相关部位的改变。人体闭合运动链系统中任何环节的异常，将导致整个运动链各组成部分的相应代偿性改变。

4.诱发疼痛

过度的压力和牵拉会引起疼痛反应，导致关节和周围组织的慢性无菌性炎症，称为疼痛综合征，通常有以下 2 种情况。

(1)原发性姿势异常：在平时的生活和工作中，不正确姿势的维持可引起姿势性疼痛，如长时间过度弯腰工作、伸颈看电脑屏幕会引起腰部和颈部的疼痛，通过腰部和颈部的适当活动可以减轻疼痛。

(2)继发性姿势异常：长时期不良姿势导致炎症、损伤和退行性病变后，继发性加重原有的姿势障碍并导致新的姿势障碍，从而诱发或加重疼痛。

二、营养评定

营养不良在临床患者中普遍存在。患者主要出现的营养问题包括两方面：一是厌食和体重下降；二是代谢异常。营养不良可分为消瘦型营养不良、蛋白质型营养不良和混合型营养不良。

营养评定可分为营养筛选和综合评定 2 个步骤。综合评定是在经过营养不良粗筛后，进一步了解病史、进行体格检查，利用一些客观指标(如血浆蛋白水平)、机体测量(如动态的体重、身高变化及机体组成测定等)与主观评定相结合来完成的。可根据具体情况选择综合营养评定、营养状况的主观全面评估、营养评定指数等方法(表 6-1)。

表 6-1　营养状况的主观全面评估

指标	A 级	B 级	C 级
过去 6 个月体重丢失情况	无变化或增加	<5%	>5%
饮食情况	没有变化	饮食减少	饮食不进或只能吃流质
胃肠道症状	无胃肠道症状或仅有轻度食欲缺乏	有恶心、呕吐或腹泻	有较严重的恶心、呕吐或腹泻
日常活动能力改变	仅有轻度活动能力减退	有活动能力减退，但能起床走动	只能卧床休息
疾病的应激状况	无明显发热，属于低度应激反应	伴有低度发热或慢性腹泻，属于中度应激反应	伴有高热，属于高度应激反应
皮下脂肪测定(皮褶厚度)	>8 mm	<8 mm	<6.5 mm
臀肌围的测量	80%～90%	60%～80%	<60%
踝部、骶部水肿	无水肿	轻度	重度

第三节　康复治疗

一、物理因子疗法

(一)电疗法

1.直流电疗法

电荷流动方向不随时间而改变的电流叫直流电，用直流电方法作用于人体来治疗疾病的方法叫直流电疗法。

(1)治疗作用：①促进骨折愈合；②消炎、促进肉芽组织的生长；③镇静和兴奋作用；④治疗癌症、冠心病、深静脉血栓。

(2)离子导入的因素:在一定范围内,溶液浓度越大,导入数量越多,不溶解的药物不能导入皮肤;通电时间越长,导入量越多,下肢(特别是小腿)导入量最少。一般情况下,导入的药物为衬垫中药物总量的2%~10%,因此导入体内的药物量是很少的。

2.低、中、高频电疗法

低、中、高频电疗法各自的作用均不同,见表6-2。

表6-2 低、中、高频电疗法比较

项目	低频电疗法	中频电疗法	高频电疗法
作用特点	每个脉冲均可引起神经肌肉一次兴奋	综合多个脉冲才能引起神经肌肉的一次兴奋	温热作用及外热作用
主要应用	离子导入,止痛,改善循环,肌肉锻炼	镇痛,软化瘢痕,改善循环,肌肉锻炼	消炎,解痉,改善循环
作用深度	较浅	浅部或深部	浅部或深部

(二)传导热疗法

1.治疗作用

该疗法可增加组织代谢率,产生血管舒缩效应,降低血黏度,影响神经肌肉效应,增加胶原组织的伸展性,降低结缔组织的流体黏滞性。

2.禁忌证

开放性伤口、缺乏认知能力、皮肤病、周围循环损坏、出血或血肿、植皮术后的患者。

(三)压力疗法

1.作用机制

该疗法可改变机体的外部压力差,促使血管内外物质交换,改善交换障碍,促进溃疡、压疮的愈合,促进再生修复和水肿的吸收。

2.治疗作用

该疗法可提高组织液静水压,迫使静脉血液和淋巴液回流,增加纤维蛋白溶解系统的活性。

3.治疗时间

每次治疗 20～30 分钟，每天 1～2 次，6～10 次为 1 个疗程。

(四)水疗法

水疗法是以水为媒介，利用不同温度、压力、成分的水，以不同的形式作用于人体，来达到预防和治疗疾病、提高康复效果目的的方法。

二、营养支持疗法

(一)肠内营养

肠内营养包括经口或喂养管为患者提供机体代谢所需的营养物质。尽可能鼓励患者进食，增进患者食欲，改善进餐环境。对于丧失咀嚼、吞咽功能而消化功能完好的患者，应采用鼻饲。管饲肠内营养所用的制剂包括匀浆膳和要素膳 2 种。匀浆膳就是经常食用的多种自然食物经粉碎加工后混合成流质的营养液，成分接近正常人的膳食结构，可以自己配制。要素膳是一种营养素全面、化学成分明确、无须消化即能被肠道直接吸收利用的无渣膳食，是以人体每天膳食营养素的需要量和推荐量为依据，用水解蛋白、碳水化合物、脂肪和微量营养素配制的。

(二)肠外营养

肠外营养是指通过静脉途径为患者提供完全和充足的营养素，以满足机体代谢所需。当患者被禁食，所有营养物质均经静脉途径提供时，称为全胃肠外营养。当胃肠功能不能达到营养恢复和维持的要求时则行全胃肠外营养。在实施全胃肠外营养的患者中，应防止并发症的发生，如深静脉血栓形成、感染和气胸等。严重的水、电解质紊乱，酸碱失衡和休克患者禁忌肠外营养。肠外营养制剂可以提供人体每天的营养素需要量，通常由专业厂家制造。

第四节 糖 尿 病

一、定义

糖尿病是由遗传因素和环境因素共同作用引起的一组以糖代谢紊乱为主要表现的临床综合征，是一种以血浆葡萄糖增高为特征的代谢性疾病，其特征为高血糖、尿糖、葡萄糖耐量减低及胰岛素释放试验异常。

二、分型

糖尿病在临床上分为1型糖尿病（约占5%）、2型糖尿病（占90%以上）、妊娠糖尿病和特殊类型糖尿病4种类型。其中，1型糖尿病和2型糖尿病在临床更为多见，1型糖尿病为胰岛素分泌绝对缺乏，2型糖尿病为胰岛素抵抗和胰岛素代偿反应不足。此外，还有少数糖尿病患者有其特有的病因和发病机制，可归于其他特殊类型。在流行病学的研究中以1型糖尿病和2型糖尿病为主，后者占糖尿病的85%左右。在我国，绝大多数糖尿病属于2型。1型糖尿病与2型糖尿病的比较（表6-3）。

表6-3 1型糖尿病与2型糖尿病的比较

特点	1型	2型
患病率	约0.5%	2%～5%
发病年龄	多小于30岁，高峰12～14岁	多大于40岁，高峰60～65岁
起病体重	正常或消瘦	60%～80%超重或肥胖
起病情况	多数起病急，症状典型	起病缓，可长时间无自觉症状
急性代谢紊乱并发症	酮症倾向大，易发生酮症酸中毒	酮症倾向小，50岁以上易发生高糖高渗综合征
胰岛素/C肽	低下或缺乏	正常或升高，释放峰值延迟

三、临床特点

临床上患者早期无症状，至症状期才有多食、多饮、多尿、烦渴、善饮、消瘦或肥胖、疲乏无力等症状，久病者常伴发心脑血管、肾、眼及神经等病变。严重病例或应激时可发生酮症酸中毒、高渗性昏迷、乳酸性酸中毒而威胁生命，常易并发化脓性感染、尿路感染、肺结核等。自从胰岛素及抗菌药物问世后酮症及感染已较少见，病死率明显下降。如能及早防治，严格和持久控制高血糖、高血压、高血脂，可明显减少慢性并发症，患者体力可接近正常。

四、糖尿病的康复评定

(一)生理功能评定

1.生化指标测定

生化指标包括血糖、糖化血红蛋白、血脂、肝功能、肾功能等。按照世界卫生组织的标准，空腹血糖≥7.0 mmol/L 和(或)餐后 2 小时血糖≥11.1 mmol/L，即可诊断为糖尿病。还有一部分患者仅表现血糖升高但未达到糖尿病诊断标准，其空腹血糖、餐后 2 小时血糖或服糖后 2 小时血糖介于正常血糖与糖尿病诊断标准之间，目前倾向把这类人群定义为糖调节受损，表现为空腹血糖受损或糖耐量受损。糖化血红蛋白测定可反映取血前 2～3 个月血糖的总水平，可弥补血糖只反映瞬时血糖值的不足，是糖尿病控制的重要检测指标之一。其正常值为 3.2%～6.4%，糖尿病患者常高于正常值。

2011 年，WHO 建议在具备条件的国家和地区采用糖化血红蛋白诊断糖尿病，诊断切点为糖化血红蛋白≥6.5%。因此，在《中国 2 型糖尿病防治指南(2020 版)》中，我国将糖化血红蛋白纳入糖尿病的诊断标准(表 6-4)。如果患者具有镰状细胞病、血液透析、妊娠中晚期、近期失血或输血、葡萄糖-6-磷酸脱氢酶缺乏症、促红细胞生成素治疗、艾滋病等特殊情况，只能根据静脉血浆葡萄糖水平诊断糖尿病。此外，不推荐采用糖化血红蛋白来筛查囊性纤维化相关糖尿病。

2.靶器官损害程度评定

该评定主要包括视网膜、周围神经、心、脑、肾、足等靶器官功能水平的评定。

3.糖尿病康复疗效评定

糖尿病康复治疗疗效评价实际上与临床治疗疗效评价是一致的。中国2型糖尿病的综合控制目标,见表6-5。

表6-4 糖尿病的诊断标准

诊断标准	静脉血浆葡萄糖或HbA1c水平
典型糖尿病症状	
加上随机血糖	≥11.1 mmol/L
或加上空腹血糖	≥7.0 mmol/L
或加上OGTT 2小时血糖	≥11.1 mmol/L
或加上HbA1c	≥6.5%
无糖尿病典型症状者,需改日复查确认	

注:OGTT为口服葡萄糖耐量试验;HbA1c为糖化血红蛋白。典型糖尿病症状包括烦渴、多饮、多尿、多食、不明原因体重下降。随机血糖指不考虑上次用餐时间,一日中任意时间的血糖,不能用来诊断空腹血糖受损或糖耐量减低。空腹状态指至少8小时没有进食热量。

表6-5 中国2型糖尿病的综合控制目标

测量指标	目标值
毛细血管血糖(mmol/L)	
空腹	4.4~7.0
非空腹	<10.0
糖化血红蛋白(%)	<7.0
血压[kPa(mmHg)]	<17.3/10.7(130/80)
总胆固醇(mmol/L)	<4.5
高密度脂蛋白胆固醇(mmol/L)	
男性	>1.0
女性	>1.3
甘油三酯(mmol/L)	<1.7
低密度脂蛋白胆固醇(mmol/L)	

续表

测量指标	目标值
未合并动脉粥样硬化性心血管疾病	<2.6
合并动脉粥样硬化性心血管疾病	<1.8
体重指数(kg/m^2)	<24.0

(二)心理状况评定

糖尿病患者的心理改变主要是因缺乏疾病相关知识而产生的焦虑、抑郁等,一般选择相应的量表进行评定,如汉密尔顿焦虑量表、汉密顿抑郁量表、简明精神病评定量表、症状自评量表等。

(三)日常生活活动能力评定

糖尿病患者日常生活活动能力的评定可采用改良 Barthel 指数评定表(附录 G);高级日常生活活动能力(包括认知和社会交流能力)的评定可采用功能独立性评定量表(附录 F)。

(四)社会参与能力评定

社会参与能力评定主要包括生活质量评定、劳动力评定和职业评定。

五、糖尿病的康复治疗

(一)饮食疗法

1.制订每天总热量

首先按患者性别、年龄和身高查表或计算出理想体重,理想体重(kg)=身高(cm)-105,然后根据患者的理想体重和工作性质,参考原来生活习惯等因素,计算每天所需总热量。成人卧床休息状态下每天每千克理想体重给予热量 105～126 kJ,轻体力劳动者 126～146 kJ,中度体力劳动者 146～167 kJ,重体力劳动者 167 kJ 以上。青少年、孕妇、哺乳期妇女、营养不良和消瘦者,以及伴有消耗性疾病者应酌情增加,肥胖者酌情减少,使患者逐渐控制在理想体重±5%范围内。

2.营养素的热量分配

严格控制碳水化合物的摄入，同时增加脂肪和蛋白质的摄取以控制血糖是错误的。低碳水化合物饮食可控制内源性胰岛素的释放，但碳水化合物摄入过多对胰岛 B 细胞功能也不利，可导致糖异生过度。碳水化合物摄入量通常应占总热量的 50%～60%，提倡食用粗制米、面和一定量的杂粮，忌食蔗糖、葡萄糖、蜜糖及其制品。

长期高脂肪饮食可导致胰岛素抵抗和促进动脉粥样硬化，脂肪的摄入量要严格限制在总热量的 20%～25%，其中饱和脂肪酸＜10%，单不饱和脂肪酸有使高密度脂蛋白胆固醇增高的作用，应尽量达到 10%～15%，其余由多不饱和脂肪酸补充。限制食物中脂肪量，少食动物脂肪，尽量用植物油代替；如已有高胆固醇血症，还应限制胆固醇的摄入量(＜300 mg/d)，蛋黄、动物内脏及奶酪均富含胆固醇。

一般糖尿病患者(无肾病及特殊需要者)每天蛋白质摄入量占总热量的 15%～20%(每天每千克理想体重 0.8～1.2 g)，其中动物蛋白占 1/3，以保证必需氨基酸的供给。糖尿病肾病患者早期即应减少蛋白质的摄入量；血尿素氮升高者，应限制摄入量。生长发育期青少年、妊娠或哺乳期妇女、营养不良和伴消耗疾病患者，蛋白质摄入量可适当增加。

3.制订食谱

每天总热量及营养素组成确定后，根据各种食物的产热量确定食谱。每克碳水化合物和蛋白质分别产热 16.8 kJ，每克脂肪产热 37.8 kJ。根据生活习惯、病情和配合药物治疗的需要，可按每天3 餐分配为 1/5、2/5、2/5 或 1/3、1/3、1/3，也可按每天 4 餐分配为 1/7、2/7、2/7、2/7。

4.其他注意事项

健康状况良好且膳食多样化的糖尿病患者很少发生维生素与矿物质等微量元素的缺乏。食物纤维虽然不被小肠消化吸收，但能带来饱腹感，有助于减食减重，并能延缓糖和脂肪的吸收。其中，可溶性食物纤维(谷物、麦片、豆类中含量较多)能吸附肠道内的胆固醇，延缓碳水化合物的吸收，有助于降低血糖和胆固醇水平。糖尿病患者每天的食盐摄入量不应超过 7 g，伴肾病者应少于 6 g，伴高血压者应少于 3 g。糖尿病患者应忌酒，饮酒可干扰血糖控制和饮食疗法计划的执行，大量饮酒可诱发酮症酸中毒，长期饮酒可引起酒精性肝硬化、胰腺炎等。

(二)运动疗法

1.作用机制

(1)运动对胰岛素抵抗的作用：肥胖、高血压、高脂血症、冠心病和糖尿病常合并存在，成为胰岛素抵抗综合征。运动能减轻体重，增加血液中高密度脂蛋白含量，降低低密度脂蛋白和极低密度脂蛋白的含量，降低血压，预防动脉粥样硬化，改善心血管功能。

(2)运动对胰岛素受体和受体后水平的作用：近年的研究显示，运动对糖尿病胰岛素的改善并不作用于受体水平，而可能是作用于受体后水平。运动使骨骼肌细胞内葡萄糖转运蛋白(glucose transporter，GLUT)基因转录增加，使 GLUT mRNA 含量增加，促进 GLUT 从细胞内易位至细胞膜，加强葡萄糖的转运和利用，从而降低血糖。

(3)其他作用：运动能促进机体的新陈代谢，减轻精神紧张及焦虑情绪，改善中枢神经系统的调节机制，增加机体的抵抗力，对预防糖尿病的慢性并发症有一定作用。

2.适应证和禁忌证

(1)适应证：主要适用于轻度和中度 2 型糖尿病患者，尤其是肥胖者。病情稳定的 1 型糖尿病患者也可进行运动锻炼。

(2)禁忌证：①急性并发症如酮症、酮症酸中毒及高渗状态；②空腹血糖＞15 mmol/L 或有严重的低血糖倾向；③感染、心力衰竭或心律失常、严重糖尿病肾病、严重糖尿病视网膜病变、严重糖尿病足、新近发生的血栓。

3.运动处方

(1)运动方式：适用于糖尿病患者的训练是低至中等强度的有氧运动。运动方式因人而异，常采用有较多肌群参加的持续性周期性运动。一般选择患者感兴趣、简单、易坚持的项目，如步行、慢跑、登楼、游泳、划船、有氧体操、球类等活动，也可利用活动平板、功率自行车等器械来进行。

1型糖尿病患者多为儿童和青少年，可根据他们的兴趣爱好及运动能力选择，如游泳、踢球、跳绳、舞蹈等娱乐性运动训练，以提高他们对运动的积极性；合并周围神经病变的糖尿病患者可进行游泳、上肢运动、低阻力功率车等训练；下肢及足部溃疡者不宜慢走、跑步，可采用上肢运动和腹肌训练；视网膜病变者可以选择步行或低阻力功率车；老年糖尿病患者适合平道快走或步行、太极拳、体操、自行车及轻度家务劳动等低强度的运动。

(2)运动强度：运动量是运动方案的核心，运动量的大小由运动强度、运动持续时间和运动频率3个因素决定。在制订和实施运动计划的过程中，必须充分考虑个体差异、肥胖程度、糖尿病的类型和并发症的不同，给患者制订出能将风险降低至最低的个体化运动处方。

运动量是否合适，应视患者运动后的反应作为标准。运动后精力充沛，不易疲劳，心率常在运动后10分钟内恢复至安静时心率，说明运动量合适。运动强度决定了运动的效果，一般以运动中的心率作为评定运动强度大小的指标，靶心率的测定最好通过运动试验获得，常取运动试验中最高心率的70%～80%作为靶心率，也可根据年龄计算，靶心率＝170－年龄。开始时宜进行低强度运动，体重指数为30 kg/m^2 或中、重度肥胖者可进行中等甚至更强的运动。

(3)运动频率：运动时间可自10分钟开始，逐步延长，达到靶心率的运动累计时间以每天20～30分钟为佳。每天1次或每周运动3～4次。若运动次数过少，运动间歇超过4天，则运动训练的效果及运动蓄积效应将减少，已改善的胰岛素敏感性可能消失，难以达到运动预期效果，故运动疗法实施必须每周3次以上，最好每天都能进行。

(4)运动时间的选择：以餐后0.5～1.0小时运动为宜。

4.运动注意事项

(1)制订运动方案前,应对患者进行全面的检查,详细询问病史,并进行体格检查,以及血糖、血脂、血酮、肝功能、肾功能、血压、心电图、运动负荷试验、X 线、关节和足等检查。

(2)运动实施前后必须要有热身活动和放松运动,以避免心脑血管事件发生或肌肉关节损伤。

(3)适当减少口服降糖药或胰岛素的剂量,以防发生低血糖。

(4)胰岛素的注射部位应避开运动肌群,以免加快该部位的胰岛素吸收,诱发低血糖,一般选择腹部。

(5)适当补充糖水或甜饮料,预防低血糖的发生。

(三)药物治疗

1.口服抗糖尿病药物

根据病情选用 1 种或 2 种药物联合治疗。

(1)促胰岛素分泌剂:①磺酰脲类,如格列齐特 80～240 mg/d、格列吡嗪 5～30 mg/d 等,餐前服用。②格列奈类,如瑞格列奈每次 0.5～4.0 mg、那格列奈每次 120 mg,餐前服用。

(2)胰岛素增敏剂:①双胍类,可选用二甲双胍 0.5～2.0 g/d,餐后服用。②噻唑烷二酮类,罗格列酮 4～8 mg/d,早、晚服用。

(3)α-葡萄糖苷酶抑制剂:阿卡波糖 150～300 mg/d,餐时服用。

2.胰岛素治疗

(1)短效胰岛素,每天 3～4 次,餐前 30 分钟皮下注射。

(2)中长效胰岛素,每天 1～2 次,早、晚餐前 30 分钟皮下注射。

(3)预混胰岛素,每天 1～2 次,早、晚餐前 30 分钟皮下注射。

(四)自我监测血糖

自我监测血糖是近 10 年来糖尿病患者管理方法的主要进展之一,为糖尿病患者和保健人员提供一种动态数据。应用便携式血糖计患者可经常观察和记录血糖水平,为调整药物剂量提供依据。

此外,每 2～3 个月定期复查糖化血红蛋白,了解糖尿病病情控制程度,以便及时调整治疗方案。每年 1～2 次全面复查,并着重了解血脂水平,心、肾、神经功能和眼底情况,以便尽早发现大血管和微血管并发症，给予相应的治疗。实践证明，长期良好的病情控制可在一定程度上延缓或预防并发症的发生。

（五）心理治疗

糖尿病是一种慢性疾病，病程长，患者常会出现各种心理障碍，从而影响患者的情绪，不利于病情的稳定。有研究表明，糖尿病患者在疲劳、焦虑、失望和激动时，可见血糖升高，对胰岛素需要量增加。另外，在应激状况下，肾上腺素、去甲肾上腺素分泌增多，胰岛素的分泌受抑制，致使血液中胰岛素水平下降，血糖水平升高。

因此，在治疗糖尿病的同时，必须重视患者心理康复治疗，减少各种不良的心理刺激，并使患者学会正确对待自身的疾病，取得对自身疾病的正确认识，树立信心，达到心理平衡，从而有利于糖尿病的控制。

第五节 烧　　伤

一、定义

烧伤是由火焰、热水、热蒸气、热油、热水泥、电流，以及化学物质和放射性物质等因素，作用于人体皮肤、黏膜、肌肉等造成的损伤。皮肤热损伤后发生的一系列局部和全身反应以及临床过程取决于患者的烧伤面积、烧伤部位和烧伤深度。烧伤的身体部位以头、颈和上肢较常见，这些部位的烧伤常常导致毁容和功能障碍，影响患者的工作和生活。在烧伤救治的过程中，早期介入康复治疗不仅可以促进创面愈合，而且可以缓解肥厚性瘢痕的形成和关节挛缩，减少和减轻并发症的发生，使患者早日重返社会。

二、临床特点

（一）体液渗出期

伤后迅速发生的变化为体液渗出。体液渗出的速度一般在伤后6～12小时内最快，持续24～36小时，严重烧伤可延至48小时以上。

在较小面积的浅度烧伤中，体液渗出主要表现为局部组织水肿，一般对有效循环血量无明显影响。当烧伤面积较大（一般指Ⅱ度、Ⅲ度，烧伤面积成人在15%，小儿在5%以上者），尤其是抢救不及时或不当，人体不足以代偿迅速发生的体液丧失时，则有效循环血量明显下降，导致血流动力学与血液流变学改变，进而发生休克。因此，在较大面积烧伤时，此期又称为休克期。

烧伤休克的发生和发展，主要由体液渗出所致，为渐进累积过程，一般需6～12小时达高潮，持续36～48小时，血流动力指标才趋于平稳。体液渗出主要由毛细血管通透性增加所致。烧伤后立即释放的多种血管活性物质，都可引起烧伤后微循环变化和毛细血管通透性增加。此外，近年来发现，严重烧伤早期可迅速发生心肌损害，也是休克发生和发展的重要因素之一。在较大面积烧伤时，防治休克是此期的关键。

（二）急性感染期

继休克后或休克的同时，感染是对烧伤患者的另一严重威胁。严重烧伤易发生全身性感染的原因如下。

1.皮肤、黏膜屏障功能受损

皮肤、黏膜屏障功能受损，为细菌入侵提供了机会。

2.机体免疫功能受抑制

烧伤后，尤其是早期，体内与抗感染有关的免疫系统各组分均受不同程度损害，免疫球蛋白和补体丢失或被消耗。

3.机体抵抗力降低

烧伤后3～10天，正值水肿回吸收期，患者在遭受休克打击后，内脏及各系统功能尚未调整和恢复，局部肉芽屏障未形成。伤后渗出使大量营养物质丢失，以及回收过程中带入的“毒素”（细菌、内毒素或其他）等，使人体抵抗力处于低潮。

4.易感性增加

早期缺血缺氧损害是机体易发生全身性感染的重要因素。烧伤感染可来自创面、肠道、呼吸道、静脉导管等。防治感染是此期的关键。

(三)创面修复期

创面修复过程在伤后不久即开始。创面自然修复所需时间与烧伤深度等多种因素有关。无严重感染的浅Ⅱ度和部分深Ⅱ度烧伤,可自愈。但Ⅲ度和发生严重感染的深Ⅱ度烧伤,由于无残存上皮或上皮被毁,创面只能由创缘的上皮扩展覆盖。如果创面较大,不经植皮多难自愈、需时较长或愈合后瘢痕较多,易发生挛缩,影响功能和外观。Ⅲ度烧伤和发生严重感染的深Ⅱ度烧伤溶痂时,大量坏死组织液化,适用于细菌繁殖,感染机会增多。且脱痂后大片创面裸露,成为开放门户,不但利于细菌入侵,而且体液和营养物质大量丧失,使机体抵抗力和创面修复能力显著降低,成为发生全身性感染的又一高峰时机。此期的关键是加强营养,扶持机体修复功能和抵抗力,积极消灭创面和防治感染。

(四)康复期

深度创面愈合后形成的瘢痕,严重者会影响外观和功能,需要通过运动疗法、木工疗法和整形手术来恢复。某些器官功能损害及心理异常也需要一个恢复过程。深Ⅱ度和Ⅲ度烧伤创面愈合后,患者常会感到瘙痒或疼痛,并反复出现水疱,甚至破溃,并发感染,形成“残余创面”,这种现象的终止往往需要较长时间。严重大面积深度烧伤愈合后,由于大部分汗腺被破坏,机体散热和调节体温能力会下降,在盛暑季节,这类伤员多感全身不适,常需2～3年时间来调整适应。

三、烧伤的康复评定

(一)烧伤面积的评定

烧伤面积的评定是按照烧伤范围占全身体表面积的百分数来计算的。我国一般采用经过实测的中国人体表面积而建立的“中国新九分法”来表示。其中,手掌面积约为体表面积的1%(表6-6)。

表 6-6　中国新九分法

部位			占成人体表面积(%)		占儿童体表面积(%)
头颈	发部	3	9×1	(9%)	9+(12－年龄)
	面部	3			
	颈部	3			
双上肢	双上臂	7	9×2	(18%)	9×2
	双前臂	6			
	双手	5			
躯干	躯干前	13	9×3	(27%)	9×3
	躯干后	13			
	会阴	1			
双下肢	双臀	5	9×5+1	(46%)	9×5+1－(12－年龄)
	双大腿	21			
	双小腿	13			
	双足	7			

(二)烧伤深度的评定

烧伤深度的评定通常采用“三度四分法”。即将烧伤深度分为Ⅰ度、浅Ⅱ度、深Ⅱ度、Ⅲ度。一般将Ⅰ度和浅Ⅱ度烧伤称浅度烧伤,深Ⅱ度和Ⅲ度烧伤称深度烧伤(图 6-1)。

1. Ⅰ度烧伤

仅伤及表皮浅层,生发层健在。表面红斑状、干燥,烧灼感。再生能力强,3～7 天脱屑痊愈,短期内可有色素沉着。

2.浅Ⅱ度烧伤

伤及表皮的生发层和真皮乳头层。局部红肿明显,有大小不一的水疱形成,内含淡黄色澄清液体,水疱皮如剥脱,创面红润、潮湿、疼痛明显。创面靠残存的表皮生发层和皮肤附件(汗腺、毛囊)的上皮再生修复,如无感染,创面可于 1～2 周内愈合,一般不留瘢痕,但可有色素沉着。

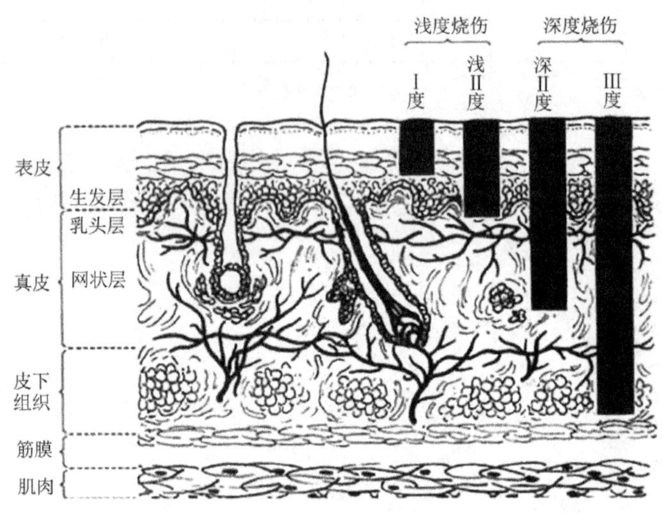

图 6-1　烧伤深度分度

3.深Ⅱ度烧伤

伤及真皮乳头层以下，但仍残留部分网状层，深浅不尽一致，也可有水疱，但去疱皮后，创面微湿，红白相间，痛觉较迟钝。由于真皮层内有残存的皮肤附件，创面修复可依赖其上皮增殖形成上皮小岛，如无感染，可通过上皮小岛扩展融合修复需时 3～4 周。但常有瘢痕增生。

4.Ⅲ度烧伤

Ⅲ度烧伤又称为焦痂型烧伤。全层皮肤烧伤，可深达肌肉甚至骨骼、内脏器官等。创面蜡白或焦黄，甚至炭化。硬如皮革，干燥，无渗液，发凉，针刺和拔毛无痛觉。可见粗大栓塞的树枝状血管网(真皮下血管丛栓塞)。由于皮肤及其附件全部被毁，3～4 周后焦痂脱落形成肉芽创面，创面修复有赖于植皮，较小创面也可由创缘健康皮肤上皮，生长修复。愈合后多形成瘢痕，且常造成畸形。

对烧伤深度的估计，目前也有“四度五分法”，与三度四分法的不同之处在于将三度四分法Ⅲ度烧伤中损伤达深筋膜以下的烧伤，称为Ⅳ度烧伤。

(三)肥厚性瘢痕的评定

肥厚性瘢痕是烧伤后遗症,处于关节部位的肥厚性瘢痕发生挛缩,可造成患者关节活动受限,甚至关节强直。肥厚性瘢痕评定可分为临床评定和仪器评定两方面。

1.临床评定

肉眼观察和照相比较肥厚性瘢痕的颜色、厚度、弹性质地和面积。

(1)颜色:稍红、粉红、红、紫红、深紫红。

(2)弹性:很软、软、稍硬、硬、坚硬。

(3)厚度:很薄、薄、稍厚、厚、很厚。

(4)是否伴有痒、痛症状:无、偶有、需药物控制。

(5)弹性:可用弹力计测定。

2.仪器评定

(1)超声波测量:高分辨率脉冲超声波的分辨率达 0.05 mm,频率为 10～15 MHz,根据两个主要峰值之间的距离计算出瘢痕的厚度。

(2)经皮氧分压的测定:可反映肥厚性瘢痕的代谢状况。用血氧测量计测定瘢痕的经皮氧分压,肥厚性瘢痕的经皮氧分压明显高于正常瘢痕和正常皮肤,且与治疗效果呈反比。

四、烧伤的康复治疗

(一)早期创面的康复治疗

1.水疗

可根据患者的具体情况,采用盆浴或淋浴来清除坏死组织和分泌物,保持创面的清洁,水中可加入 1∶5 000 高锰酸钾溶液或 1∶1 000苯扎溴铵溶液以起到消毒的作用,水温以 37～39 ℃适宜,时间为 15～20 分钟,每天或隔天 1 次。

2.光疗

(1)电光浴、红外线照射疗法:主要作用是使创面干燥结痂,减少血浆渗出,预防和控制创面感染。大面积烧伤时采用全身或局部电光浴，每天1～2次，持续30～60分钟，必要时可进行较长时间的治疗。小面积烧伤时采用红外线照射，每次30～60分钟，每天1～4次。

（2）紫外线疗法：当创面的坏死组织或脓性分泌物较多，肉芽生长不良时，用中或强红斑量照射；当分泌物减少或者脱痂露出新鲜肉芽组织时，应减量至阈红斑量。浅平而新鲜的创面，可用亚红斑量紫外线照射，每天1次。

3.短波及超短波治疗

短波及超短波治疗主要用于局部烧伤的治疗，短波、超短波穿透较深，能穿透敷料，可以促进坏死组织分离、脱落，有消炎、镇痛和促进组织再生的作用。采用微热量，每天1～2次，每次15分钟。若创面合并有蜂窝织炎，则采用无热量，以起到消炎、消肿的作用，每次治疗10分钟，每天1次，疗程视具体病情而定。

4.运动疗法

（1）体位保持：为了预防关节挛缩，一般采用抗挛缩体位，应注意避免患者长期处于屈曲和内收的舒适体位。当患者不能自觉维持正确体位时，可采用毛巾垫、枕头、矫形器、牵引等维持肢体在恰当的位置上。

（2）维持关节活动度的运动：运动应尽早开始，尽可能进行主动或助力运动，目的是维持关节活动度，防止关节挛缩，保持肌肉力量和功能。只有患者不能主动运动时才进行被动运动。若无禁忌证，功能活动在急性期就应开始，以防形成体位畸形。

（3）以下情况功能训练应慎用：①手背部烧伤，无论是深Ⅱ度烧伤，还是Ⅲ度烧伤，运动疗法的进行均受到限制，应立即用夹板固定，在治疗师的指导和监督下训练。②穿着弹力衣治疗时，治疗师不能直接观察创面张力变化，容易造成创面撕裂。③关节或肌腱暴露时，不能进行运动，即使轻柔的关节活动也应避免，否则可能导致肌腱/关节囊断裂或关节结构移位。④关节深部疼痛，提示关节存在病理性变化，查出原因前应停止关节运动。皮肤移植术后5～7天禁止进行被动关节运动。

(二)后期创面的康复治疗

烧伤后期创面已基本愈合,主要存在新生上皮起水疱、裂开、糜烂、溃疡,以及肥厚性瘢痕的增生、粘连、瘢痕区疼痛、瘙痒等问题。

1.一般治疗

烧伤愈合后的新生上皮特别脆弱,即使是轻微的损伤,比如运动治疗、夹板和弹力衣的压力、力量很小的碰撞都可能导致新生皮肤的磨损和水疱。小水疱可用无菌针头抽吸水疱内的液体,并用棉签轻轻积压,若出现较大的水疱,用聚维酮碘涂抹效果较好。愈合后的烧伤皮肤因干燥和缺乏弹性易裂口、瘙痒和撕裂,可采用以下方法。①冷敷可使痒意缓解数小时之久;②用清水清洗痂皮保持皮肤的清洁;③干燥的皮肤用无香味、无刺激性的油膏涂抹保持局部湿润;④口服抗组胺剂可以减轻瘙痒症状。

2.物理因子疗法

(1)音频电疗对瘢痕有止痛、止痒、消炎、消肿的作用,可能还有软化瘢痕和松解粘连的作用。

(2)蜡疗具有较强、较持久的温热作用,可减轻疼痛,加速组织的修复生长,松解粘连,软化瘢痕,促进炎症消散、消肿,润滑皮肤。此法不适用于肥厚性瘢痕增殖期。

(3)中、小剂量的超声波可改善皮肤营养,加速真皮再生,同时也有镇痛的作用。超声波疗法结合冰疗,对瘢痕组织镇痛效果较好。

(4)红外线能促进渗出吸收、消肿、镇痛,促进肉芽组织和上皮的生长,松解粘连。

(5)红斑量的紫外线照射可促进烧伤残余创面的愈合,同时小剂量的紫外线对愈合不稳定的烧伤新生皮肤,有促进其“老化”的作用,一般采用弱红斑量。

(6)直流电碘离子导入能软化瘢痕和粘连,消除慢性炎症。

(三)后遗症的康复治疗

1.挛缩

(1)牵引:包括牵伸训练、滑车训练、起立矫正台、足关节背伸训练、矫形器。

(2)支具(夹板):目前多使用低温热塑夹板制作,除有固定作用外,还可在夹板表面放置敷料进行加压包扎。夹板固定于抗痉挛位,每天进行主动运动时除去夹板。

(3)被动运动:对于已经发生挛缩的患者,越早开始运动疗法治疗效果越好,主动运动和被动运动结合,以被动运动为主。为改善软组织的延伸性,可在运动前进行温热治疗,以改善结缔组织的黏弹性,增加牵伸的效果。

(4)手术治疗:对于严重影响关节活动功能而保守治疗无效的挛缩部位,可以选择手术治疗。手术可采用局部松解、皮片移植、皮瓣修复等方法。手术后配合康复治疗可以巩固和提高手术效果。

2.肥厚性瘢痕

(1)压力治疗:是目前公认的预防和治疗肥厚性瘢痕最有效的方法。预防性加压时机原则上是创面愈合后越早开始越好,必须持续加压包扎 23 小时以上,坚持 12～18 个月,甚至更长时间,直到瘢痕成熟(变薄、变白、变软)为止。压力治疗的效果取决于压力的合适程度和患者的合作态度,二者缺一不可。

(2)支具(夹板):合适的夹板配合压力治疗对烧伤后瘢痕,特别是手部瘢痕有明显的预防和治疗效果,既能控制瘢痕的发展,又能减少手指畸形的发生。

(3)硅胶治疗:能使肥厚性瘢痕在短时间变薄、变软,目前已广泛使用。硅胶治疗宜早期使用一般采用硅胶膜贴敷的方法,需持续使用,疗程>3 个月,直到瘢痕消退为止。硅胶可作为皮肤与夹板间的连接,使其固定在充分的伸展位,且有润滑皮肤、防止瘢痕发展的作用,还可作为压力治疗的衬垫。

(4)手术治疗:手术切除对皮肤造成二次创伤,单纯的手术治疗肥厚性瘢痕复发率较高,只适用于严重影响功能者。大面积的肥厚性瘢痕发生挛缩时,只能行切开或部分切开以松解挛缩。在手术的同时,可在切口边缘注射激素,术后配合压力治疗或放射治疗,则可减少瘢痕复发。

(5)药物治疗：糖皮质激素是目前最常用的药物治疗，临床一般用醋酸曲安奈德注射于瘢痕区，每次用量在 20 mg 以内，每周1 次，4 次为 1 个疗程。

(6)激光治疗：激光可使组织中直径<0.5 mm 的血管闭塞，产生周围组织局灶性坏死，并有直接和间接增加胶原酶的作用，达到治疗肥厚性瘢痕的目的。

第六节　胃肠功能紊乱

一、定义

胃肠功能紊乱在临床中应称为功能性胃肠病，是由生物、心理、社会因素共同作用导致的肠脑互动异常，临床上缺乏解剖结构异常，表现为慢性或反复发作的胃肠道症状的综合征。

功能性胃肠病是指具有腹胀、腹痛、腹泻及便秘等消化系统症状，但缺乏器质性疾病(如胃炎、肠炎等)或其他证据的一组疾病，在普通人群中的发生率为 23.5％～74.0％。

功能性胃肠病包括功能性消化不良和肠易激综合征。功能性消化不良也称为非溃疡性消化不良，是指一组无器质性原因的慢性持续性或反复发作性中上腹综合征；肠易激综合征是一种以腹痛或腹部不适伴排便习惯改变为特征的功能性肠病，需经检查排除引起这些症状的器质性疾病。其病因和发病机制至今尚不清楚，目前认为有精神心理和食物两大因素，肠道感染也是发病的重要因素。

二、临床特点

(一)功能性消化不良

患者常有上腹部和胸骨后胀闷、疼痛、嗳气、腹胀和肠鸣，进食后胀闷或疼痛加重，还可有厌食、恶心、排便不畅，以及焦虑或抑郁等神经系统综合征。但各种检查均找不到消化性溃疡或肿瘤等器质性病变。

(二)肠易激综合征

1.消化道症状

(1)腹痛：最为突出，多位于下腹或左下腹，便前及冷食后加重，多在清晨4～5点出现。

(2)腹泻：常为黏液性腹泻或水样腹泻，可每天数次，甚至几十次，并带有排便不尽的感觉。

(3)腹胀：常与便秘或腹泻相伴，以下午或晚上为重，肛门排气或排便后减轻。

(4)便秘：多见于女性，排便费力，每周大便少于1次或每天粪便少于40 g。患者常便秘与腹泻交替出现。

2.消化道外症状

40％～80％患者有精神因素，表现为心烦、焦虑、抑郁、失眠多梦等；约50％的患者伴有尿频、尿急、排便不尽的感觉；还可出现性功能障碍，如阳痿、性交时疼痛等。

(三)功能障碍

1.生理功能障碍

患者主要表现为疼痛不适，一般无运动功能障碍。

2.心理功能障碍

患者多较脆弱，遇事敏感、多疑、性情不稳定，易受环境的诱导，表现有焦虑、抑郁、失眠等心理改变。

3.日常生活活动能力受限

一般患者日常生活活动不会受限。

4 社会参与能力受限

职业能力一般不会受限，但可影响患者的生活质量。

三、胃肠功能紊乱的康复评定

(一)生理功能评定

1.疼痛评定

疼痛评定可采用视觉模拟评分法。

2.胃液分泌功能检查

萎缩性胃炎患者空腹血清促胃液素明显升高，而胃液中胃酸分泌缺乏。

3.运动功能评定

肌力评定采用徒手肌力测定。

(二)日常生活活动能力评定

日常生活活动能力评定采用改良 Barthel 指数评定。

(三)社会参与能力评定

社会参与能力评定主要进行生活质量评定、劳动力评定和职业评定。

四、胃肠功能紊乱的康复治疗

目前尚没有一种药物或单一疗法对胃肠功能紊乱患者完全有效，其治疗应遵循个体化的原则，采取综合性治疗措施，同时给予积极的康复治疗。康复治疗目标为调节自主神经及胃肠道功能，改善心理状况，增加运动耐力，提高生活质量。

(一)物理因子疗法

1.超短波疗法

2 个电极分别置于腹部及背腰部，前后对置，微热量，每次 15～20 分钟，每天 1 次，10～20 次为 1 个疗程。

2.磁热振疗法

传感治疗带置于脐部，温度 42～45 ℃，振动适度，每次 20～30 分钟，每天 1 次，15～20 次为 1 个疗程。

3.紫外线疗法

采用腹部多孔照射法，置于腹部及背部相应节段，距离 50 cm，首次剂量 2～3 最小红斑量，每次增加 1/2～1 最小红斑量，每天或隔天照射 1 次，8～12 次为 1 个疗程。

4.直流电离子导入疗法

2 个电极分别置于下腹部及腰骶部，前后对置，用 10％氯化钙从下腹部阳极导入，电流强度 15～25 mA，每次 15～25 分钟，每天

1次，15～25次为1个疗程。

5.其他疗法

其他疗法可选用超声波疗法、矿泉水或松脂浴疗法、全身静电疗法、红外线疗法、蜡疗、泥疗等。

（二）运动疗法

运动疗法具有减轻症状、维持和改善胃肠蠕动功能、改善机体整体耐力的作用。根据病情选择主动等张运动、抗阻运动和有氧运动项目，以改善肌力、肌耐力和整体体能。有氧运动包括步行、游泳、太极拳等。每天1次，每次20～30分钟，每周3～5次，连续4周或长期坚持运动。

（三）其他治疗

对于腹痛患者，可服用胃肠解痛药如匹维溴铵；对于腹泻患者，可服用洛哌丁胺；而对于便秘的患者，可服用乳果糖等。同时，可酌情选用针灸疗法以减轻症状，改善胃肠动力。

（四）健康教育

饮食上应少食多餐，多食易消化的食物，少进油腻饮食。避免摄入诱发症状的食物，如产气的食物（乳制品、大豆）、辣椒、烟酒、咖啡等。高纤维食物有助于改善便秘。患者可根据自身情况进行自我锻炼，如步行、气功、太极拳、医疗体操等，可调节自主神经功能，减轻症状。

第七节　尿路感染

一、定义

尿路感染是指病原微生物侵入人体泌尿系统引起的炎症反应，一般是由普通病原体引起的非特异性感染。根据感染部位可分为上尿路感染和下尿路感染。最常见的致病菌是革兰阴性菌，其中以大肠埃希菌为主，占60%～80%，其他依次有副大肠杆菌、变形杆菌等。革兰阴性菌主要以上行感染途径引起尿路感染；而革兰阳性菌，如金黄色葡萄球菌、白色念珠菌、新型隐球菌及假单胞菌等，主要以血行感染途径引起尿路感染。

值得注意的是，尿路感染影响个体范围广泛，常与其他专科疾病相伴随，既可为无症状性菌尿，也可对机体产生严重影响，甚至危及生命。

二、临床特点

(一)急性肾盂肾炎

急性肾盂肾炎为肾盂和肾实质的急性感染性疾病。起病急骤，可有寒战、高热，体温常升至39 ℃以上，伴头痛、呕吐等全身症状，单侧或双侧腰部胀痛，肋脊角有明显压痛及叩击痛。该病由下尿路感染上行所致，患者首先出现尿频、尿急、尿痛等症状，再有全身症状。病理改变主要发生在肾小管和肾间质，肾脏因炎症水肿而增大，严重时发生肾盂黏膜脓肿。肾实质感染多集中于一个或多个楔形区，可出现大小不等、分布不规则的小脓灶，肾小球一般较少受累。

(二)肾积脓

肾积脓是肾脏严重感染所致的广泛性化脓性肾实质破坏，形成一个积聚脓液的“肾囊”。急性发作时以全身症状为主，如畏寒、高热、腰部疼痛、肋脊角叩击痛等；慢性表现常有泌尿系统畸形、感染或结石病史，多继发于肾结石或输尿管结石等梗阻性疾病所致的肾积水，表现为反复感染、腰痛，伴消瘦及贫血，病理特点是肾组织严重破坏，肾全部或一部分成为脓性囊。

(三)肾皮质脓肿

病原菌经血行进入肾脏皮质引起感染，原发灶可为皮肤疖肿、肺部感染、扁桃体炎等，糖尿病患者为高危人群。起病时原发灶症状明显，可继发高热、寒战、腰痛、肾区压痛、肌紧张和肋脊角叩击痛。

(四)肾周围炎

肾周围炎是发生于肾周围组织的化脓性炎症,若形成脓肿则称为肾周围脓肿。该病常起病急,主要表现为腰痛、肾区压痛、叩击痛及肌紧张,腰部或腹部可扪及肿块,脓肿形成后可见全身症状,如畏寒、持续性高热等。

(五)输尿管炎

输尿管炎是指输尿管壁的感染性炎症,常继发于肾盂肾炎、膀胱炎,也可因邻近器官感染经血行或淋巴传播引起;部分患者因腔镜检查、尿道结石摩擦或药物引起。临床表现为尿急、尿频,伴有腰痛、乏力、尿液混浊等,严重时可发生血尿、肾绞痛,最终可导致肾积水。急性发作可伴有发热等全身症状。

(六)膀胱炎

膀胱炎是非特异性细菌感染引起的膀胱壁急性炎症性疾病,女性多见,绝大多数为上行感染所致。临床表现为起病突然,有明显尿频、尿急、尿痛,尿道烧灼感,严重时可有急迫性尿失禁,常见终末血尿,有时全程血尿。一般全身症状不明显。

(七)尿道炎

尿道炎是指尿道黏膜的炎症性疾病,女性多见。该病以上行性感染途径为主,常继发于尿道黏膜损伤、尿道内异物、尿道梗阻及邻近器官炎症。男女均可有尿痛或烧灼感。尿道发生炎症时,可出现尿频、尿急及会阴部钝痛。急性发病时,可见尿道外口红肿,少数男性患者可发生尿道口糜烂,表面有脓性或浆液性分泌物,浅表常有溃疡。慢性尿道炎主要发生在后尿道、膀胱颈及膀胱三角区,严重时蔓延至整个尿道,尿道分泌物为浆液性或稀薄黏液,尿路刺激症状轻或无症状。

三、尿路感染的康复评定

(一)生理功能评定

1.疼痛评定

疼痛评定可采用视觉模拟评分法。

2.肾功能评定

肾功能评定包括肾小球滤过功能测定和肾小管浓缩功能测定。肾小球滤过功能测定有内生肌酐清除率、血尿素氮、肌酐检测。肾小管浓缩功能测定包括尿比重、尿渗透压及尿酚红排泄试验测定。

3.排尿功能评定

排尿功能评定可用尿流动力学测定。

(二)日常生活活动能力评定

日常生活活动能力评定采用改良 Barthel 指数评定(附录 G)。

(三)社会参与能力评定

社会参与能力评定主要进行生活质量评定。

四、尿路感染的康复治疗

(一)物理因子治疗

1.超短波疗法

电极对置于肾区或膀胱区前后,无热量或微热量,每次 10～20 分钟,每天 1 次,10～20 次为 1 个疗程。

2.中频电疗法

电极对置于肾区或膀胱区,电流强度以患者耐受为准,每次 20 分钟,每天 1 次,10～20 次为 1 个疗程。

3.超声波疗法

将声头与肾区或膀胱区体表直接接触,采用移动法,电流强度 1.0～1.2 W/cm,治疗时间为 5～10 分钟,每天 1 次,10 次为 1 个疗程

4.红外线

病变区照射,温热量,每次 15～20 分钟,每天 1 次,10 次为 1 个疗程。

5.蜡疗

蜡饼敷于双肾区或膀胱区,每次 30 分钟,每天 1 次,10 次为 1 个疗程。

6.磁疗

磁头置于双肾区或膀胱区,磁场强度 0.2～0.3 T,每次 20 分钟,每天 1 次,10 次为 1 个疗程。

(二)其他治疗

1.全身支持治疗

患者应卧床休息,多饮水,保持每天尿量在 2 000 mL 以上,注意饮食,多食用易消化、富含热量和维生素的食物。

2.药物治疗

目前临床所用药物主要为 β-内酰胺类抗生素、喹诺酮类药物、磺胺类药物、氨基糖苷类抗生素及去甲万古霉素等。

3.手术治疗

手术治疗包括切开引流、患肾切除术等。

4.中医传统疗法

针灸治疗、推拿等中医传统疗法可根据病情选择。

(三)健康教育

尿路感染经正确处理后大多数均可治愈,但容易复发。因此,在治疗中,既要积极治疗其临床症状,纠正其易感因素,还要使患者了解疾病的易发因素,采取积极预防措施,防止复发。

1.避免易感因素

(1)多饮水、勤排尿(2～3 小时排尿 1 次),注意会阴部的清洁,女性患者在月经期、妊娠期和产期,特别要注意预防。

(2)尽量避免使用尿路器械,如必需留置导尿管,须严格执行无菌操作。

(3)作为易感人群,要全面了解自身疾病的特点,找出易感因素,学习与疾病相关的知识,增强自我保护的意识,积极做好预防。

2.掌握基本防治方法

因尿路感染易复发,应教育患者认识疾病常见症状,并能按疾病的康复治疗原则作出相应处理,做到早发现、早治疗、早防治,降低疾病复发率,减少对机体功能的损害。

3.保持健康的生活方式

(1)合理饮食：补充多种维生素，经常食用利尿的蔬菜和水果，如冬瓜、西瓜等。新鲜的蔬菜与水果有一定的利尿作用，对清除尿路感染有好处。

(2)生活规律：避免过度性生活，坚持进行体育运动如跑步、体操、气功等，以增加泌尿系统血液循环，提高机体免疫功能。

4.社会干预

因尿路感染发病率较高且年龄涉及广泛，应在全社会开展宣传教育，使更多的人了解尿路感染的病因、易感因素及防治办法，降低其发病率。

第八节　盆　腔　炎

一、定义

盆腔炎是指女性生殖器官、子宫周围结缔组织及盆腔腹膜的炎症。慢性盆腔炎症往往是急性期治疗不彻底迁延而来，其发病时间长，病情较顽固。细菌逆行感染，通过子宫、输卵管而到达盆腔。但在现实生活中，并不是所有的妇女都会患上盆腔炎，发病只是少数。盆腔炎可采用御外法治疗。在正常情况下，女性生殖系统能抵御细菌的入侵，只有当机体的抵抗力下降，或由于其他原因使女性的自然防御功能遭到破坏时，才会导致盆腔炎的发生。

二、临床特点

部分患者可无明显急性盆腔炎病史，当抵抗力下降时可急性发作。病变主要局限于输卵管及卵巢，重者蔓延至盆腔结缔组织，以结缔组织增生及粘连为主要病理改变。

(一)急性盆腔炎症

其症状是下腹痛、发热、阴道分泌物增多，腹痛为持续性，活动或性交后加重。若病情严重可有寒战、高热、头痛、食欲不振。月经期发病者可出现经量增多,经期延长。若盆腔炎包裹形成盆腔脓肿可引起局部压迫症状,压迫膀胱可出现尿频、尿痛、排尿困难;压迫直肠可出现里急后重等直肠症状。急性盆腔炎进一步发展可引起弥漫性腹膜炎、败血症、感染性休克,严重者可危及生命。

(二)慢性盆腔炎症

慢性盆腔炎症是由于急性盆腔炎未能彻底治疗或患者体质较差,病程迁延所致。其症状包括下腹部坠胀、疼痛及腰骶部酸痛,常在劳累、性交后及月经前后加剧。其次是月经异常,月经不规则。病程长时部分妇女可出现精神不振、周身不适、失眠等神经衰弱症状。该病往往经久不愈,反复发作,可能导致不孕症、输卵管妊娠,严重影响妇女的健康。

三、盆腔炎的康复评定

入院后 1～3 天内进行初期评定,住院期间根据功能变化情况进行 1～2 次中期评定(住院 7～14 天),出院前进行末期评定。

(一)一般资料

检查患者运动功能、感觉功能、二便功能、心理状况等。通过详尽地了解背景资料、病史和身体检查,根据性功能障碍的临床表现,区别性功能障碍主要是器质性的还是功能性的。

(二)临床检查

患者应进行生殖道血流、阴道 pH、阴道顺应性等检查。

(三)疼痛评定

疼痛评定可采用视觉模拟评分法。

四、盆腔炎的康复治疗

(一)药物治疗

以抗生素治疗为主,多采用联合用药。抗生素为急性盆腔炎的主要治疗措施,包括静脉输液、肌内注射或口服等多种给药途径。中医治疗多以活血化瘀为主,提高抵抗力,促进炎症的吸收。

(二)物理因子疗法

温热的良性刺激可促进盆腔局部血液循环,改善组织营养状态，提高新陈代谢，以利炎症吸收和消退。常用的物理因子疗法有短波疗法、超短波疗法、直流电药物离子导入疗法（可加入各种药物如青霉素、链霉素等）、蜡疗等。

1.紫外线照射

红斑量照射，每天12次，每次15～20分钟。急性炎症控制后，改隔天1次。

2.直流电药物离子导入疗法

每天1～2次。

3.磁疗

每天1～2次，每次15～20分钟。

4.超短波治疗

单极法或双极对置，无热量。急性炎症控制后，改用微热量，每天1～2次，每次15～20分钟。

5.激光治疗

每天1～2次，每次15～20分钟。

（三）手术治疗

对于存在肿块如输卵管积水或输卵管卵巢囊肿的患者，以及存在小的感染灶且反复引起炎症发作的患者，宜手术治疗。手术以彻底治愈为原则，避免遗留病灶导致复发，行附件切除术或输卵管切除术。对年轻妇女应尽量保留卵巢功能。慢性盆腔炎单一疗法效果较差，综合御外法治疗为宜。

（四）心理治疗

心理治疗应解除患者思想顾虑，增强治疗的信心。患者应增加营养，锻炼身体，注意劳逸结合，以提高机体抵抗力。

（五）中医传统疗法

常规针刺疗法取穴以带脉、中极、白环俞、三阴交等为主，随症加减，每次30～40分钟，共进行7次。可视病情加用电针、温针等，每7天1次，治疗1周休息1天。

(六)健康教育

1.注意会阴清洁、干燥

女性的阴道与外界相通,子宫连接着阴道和盆腔,故盆腔通过子宫也与外界相通,所以会阴处感染细菌,容易上行到盆腔,引发盆腔炎症或影响已有的盆腔炎康复。因此,盆腔炎患者日常应勤换洗内裤,注意会阴部的清洁和干燥。

2.均衡营养

丰富的营养摄入有助于提高机体免疫力,更好地消除盆腔炎症。盆腔炎患者在日常饮食中应多摄入优质蛋白,多吃新鲜蔬菜、水果,并保持充足的水分摄入。此外,患者应不吃或少吃辛辣刺激食物,以免加重炎症反应。

3.减轻心理压力,保持愉悦心情

盆腔炎病程长,迁延不愈,患者普遍心理压力较大,很多患者处于焦虑、抑郁等心理状态。这种心理状态会使得患者抵抗力下降,影响患者的康复进程。因此,盆腔炎患者需积极调整心态,可通过冥想、体育锻炼等方式释放压力,保持愉悦心情。

4.保持健康的性生活

患者经期严禁性生活,经期后的性生活需注意卫生,同时做好安全措施。

第九节 小儿脑性瘫痪

一、定义

小儿脑性瘫痪是自受孕开始至婴儿期非进行性脑损伤和发育缺陷所导致的临床综合征,主要表现为运动障碍及姿势异常,可伴有不同程度的智力低下、惊厥、心理行为异常、感知觉障碍及其他功能异常。

脑性瘫痪可由多种原因引起，一般可将致病因素分为 3 类。①出生前因素：多种因素造成胚胎早期发育异常，胎儿期的感染、缺血、缺氧和发育畸形，母亲的妊娠高血压综合征、糖尿病、腹部外伤和接触放射线。②出生时因素：羊水或胎粪吸入、脐带绕颈所致窒息，难产、产钳所致的产伤、颅内出血及缺氧。早产婴儿患本症的多，与其血管脆弱易受损害及并发的窒息或代谢障碍有关。③出生后因素：核黄疸、严重感染及外伤等。有时某一病例可找到确切病因，不少病例病因不明。

出生前即有损害者，常有不同程度脑皮质萎缩及脑皮质发育不全。出生时和出生后损害者则以瘢痕、硬化或软化、部分萎缩及脑实质缺损为主。锥体束可出现弥漫性病变。

二、临床特点

(一)肌张力异常

患儿的肌张力可高可低，甚至在不同时期可发生改变，如肌张力低下逐渐转变为肌张力增高。

(二)动作及姿势异常

患儿具有异常的运动模式和异常的姿势。

(三)原始反射和姿势反应异常

脑性瘫痪患儿常表现为原始反射延迟或消失、平衡反应或保护性反应减弱或延迟出现。

(四)运动发育迟缓

患儿的运动发育一般不能达到同龄正常儿童的发育水平。

三、分型

(一)痉挛型四肢瘫

痉挛型四肢瘫以锥体系受损为主，包括皮质运动区损伤。牵张反射亢进是本型的特征，患儿因四肢肌张力增高，可出现多种异常姿势，同时伴有腱反射亢进、踝阵挛、折刀征和锥体束征等体征。

(二)痉挛型双瘫

痉挛型双瘫症状同痉挛型四肢瘫，主要表现为双下肢痉挛及功能障碍重于双上肢。

(三)痉挛型偏瘫

痉挛型偏瘫症状同痉挛型四肢瘫,表现在一侧肢体。

(四)不随意运动型

不随意运动型以锥体外系受损为主,主要包括舞蹈性手足徐动和肌张力障碍。该型最明显特征是非对称性姿势,头部和四肢出现不随意运动,即进行某种动作时常夹杂许多多余动作,四肢、头部不停地晃动,难以自我控制。该型肌张力可高可低,可随年龄改变,婴儿期多表现为肌张力低下,静止时肌张力低下,随意运动时增强,对刺激敏感,腱反射正常,锥体外系征紧张性迷路反射及非对称性紧张性颈反射阳性。患儿常有表情奇特、挤眉弄眼、颈部不稳定、构音与发音障碍、流涎、摄食困难等表现。

(五)共济失调型

共济失调型以小脑受损为主,同时伴有锥体系损伤、锥体外系损伤。主要特点是由于运动感觉障碍和平衡感觉障碍造成不协调运动,可有意向性震颤及眼球震颤,平衡障碍。为获得平衡,患儿站立时重心在足跟部,两脚左右分离较远,基底宽,行走时步态蹒跚,方向性差,身体僵硬呈醉汉步态。该型肌张力可偏低、运动速度慢、头部活动少、分离动作差,可有闭目难立征阳性、指鼻试验阳性、腱反射正常等体征。

(六)Worst -Drought 综合征

Worst-Drought 综合征是一种以先天性假性延髓(球上)轻瘫为特征的特殊且罕见的脑性瘫痪,表现为嘴唇、舌头和软腭的选择性肌力减低、吞咽困难、发音困难、流涎和下颌抽搐。

(七)混合型

混合型具有两型以上的特点。

四、小儿脑性瘫痪的康复评定

(一)姿势与运动功能评定

要观察是否存在发育落后和发育的分离。发育的分离是指小儿发育的各个领域之间存在很大差距,如精神与运动、各运动之间、各部位之间功能与模式的分离。要动态观察异常姿势和运动发育状况是否改善或恶化。

1.姿势评定

观察小儿从一个动作转换成另一个动作时,身体各部位之间所呈现的位置关系,即克服地心引力所呈现的自然姿势。只有保持正常的姿势,才能出现正常的运动。

2.运动发育评定

观察是否遵循小儿运动发育规律,即由上到下、由近到远、由粗到细、由低级到高级、由简单到复杂、连续不断的发育。例如,是否是先抬头、后抬胸,再会坐、立、行(由上到下);从臂到手,从腿到脚的活动(由近到远);从全手掌抓握到手指抓握(由粗到细);从阳性支持反射到站立(由低级到高级);从直腰坐到坐位的自由玩耍(由简单到复杂)。评定时根据小儿的年龄,判断是否存在发育落后或异常。

(二)反射情况

小儿的重要反射包括原始反射、姿势反应或保护性反应、肌腱反射、病理反射等(表 6-7)。

表 6-7　小儿的重要反射

反射	正常持续时间	刺激	反应
吸吮反射	0～3 个月	把指头放入婴儿口中	唇腭出现吸吮动作
握持反射	0～3 个月	将手指或合适的物体放于患儿掌心靠内侧处	手指屈曲紧握物体,头部移至身体正中
格兰身体侧弯反射	0～2 个月	摩擦背部脊柱侧边	身体向刺激一侧弯曲

续表

反射	正常持续时间	刺激	反应
拥抱反射	0～6个月	患儿平躺,将头及上半身扶起,然后突然放手使头部往后掉	患儿惊吓,将手臂向外伸,手张开,若将患儿抱起,手臂往内收
非对称性紧张性颈反射	0～6个月	平躺,头保持中立,手脚伸直,然后将头转向一侧	与脸部同侧的手脚伸直,对侧手脚屈曲
对称性紧张性颈反射	0～6个月	四肢跪地或趴于医师膝上,然后将患儿头向下压	手部屈曲或肌张力增加,腿部伸直或伸肌张力增加
对称性紧张性颈反射	0～6个月	患儿姿势如上,将头部往上抬起	手部伸直或去屈肌张力增加,腿部屈曲或屈肌张力增加
紧张性迷路反射	0～4个月	仰卧,头正中,手脚伸直	手脚被动屈起时全身伸肌张力同时增加
紧张性迷路反射	0～4个月	仰卧,姿势同上	头无法抬起,肩向后缩,身体及手脚伸直
翻正反射	1～2个月至终身	眼睛蒙起,抱起,仰式,俯式,身体倾向左方、右方	头自动抬起,保持脸部垂直,口在水平线上
两栖类式反射	6个月至终身	俯卧,头保持正中,手伸直放于头两侧,腿伸直然后抬高一侧骨盆	同侧的肘、髋、膝关节均自动弯曲
颈立直反射	0～2个月	仰卧位将头向一侧回旋	可见整个身体也一起回旋
迷路立直	2～4个月	蒙住患儿眼睛,然后左右倾斜	可见头部始终保持立直

续表

反射	正常持续时间	刺激	反应
视性立直	4个月至终生	不蒙住眼睛，做法同上	同上
躯干立直	3个月至终生	仰卧位使躯干向一侧倾斜	可见患儿主动将头抬起
落下伞	6个月至终生	头向下由高处接近床面	可见两上肢伸展呈支撑反应

(三)发育水平测定

发育水平测定主要评定脑性瘫痪患儿的发育水平较正常同龄儿落后的程度。常用的量表有 Peabody 运动发育量表、Gesell 发育量表等。

(四)运动功能评定

脑性瘫痪的运动功能评定包括粗大运动与精细动作的评定，粗大运动评定常使用运动年龄评价量表和粗大运动功能评估量表，精细动作评定常使用 Peabody 精细运动发育量表。

运动年龄评价量表是以 0～72 个月的正常儿童动作能力为标准，与障碍儿的动作能力进行比较的评价方法。可以用运动指数来表示，根据中国正常儿童运动能力发育年龄标准来测出脑性瘫痪患儿治疗前后的运动指数值。

粗大运动功能评估量表是小儿脑性瘫痪临床评定运动功能改变的常用量表，具有正常运动功能的儿童在 5 岁内能完成所有项目。粗大运动功能评估 88 项分 5 个功能区：A 区-卧位与翻身，B 区-坐位，C 区-爬与跪，D 区-站立位，E 区-行走与跑跳。

Peabody 精细运动发育量表可以评定 0～6 岁小儿的精细运动功能，主要是对抓握能区和视觉-运动统合能区进行评定，其中抓握能区共有 26 个项目。视觉-运动统合能区共有 72 个项目，每个项目得分都分为 0、1、2 三档。

(五)肌张力评定

肌张力评定可以通过观察静态体位和运动中各关节角度来评定肌张力情况,如角弓反张体位、剪刀步态等,还可以通过被动屈伸肢体或测量关节被动活动角度来了解肌张力。改良 Ashworth 量表是评定肌张力的常用量表,共分 6 个级别(附录 B)。

肌强直可出现以下现象:①折刀现象,锥体系受损时,被动运动各关节,开始抵抗力增强,然后突然减弱。②铅管样现象,锥体系受损时,关节被动运动时的抵抗始终增强且均一。③齿轮样现象,铅管样现象伴震颤。

(六)关节活动度评定

测量关节活动度或肌肉长度是比较可靠、客观的方法。但是,对于痉挛型脑性瘫痪患儿,需要鉴别是功能性异常还是结构性异常,以判断痉挛和挛缩的程度。如果患儿关节活动度因痉挛而受限,放松时正常,则这种受限为功能性而非结构性。

1.头部侧向转动试验

正常时下颌可达肩峰,左右对称,肌张力增高时阻力增大,下颌难以达肩峰。

2.臂弹回试验

使小儿上肢伸展后,突然松手,正常时在伸展上肢时有抵抗,松手后马上恢复原来的屈曲位置。

3.围巾征

将小儿手通过前胸拉向对侧肩部,使上臂围绕颈部,尽可能向后拉,观察肘关节是否过中线,新生儿不过中线,4～6 个月小儿过中线。肌张力低下时,手臂会像围巾一样紧紧在脖子上,无间隙;肌张力增高时,肘不过中线。

4.腘窝角

小儿仰卧位,屈曲大使其紧贴到胸腹部,然后伸直小腿,观察大腿与小腿之间的角度。肌张力增高时角度减小,降低时角度增大。正常 4 个月龄后该角应大于 90°。

5.足背屈角

小儿仰卧位，检查者一手固定小腿远端，另一手托住足底向背推，观察足从中立位开始背屈的角度。肌张力增高时足背屈角减小，降低时足背屈角增大。正常 4～12 个月为 0°～20°。

6.跟耳试验

小儿仰卧位，检查者牵拉足部尽量向同侧耳部，骨盆不离开床面，观察足与髋关节的连线与桌面的角度。正常 4 个月龄后该角度应大于 90°或足跟可触及耳垂。

7.股角

小儿仰卧位，检查者握住小儿膝部使下肢伸直并缓缓拉向两侧，尽可能达到最大角度，观察两大腿之间的角度，左右两侧不对称时应分别记录。肌张力增高时角度减小，降低时角度增大。正常 4 个月龄后应大于 90°。

8.牵拉试验

小儿仰卧位，检查者握住小儿双手向小儿前上方牵拉，正常小儿 5 个月时头不再后垂，并能主动屈肘用力。肌张力低时头后垂，不能主动屈肘。

(七)肌力评定

肌力是肌肉在收缩或紧张时所表现出来的能力，以肌肉最大兴奋时所负荷的重量来表示。由于脑性瘫痪患儿长期的四肢、躯干自主运动障碍，大多数患儿有不同程度、不同部位的肌力降低。临床上普遍采用徒手肌力检查分级法进行肌力评定，该方法以抗重力运动幅度和抗阻力运动幅度为依据，将肌力从 0～100％分为 6 个等级(附录 A)。

(八)感知认知评定

脑性瘫痪虽然以运动功能障碍为主，但实质上运动功能与儿童的感知、认知紧密相关。评定患儿的感知认知发育，可以达到整体评定的目的。可以根据儿童发育不同阶段的关键年龄所应具备的标准参考和应用各类量表或自行编制量表进行评定。

(九)其他评定

脑性瘫痪儿童多有姿势异常,表现多样,与原始反射残存和肌张力异常有关,可从不同体位对其异常姿势进行评定,包括步态分析等。此外,对于伴有言语障碍、听力障碍和视觉障碍的患儿,应对其进行相应评定。

五、小儿脑性瘫痪的康复治疗

(一)运动疗法

1.头部控制训练

(1)仰卧位拉起头抗重力训练:患儿坐在治疗师身上,仰卧位,治疗师握其前臂,缓慢将患儿拉起,在这个过程中可停止片刻,诱导患儿主动收缩上肢,使肘关节屈曲,保持头部直立。

(2)Bobath 球俯卧位脊柱伸展训练:患儿匍匐于 Bobath 球上,治疗师位于患儿身后,握其下肢或按其腰部,做缓慢俯冲动作,使球向前滚动,诱发患儿自发抬头。

2.翻身训练

(1)患儿取仰卧位,治疗师双手分别握住患儿双臂上举过头,将两臂左右交叉,后方侧上肢向欲翻向侧用力,从而带动患儿身体旋转,完成一次肩控式翻身动作。

(2)患儿取俯卧位,治疗师双手分别握住患儿双上肢前臂,将两臂左右交叉,后方侧上肢向欲翻向侧用力,从而带动患儿身体旋转,完成一次肩控式翻身动作。

(3)患儿取仰卧位,治疗师握其小腿,屈曲单侧的髋和膝带动骨盆,向左翻时右下肢屈曲,身体向左侧回旋,同时向下牵拉屈曲侧的下肢,身体回旋至俯卧位。

(4)患儿取俯卧位,一侧上肢上举,另一侧上肢自然屈曲,治疗师握其小腿,屈曲单侧的髋和膝带动骨盆,向左翻时右下肢屈曲,身体向左侧回旋,同时向下牵拉屈曲侧的下肢,身体回旋至仰卧位。

3.坐位训练

(1)坐位稳定训练:患儿坐位,双腿伸直,背向治疗师,坐时要保持头与躯干在一条直线上，颜面正中的对称姿势，使患儿的身体重心向一侧移动，用这侧臀部支持体重，引起躯干向对侧的回旋。双侧交替进行。

(2)坐位平衡板训练：患儿取长坐位坐于平衡板上，身体与平衡板呈垂直或平行方向，治疗师缓慢晃动平衡板，诱导患儿体重心移动并自动回旋身体保持平衡状态。

4.四爬训练

患儿以两手、两膝、小腿前部、足背均匀着地支撑，上肢与大腿同时垂直于地面，由治疗师协助，从右侧开始运动时，首先颜面转向右上方，随着右侧骨盆转动，右侧下肢屈曲，其后颜面转向左方，重心转移至右侧上、下肢，左上肢伸展，四肢交替运动驱动身体向前移动。

5.膝立位训练

患儿双膝关节屈曲 90°跪地，双髋关节充分伸展(即挺直腰部)。

6.从坐位到站位的转换训练

在训练中先让患儿学会通过屈曲髋关节来实现弯腰、膝关节屈曲和身体重心向下、向后移动的动作，同时通过弯腰后上半身前倾来维持整个身体的平衡。训练初期患儿由于难以维持身体的稳定，可予双手扶栏杆，然后逐渐改用单手扶持，最终实现独自落座。

7.独自站立训练

站位是行走的基础，正确的静态站立姿势是两腿直立，脚底踩平，头居中，躯干伸展，双肩处于同一平面。动态的站立姿势是指站立时头、躯干、四肢各部位可随意进行适当的活动而仍能保持平衡。患儿只有完成立位静态和动态平衡，才能正常行走。

8.行走训练

正常婴幼儿 1 岁左右开始独立行走，这时婴幼儿已能控制自己的部分动作，能够到处走动，也就有了一定的独立性和自主性。正确的行走训练不仅可以帮助患儿尽早探索这个世界，而且可以维持协调的步态，为以后发育的跑、跳等动作打下扎实的基础。

(1)控制骨盆带助行训练：患儿取立位，开始可扶持物体，治疗师于患儿身后将双手扶持其两侧骨盆部位，用手的力量帮助患儿骨盆回旋及身体重心移动，以带动双下肢随着骨盆的旋转向前迈出，从而让患儿找到交替步行和交替负重的感觉。

(2)控制肩关节助行训练：患儿取立位，治疗师在患儿身后站立，两手手指张开，放在患儿的双肩及胸部以支持、协助控制患儿姿势，当患儿迈步向前，体重在两下肢间移动时，治疗师将患儿未负重侧的肩或躯干在对角线上推向下方，诱发侧方的矫正活动，同时使非负重侧骨盆稍向后方回旋，负重侧骨盆稍向前方回旋，然后诱发负重侧的下肢向前方移动，并将摆动期一侧的骨盆推向前方。随着患儿步行能力的提高，要逐渐减少对患儿的支持。

(3)助行器协助行走训练：患儿扶助行器进行行走训练。

(二)作业治疗

脑性瘫痪患儿的作业治疗，是将治疗内容设计为作业活动，主要是治疗躯体功能障碍或残疾，改善上肢的活动能力，可以提高脑性瘫痪儿童的日常生活活动能力，如进食训练、穿衣训练、如厕训练、转移训练、洗漱训练等。作业治疗常采用游戏、文娱活动、集体活动等形式来促进患儿感觉运动技能的发展。在物理治疗的同时联合应用与患儿年龄相适应的各种作业活动训练，可提高脑性瘫痪治疗的趣味性，使患儿投入更多的注意力。

1.增大患儿关节活动范围

训练相关肌群，掌握实用性动作。

(1)肩关节屈伸训练：利用拉锯、推刨具、磨刀、投篮与传球动作。

(2)肩关节内收外展训练：利用书法、绘画、舞蹈的手势动作。

(3)腕部活动训练：利用打乒乓球、刷墙、打锤动作。

(4)手指精细动作训练：利用玩游戏机、打字、珠算、弹琴、编织毛衣、镶嵌板块、橡皮泥塑动作。

(5)髋、膝屈伸训练：利用蹬自行车、上下楼梯、爬行动作。

(6)踝关节活动训练：利用脚踏风琴、蹬缝纫机踏板动作。

2.改善患儿的精神心理状态

(1)转移注意力：可通过游戏、玩具、看画册、看鸟、养鱼转移患儿的注意。

(2)稳定患儿，防止过度兴奋：对于不随意运动型患儿，可采用节奏感较慢的音乐，避免高声喊叫，避免强烈光线与大红、大绿等刺激性色彩；选择有节奏感的作业，如弹琴、织毛衣等重复性作业。

(3)创造性或刺激性的作业治疗：通过艺术性作业及手工艺作业，如绘画、刺绣、编织、陶土工艺、插花等作业创造出成果，增强患儿的自信心与生活的乐趣。刺激性作业治疗，如除草、剪枝、木刻、裁剪等训练活动，或通过比赛活动，如下棋、打球，增强竞争意识，完成作业动作。

(4)提高患者社会生活技能：安排集体生活，通过集体的文娱活动，集体游戏、唱歌、跳舞等方式，培养集体观念。培养时间概念、责任感，通过计数游戏，计数投球等计件活动进行训练。

3.抱脑性瘫痪患儿的方法

用正确的方法去抱脑性瘫痪患儿，不仅家长可省力不少，而且可以刺激患儿对头部的控制能力，纠正患儿一些异常的姿势或体位。对于不同类型的脑性瘫痪，家长们所采取的抱法也是不同的。

(1)痉挛型：家长一手拖住患儿臀部，一手扶住其肩背部，将患儿竖直抱在怀里，将其两腿分开，分别搁置在家长两侧髋部或一侧髋部的前后侧，从而达到缓解下肢痉挛的目的(图 6-2)。

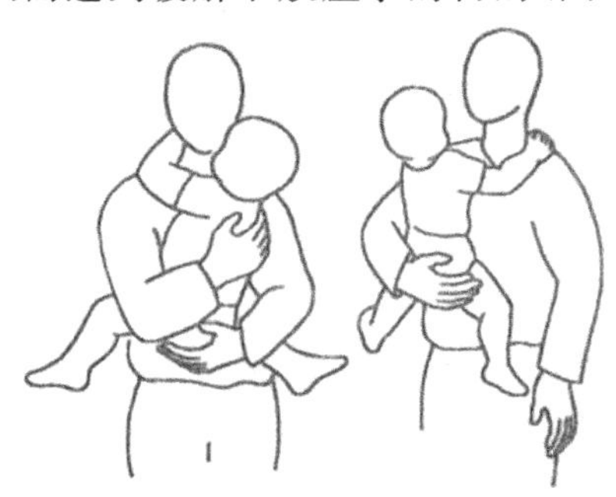

图 6-2　痉挛型抱姿

(2)不随意运动型。①手足徐动型:当抱这类患儿时,患儿的双手不再是分开而是合在一起的,双腿靠拢,使其关节屈曲后尽量接近胸廓,把患儿维持好这一姿势后,家长再把患儿抱在胸前,也可抱在身体的一侧(图 6-3)。②肌张力低下型:此类患儿身体软弱无力,当家长抱此类患儿时应先把患儿双腿蹝起,使头微微下垂,最重要的是给其一个很好的依靠(图 6-4)。

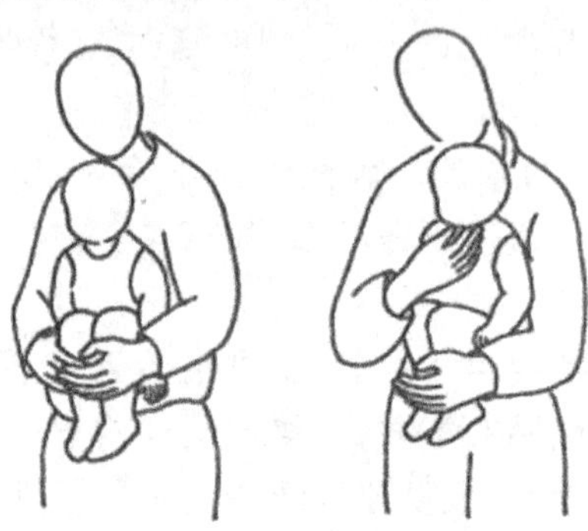

图 6-3　手足徐动型抱姿

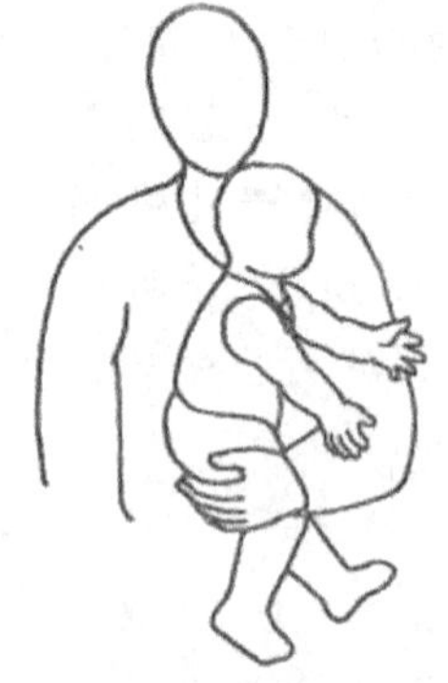

图 6-4　肌张力低下型抱姿

(3)共济失调型:由于这类患儿在临床上合并有痉挛型或不随意运动型症状,故对患儿的抱法与前面基本相同,患儿临床上表现出什么症状,就选择相应的方法去抱他。

(4)混合型:对于这类脑性瘫痪患儿,应根据其临床表现以哪一种类型为主，即采取该类型的怀抱姿势。

（三）物理因子疗法

1.低频脉冲电治疗

低频脉冲电治疗，如神经功能电刺激，以促进肌肉功能，协调肌群运动，改善和增加局部血液循环。每天 1 次，每次 30 分钟，10～15 次为 1 个疗程。

2.水疗

水疗有利于脑性瘫痪患儿全身或局部肌肉张力的降低，提高运动能力。

3.热疗

热疗可以改善血液循环，缓解肌肉紧张。

（四）言语疗法

脑性瘫痪患儿常有构音障碍，因发音器官肌张力异常引起，常合并吞咽、咀嚼不协调，可通过言语治疗来改善发音、吞咽等障碍。

（五）心理疗法

脑性瘫痪患儿常见的心理行为问题有自闭、多动等症状。拥有健康的家庭环境、增加与同龄儿的交往，以及尽早进行心理行为干预是防治心理性疾病的关键。

（六）康复辅具

在物理治疗和作业治疗中常配合使用支具、矫形器以及其他辅助装置，通过限制关节异常活动、协助控制肌痉挛、保持软组织活动度，达到预防畸形、辅助改善运动功能等目的。

附　　录

附录 A　Lovett 六级肌力评定

分级	表现
0	无可见或可感觉到的肌肉收缩
1	可扪及肌肉轻微收缩,但无关节活动
2	在消除重力姿势下能全关节活动度的运动
3	能抗重力做全关节活动度的运动,但不能抗阻力
4	能抗重力和一定的阻力运动
5	能抗重力和充分阻力的运动

附录 B　改良 Ashworth 量表

分级	评定标准
0 级	肌张力不增加,被动活动患侧肢体在整个范围内均无阻力
1 级	肌张力轻微增加,被动关节活动时,在终末出现阻力或突然卡住,然后阻力消失或仅有极小阻力
1^+ 级	肌张力轻度增加,被动关节活动到一半后出现阻力或卡住,如继续被动活动关节则始终有小阻力
2 级	肌张力明显增加,做被动关节活动时,大部分范围内均有肌张力增加,但仍可容易地活动受累的关节
3 级	肌张力显著增加,做被动关节活动时全范围内有困难
4 级	肌张力高度增加,僵直:关节僵直于某一位置上,不能活动

附录 C　正常关节活动度

关节	活动度	关节	活动度
颈椎		腕	
屈曲	0°～45°	掌屈	0°～80°
伸展	0°～45°	背伸	0°～70°
侧屈	0°～45°	尺偏	0°～30°
旋转	0°～60°	旋转	0°～45°
胸腰椎		髋	
屈曲	0°～80°	屈曲	0°～120°
伸展	0°～30°	伸展	0°～30°
侧屈	0°～40°	外展	0°～40°
旋转	0°～45°	内收	0°～35°
肩		内旋	0°～45°
屈曲	0°～170°	外旋	0°～45°
后伸	0°～60°	膝	
外展	0°～170°	屈曲	0°～135°
水平外展	0°～40°	踝	
水平内收	0°～130°	背屈	0°～15°
内旋	0°～70°	跖屈	0°～50°
外旋	0°～90°	内翻	0°～35°
肘和前臂		外翻	0°～20°
屈曲	0°～135°/150°		
旋后	0°～80°/90°		
旋前	0°～80°/90°		

附录 D　Berg 平衡量表

评价项目	评分标准	得分
1.从坐到站	不用手扶能够独立地站起并保持稳定	4
	用手扶着能够独立地站起	3

续表

评价项目	评分标准	得分
	几次尝试后自己用手扶着站起	2
	需要他人小量的帮助才能站起或保持稳定	1
	需要他人中等或大量的帮助才能站起或保持稳定	0
2.独立站立	能够安全站立 2 分钟	4
	在监视下能够站立 2 分钟	3
	在无支持的条件下能够站立 30 秒	2
	需要若干次尝试才能无支持地站立达 30 秒	1
	无帮助时不能站立 30 秒	0
3.独立坐	能够安全地保持坐位 2 分钟	4
	在监视下能够保持坐位 2 分钟	3
	能坐 30 秒	2
	能坐 10 秒	1
	没有靠背支持不能坐 10 秒	0
4.从站立到坐	最小量用手帮助安全地坐下	4
	借助于双手能够控制身体的下降	3
	用小腿的后部顶住椅子来控制身体的下降	2
	独立地坐,但不能控制身体下降	1
	需要他人帮助坐下	0
5.床-椅转移	稍用手扶就能够安全地转移	4
	绝对需要用手扶着才能够安全地转移	3
	需要口头提示或监视才能够转移	2
	需要一个人的帮助	1
	为了安全,需要两个人的帮助或监视	0
6.闭目站立	能够安全地站 10 秒	4
	监视下能够安全地站 10 秒	3
	能站 3 秒	2
	闭眼不能达 3 秒钟,但站立稳定	1

续表

评价项目	评分标准	得分
	为了不摔倒而需要两个人的帮助	0
7.双脚并拢站立	能够独立地将双脚并拢并安全站立 1 分钟	4
	能够独立地将双脚并拢并在监视下站立 1 分钟	3
	能够独立地将双脚并拢，但不能保持 30 秒	2
	需要别人帮助将双脚并拢，但能双脚并拢站 15 秒	1
	需要别人帮助将双脚并拢，双脚并拢站立不能保持 15 秒	0
8.站立位上肢向前伸	能够向前伸出＞25 cm	4
	能够安全地向前伸出＞12 cm	3
	能够安全地向前伸出＞5 cm	2
	上肢可以向前伸出，但需要监视	1
	在向前伸展时失去平衡或需要外部支持	0
9.站立位时从地上拾物	能够轻易地且安全地将鞋捡起	4
	能够将鞋捡起，但需要监视	3
	伸手向下达 2～5 cm 且独立地保持平衡但不能将鞋捡起	2
	试着做伸手向下捡鞋动作时需要监视，但仍不能将鞋捡起	1
	不能试着做伸手向下捡鞋的动作，或需要帮助免于失去平衡摔倒	0
10.站立位转身向后看	从左右侧向后看，体重转移良好	4
	仅从一侧向后看，另一侧体重转移较差	3
	仅能转向侧面，但身体的平衡可以维持	2
	转身时需要监视	1
	需要帮助以防失去平衡或摔倒	0
11.转身一周	在≤4 秒时间内安全地转身 360°	4
	在≤4 秒内仅能从一个方向安全地转身 360°	3
	能够安全地转身 360°，但动作缓慢	2
	需要密切监视或口头提示	1
	转身时需要帮助	0

续表

评价项目	评分标准	得分
12.双足交替踏台阶	能够安全且独立地站立，在20秒内完成8次	4
	能够独立站立，完成8次的时间>20秒	3
	无需辅助器具在监视下能够完成4次	2
	需要少量帮助能够完成>2次	1
	需要帮助以防止摔倒或完全不能做	0
13.双足前后站立	能独立将双脚一前一后地排列(无间距)并保持30秒	4
	能独立将一只脚放在另一只脚前方(有间距)并保持30秒	3
	能够独立地迈一小步并保持30秒	2
	向前迈步需要帮助，但能够保持15秒	1
	迈步或站立时失去平衡	0
14.单足站立	能够独立抬腿并保持时间>10秒	4
	能够独立抬腿并保持时间5～10秒	3
	能够独立抬腿并保持时间≥3秒	2
	试图抬腿，不能保持3秒，但可维持独立站立	1
	不能抬腿或需要帮助以防摔倒	0

附录E　Holden步行能力量表

分级	表现
0级	患者不能行走或完全依靠轮椅或需2人以上的帮助
1级	患者需要使用双拐或1人持续有力地搀扶才能行走及保持平衡
2级	患者持续或间断需要1人帮助平衡或协调，或需使用膝踝足矫形器、踝足矫形器、单拐、手杖等以保持平衡和保证安全
3级	患者能行走但不正常或不安全，需1人监护或言语指导，而无身体上接触

续表

分级	表现
4 级	患者在平面上可独立步行,但在上台阶、斜面或不平的表面时需要帮助或监护
5 级	患者可独立地去任何地方

附录 F　功能独立性评定量表

项目		评分标准	
运动功能	自理能力	1	进食
		2	梳洗修饰
		3	洗澡
		4	穿裤子
		5	穿上衣
		6	上厕所
	括约肌控制	7	膀胱管理
		8	直肠管理
	转移	9	床、椅、轮椅间
		10	如厕
		11	盆浴或淋浴
	行走	12	步行/轮椅
		13	上下楼梯
认知功能	交流	14	理解
		15	表达
	社会认知	16	社会交往
		17	解决问题
		18	记忆

附录 G　改良 Barthel 指数

日常生活活动项目	自理	最小依赖（需监视或提醒）	中等依赖	较大依赖	完全依赖
进食	10	8	5	2	0
洗澡	5	4	3	1	0
修饰（洗脸、梳头、刷牙、刮脸）	5	4	3	1	0
穿衣（包括系鞋带）	10	8	5	2	0
控制大便	10	8	5	2	0
控制小便	10	8	5	2	0
如厕	10	8	5	2	0
床椅转移	15	12	8	3	0
行走（平地 45 m）或轮椅操控	15	12	8	3	0
上下楼梯	10	8	5	2	0

注："轮椅操控"只适用于"步行"项目中被评定为"完全不能步行"且曾接受过该训练的患者。

参考文献

[1] 冯珍,宋为群.意识障碍康复评定与治疗学[M].北京:人民卫生出版社,2022.

[2] 朱利月,梁崎.心肺疾患康复治疗技术[M].北京:人民卫生出版社,2019.

[3] 董继革.作业治疗技术[M].北京:中国医药科技出版社,2020.

[4] 马辉,叶斌,陈友燕,等.中西医结合临床康复分级诊疗[M].上海:上海科学技术出版社,2020.

[5] 赵春善.全科康复医学理论与临床实践探究[M].北京:中国科学技术出版社,2020.

[6] 刘西花,李晓旭,刘姣姣.心肺康复[M].济南:山东科学技术出版社,2019.

[7] 孙洁,李嘉英,王金凤,等.神经内科疾病诊疗与康复[M].长春:吉林科学技术出版社,2019.

[8] 张邺文.实用临床康复医学精要[M].昆明:云南科技出版社,2018.

[9] 严兴科.康复医学导论[M].北京:中国中医药出版社,2017.

[10] 张巧俊.脑卒中康复临床实践[M].西安:陕西科学技术出版社,2021.

[11] 何俊,钟裕.新编康复治疗学及临床应用[M].长春:吉林科学技术出版社,2019.

[12] 张敏.神经病学临床与康复[M].哈尔滨:黑龙江科学技术出版社,2020.

[13] 郑麒，潘书宏，龚保柱，等.神经内科疾病治疗与康复[M].上海：上海交通大学出版社，2018.

[14] 刘继健.现代中医临床与康复医学[M].北京：金盾出版社，2020.

[15] 陈梅.现代康复医学诊疗实践[M].开封：河南大学出版社，2021.

[16] 杨毅，胡德.康复医学导论[M].北京：中国医药科技出版社，2019.

[17] 晏华.现代康复医学临床精要[M].天津：天津科学技术出版社，2020.

[18] 崔彦辉，赵翔猛，王卫兵，等.临床疾病治疗与康复[M].哈尔滨：黑龙江科学技术出版社，2022.

[19] 王海霞.神经内科疾病诊疗新进展[M].天津：天津科学技术出版社，2019.

[20] 张宏.康复医学[M].北京：中国中医药出版社，2017.

[21] 范焕青.临床康复医学基础与实践[M].沈阳：沈阳出版社，2020.

[22] 陈杨葭，陈建敏.早期综合康复治疗对颅脑损伤患者的临床治疗价值分析[J].中国卫生标准管理，2021，12(22)：81-84.

[23] 罗义玲，杨智，陈志，等.项六针辅助颈项屈伸肌群增强练习对椎动脉型颈椎病患者功能康复及血流动力学的影响[J].世界中西医结合杂志，2022，17(3)：538-542.

[24] 张晓松，唐贻贤，宋波涛，等.运动康复治疗对冠心病 PCI 后中危患者心功能及 6MWT 的影响[J].中国医学创新，2022，19(29)：131-135.

[25] 付春宇.康复运动联合足部优质护理对糖尿病周围神经病变患者的干预效果[J].中国医药指南，2023，21(3)：168-170.

[26] 曹义兰，崔云林.异丙托溴铵联合 5E 康复管理模式对慢性阻塞性肺疾病患者肺功能与炎症因子水平的影响[J].现代医学与健康研究电子杂志，2023，7(3)：119-123.